INDICATION

DES

MATIÈRES PAR SECTION

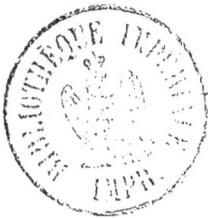

Art. 1er de 1 à 8 Médecine, pharmacie, prêtres.

de 9 à 35, Vie et synonymes, vie universelle, matérialiste et vitaliste, instinct et intelligence, fuseau de vie et insénescence du sens intime, gouvernement et navire. Règles, œufs, grossesse, embryon, fœtus, accouchement, enfant, L'homme nait le plus sot des animaux. Couleurs de la peau, âges de la vie humaine, allaitement, monstres, femmes barbues, hermaphrodistes, géants, lilliputiens, ventriloquie, fécondité, ana et aphrodisie, philtres d'amour, nymphomanie, satyriasis, hystérie, rajeunissement des vieux, combustion spontanée.

Art. 2. de 36 à 70 Fièvre, chirurgie ou médecine opératoire, fable du palmier et de la courge résumée, relativement à la médecine antique et nouvelle. Siége du mal, affection et maladies, contagion, infection, épidémie et épizootie. *Scaphandre* et lumière, lazarets, traversées, cordons sanitaires, séquestrations. *Assainissement* d'un navire, miasmes, empoisonnements marécageux, hôpitaux des villes et maisons nosocomiales aux champs salubres. *Acclimatement*, nutrition, absorbtion et incubation, endosmose et exosmose. Diathèse et cachexie, inflammation et phlegmasie, clients. médecins et médicastres, aliments et poisons, spécialités, consultations, hérédités médicales, nom de quelques grands médecins, typhus et Jh. F*** D. M. tables tournantes, rêves, somnambules, hallucinées ou visionnaires.

Art. 3. de 71 à 86. Respiration, air atmosphérique vital, ambiant et atmosphère. *Soute*, scaphandre et lumière de Jh. F***, combustion et oxigène de l'air, charbon, chandelle, bougie, poêle, etc. Air et palais législatif, salles de l'opéra comique, d'asile, d'hôpital, tribunal de Londres. Blessés de Wilna, Crimée. Cabines peintes de frais. Fruits verts, fleurs, aération. Muscles constricteurs dits stoppeurs. Ballons, aérostats, ventouses et pesenteurs de l'air variées. Religieux de St-Bernard, incas des Cordelières. Calme, ouragan (cyclone), brises folles, révolins, vents au point de vue hygiénique. *Marais*, brises, *flanelles, gaz des étables.*

Art. 4. de 87 à 105. *Ration de biscuit à volonté à bord. Punition mauvaise et impolitique* (embarquement sur navire de guerre français). Charniers nautiques. *Café torréfié, moulu, pilé;* marc de café auxiliaire. Production agricole, de la France; principes du *sang. OEufs*, conservation. Laits, chairs, rotis, tablettes de bouillon. Soldats et matelots, viandes putréfiées, **fumées**, boucannées. Poissons, crustacés, huitres et moules, etc.

Art. 5. de 105 à 135. Céréales, Irlandais et pommes de terre, fécules choix. Falsification des substances alimentaires, caisses métalliques pour eau. Tournure à l'*éléphant*, farine et eau de mer, légumes. *Trempe* et *traine* pour viandes salées. Choucroûte, Appert, fruits acidules sucrés et frais européens et coloniaux. Assaisonnements. Vins et autres boissons du marin, alcools, eau, eau tonifiée des charniers. *Tasse de café*, ébullition et infusion. *Tabac. Chapeau du marin, couvre-nuque, faux-cols de chemises, comédies nautiques, bibliothèques à bord. Baignades.*

5me et courte section, de 135 à 194. Acupuncture, injections morphinées, défiance! Cataplasmes d'omelettes, fomentations, onctions, massage, bains, lotions, clystères; conseils. Sangsues, application. Ordre suivi, de tête en pied. Force médicatrice, Rougeole, roséole, penphigus, urticaire, scarlatine, érysipèle, suette, miliaire, *variole, vaccine, revaccination,* varioloïde, varicelle, clous, *charbon ou anthrax,* pustule maligne, *qat,* engelures : poux, lentes, cheveux et *casquettes, canitie,* calvitie, toupets, perruques, inflammations cérébrales et calenture, *nostalgie.* Mal de tête ou rhumatisme cérébral, appoplexie et coup de sang, embolie. *Rhume* de cerveau, inflammation de la moëlle épinière, maux d'*yeux* et corps étrangers, héméra et nictalopie, maux d'oreilles et corps étrangers. Saignements de nez, maux de *dents,* descriptions et opérations. Angines des voies aériennes et digestives. Rhumes et bronchites, fluxion de poitrine et pneumonite. *Croup,* provisions pharmaceutiques pour l'habitation aux campagnes. Coqueluche, courte haleine, crachements de sang. Asphyxiés, noyés, pendus, empoisonnés, glacés, etc.

Art. 5. de 194 à 223. Localisations morbides, contagion, infection, dissemblables. Entérite, muqueuse et peau. Dyspepsie, contagion et infection de la dyssenterie. Marins anciens et nouveaux, vers ou helmintes. Constipation, coliques et

Art. 5. miserere, hernies ou descentes. Entéralgies, catharrhe vési-
(*suite*) cal ou cystite. Blénorrhagie non vénérienne, rots, gaz, bor-
borygmes, maladies du foie, du péritoine, péritonite puerpérale. *Empoisonnements* par les cuivre, plomb, arsenic,
phosphore, acides concentré et alcalis. *Goutte, rhumatisme
articulaire. Eaux minérales* naturelles et artificielles.
Huile de foie de morue vierge. Névralgies et nevroses.

Section 7 de 223 à 242. Chirurgie et médecine, différence : écorchure, salive et venin, hémorrhagie, piqûres, rage, brûlures, plaie des os, déboitements, enflure du pied, fractures. Fin et engagement.

JOSEPH FLEURY.

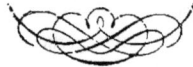

QUELQUES-UNES

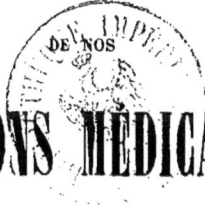

DE NOS

CONVERSATIONS MÉDICALES, ETC.

PAR

JOSEPH FLEURY

Docteur-médecin, Chirurgien de la marine en retraite, ex-médecin en
chef aux iles Saint-Pierre-et-Miquelon, Officier de la Légion-d'Hon--
neur, membre correspondant de plusieurs Sociétés de médecine, nationales et étrangères lauréat, etc.

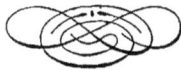

TOULON

IMPRIMERIE Hthe VINCENT, RUE NEUVE, 20

1868

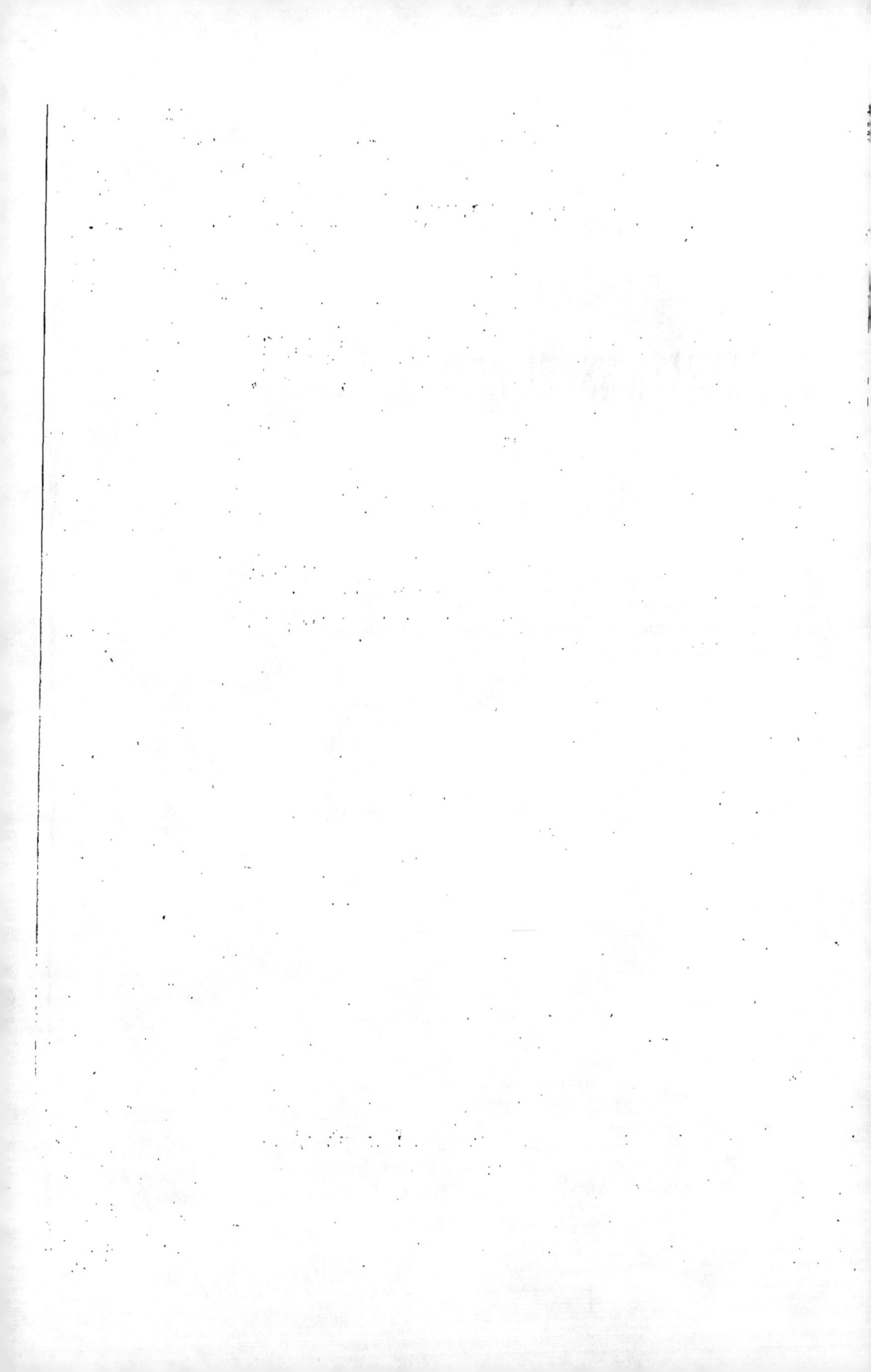

A Messieurs les Officiers de la Marine Impériale Française

QUELQUES-UNES

DE NOS

CONVERSATIONS MÉDICALES, ETC.

PAR

JOSEPH FLEURY

Docteur-médecin, Chirurgien de la marine en retraite, ex-médecin en
chef aux îles Saint-Pierre-et-Miquelon, Officier de la Légion-d'Honneur, membre correspondant de plusieurs Sociétés de médecine, nationales et étrangères, lauréat, etc.

SOUVENIR, RESPECT, ESTIME, GRATITUDE

JOSEPH FLEURY, D. m.

Toulon, janvier 1868.

QUELQUES-UNES

DE NOS

CONVERSATIONS MÉDICALES, ETC.

On ne devrait dédier à ses amis, que ce qui est excellent mais hélas! l'usage veut qu'il en soit autrement et le désir que j'ai de causer encore avec vous, est assez puissant, pour me faire conformer, dans la circonstance, à ce sot usage.

A vous donc, messieurs, ma pauvre élucubration, vous lui ferez bon accueil, j'espère, surtout quand vous saurez que mon dessein n'a été que de vous être utile médicalement; Etant de moitié dans nos conversations, ne vous les devais je pas? Un débiteur ne saurait trop tôt acquitter sa dette; quant à moi, je liquide la mienne, regrettant de solder en monnaie si grossière.

Vous verrez en lisant ces familières conversations passées et qui ne sont ici, qu'un peu moins *échevelées* qu'alors, et à votre adresse; vous verrez, dis-je, que mon but unique n'est que de vous épargner, par mes vieux et affectueux conseils, quelques *horions* morbides trop souvent fort douloureux, de vous mettre à même de connaître un peu le mal que nous endurons en vous disant les principaux traits de sa physicnomie et aussi le soins convenables à y apporter dès le début; vous verrez enfin, que je n'ai pas oublié les vôtres! — En attendant la venue d'un médecin, vous pourrez rationnellement et médicalement agir. L'idée burlesque de me prêter l'absurde pensée de vouloir faire *de vous*, officiers

de la marine, des savants docteurs en médecine, ne s'aurait
germer et pousser dans un cerveau normal. Avec tant d'autres
amis, je prétends que vous pouvez acquérir de la médecine pratique, une connaissance qui, quoique superficielle, vous mettra
quelquefois à même d'être utiles à vous et à votre entourage.

Malgré que nous n'ayons à porter qu'un assez mince bagage
scientifique, il semble alourdi par les temps, et pour nous conso-
ler de sa douloureuse pesanteur, regardons la foule exténuée qui
nous suit; d'ailleurs, ce butin, quel qu'il puisse être, ne nous suffit-il pas ici pour bien nous comprendre?

Mon but affectueux est donc de vous inculquer quelques notions en médecine générale, pratique (médecine, comprendra :
hygiène, chirurgie, etc., etc.; de causer d'une foule de choses qui
nous intéressent encore : telles que, contagion et infection, im-
portations, traversées nautiques, quarantaines, cordons sanitaires
marins et terrestres; séquestrations de maisons et de quartiers
épidémiés, Lazarets; assainissements de navires, précautions à
prendre pour pénétrer et respirer dans une soute ou autre lieu clos
du bord dont on aurait oublié de renouveler, par de l'air plus sain
ou sain, l'athmosphère méphitisée du point de départ; commissions, choix et conservation des aliments de provision, solides et
liquides : (1) asphyxies, empoisonnements, indispositions, maladies internes et externes auxquelles vous êtes le plus exposés, etc.

Nous avons causé de nos familles alors plus ou moins éloignées; grossesses, accouchements et allaitements; envies, mons-
truosités; névroses, graves en *apparence*, intermitantes et de

(1) L'air atmosphérique épidémié peut être en partie renfermé et se transporter comme une liqueur.
Le vin de Bordeaux en vieillissant et voyageant, de même qu'il gagne
en bonté, de même aussi l'air épidémié, empoisonné, gagne en puissance
malfaisante.
Une graine cueillie à temps opportun, transportée et mise convenablement en terre, ne se multiplie-t-elle pas naturellement ?
L'air atmosphérique avec ses qualités quelconques respiré, absorbé et
non éliminé dans ses parties toxiques, reproduit aussi naturellement en nous
ses effets morbides.

longue durée : hystérie, vapeurs, coqueluche, croup; névralgies, ventriloquie, âges ; races humaines, lilliputiens, géants, hommes à queue, femmes à barbe, hermaphrodisme, aphro et anaphrodisie, philtres, somnambulisme, sommeil et rêves ; combustions, dites spontanées, villégiature familiale, etc.

On dirait que rien ne nous a échappé ! qu'elle erreur ?

Maintenant, messieurs, qu'y a-t-il d'étonnant dans les sentiments affectueux que je vous porte et que je vous ai voués ? Quoi ! pouvons-nous oublier que nous avons passé ensemble, la plus longue et la plus belle partie de notre vie active, soit sur les mers, les rives marines et fluviatiles ; soit encore au sein des épidémies, au milieu des combats et des naufrages ? n'ai-je pas toujours partagé votre bonne et mauvaise fortune? n'avons nous pas eu soif et faim ensemble? ne nous sommes-nous pas jugés, appréciés et estimés à l'œuvre? n'ai-je pas eu l'honneur insigne et de triste souvenir de commander un vapeur et d'avoir partagé avec quelques-uns de vous, des quarts de nuit et de jour, alors que j'étais moins malade que vous ?. N'ai-je pas encore, parmi vous, près ou loin de notre chère et belle patrie, de vieux et excellents amis ? vivant intellectuellement du passé, ce passé ne nous saurait être indifférent! maintenant, courbé sous le poids des années, le cheveu rare et neigeux, le front ridé, la langue épaisse, etc, etc., je me plais à proclamer mon attachement affectueux pour vous.

Après cette déclaration bénévole, aussi honorable que sincère ; que personne parmi nos camarades ne perde son temps à chercher les motifs de mes sentiments à votre endroit.

Si mes conseils — avis médicaux, vous semblent bons ; veuillez en user amplement ; nous aimons à soulager les souffrances, d'où qu'elles viennent, à prévenir et combattre les maux, qui sont trop souvent, très graves ; jamais les bras croisés, nous ne serons plus les témoins affligés de douleurs intenses, sans au moins essayer contre, de bon secours.

Le médecin, le pharmacien, le prêtre et les serviteurs, ne donnent, à ceux qui peuvent payer ; ni leurs talent, drogues, prières, travail, temps. Comme nos estomacs, je me souviens que nos bourses ne furent pas toujours amplement garnies, ce qui ne nous empêchait pas de plaisanter et de rire. Ayons la prudence des anciens, la prévoyance de la fourmi !... (1) Si vous trouvez mon opuscule mauvais, ayez l'extrême bonté de le considérer comme non avenu et de le reléguer..... où vous voudrez. Soyez indulgents ! ce qui m'a engagé à gribouiller cet informe élucubration, c'est ma profonde conviction de n'y avoir émis, que ce que je crois être vrai : suivant moi, le mensonge est pire que le vol, ne mentons jamais et rappelons nous que : « *Silentium est argumentum sapiéntiæ.* »

§ 1er

Vie et synonimes.

Il ne faut pas, ce nous semble, réfléchir longtemps sur notre être pour sentir qu'il est formé de trois éléments : 1° *Vie*, principe immatériel qu'on ne peut définir que par l'énumération de ces phénomènes que nous percevons tous. Principe qui fut, est , et *demeurera* tout aussi inconnu dans son essence, que les lois de la pesanteur, les affinités chimiques, l'électricité, etc. La vie n'est ni cause ni effet. Elle peut être bornée aux nutritions ; ex. œufs, graines conservées ; hibernants, ne nous semble-t-il pas qu'il y a résurrection dès que les animaux ci-dessus, reprennent leurs fonctions vitales ? Elle a pour synonymes « archée, » *Physis*, Dynamisme ou nature humaine, *impetum faciens*, etc., nutrition, absorption, chaleur vitale, que sais-je encore ?

Vie universelle.

Jamais nous n'avons pu admettre le *tout vit*, c'est un système qui nous semble erroné, et comme tant d'autres, souvent nous avons été à même de discuter *la vie universelle.*

Electro-thérapie.

Que dirons-nous de l'électricité appliquée au traitement de beaucoup de maladies ? (électro-thérapie.) Tout en avouant mon igno-

(1) Bien qu'au point de vue (histoire naturelle), je ne sois nullement admiratenr du célèbre et bon Lafontaine (cigale et fourmi) leur histoire naturelle, (ignorance.)

rance, je vous dirai que ma confiance est loin d'être *robuste*, dans ce moyen qui n'est pas neuf; je crois que ce fluide si puissant et d'ailleurs si précieux, n'est point celui X de la vie, ni celui qui circulerait dans les canaux des nerfs, qui n'ont pas plus de canal que de fluide nerveux.

On a parlé de l'acide *picrique* pour remplacer l'acide azotique dans la pile de *Bunsen*, et de l'eau salée pour remplacer le sulfurique. Il faut bien dire que, si ce fait est advenu cu qu'il se confirme, les moyens de développer l'électricité, ne manqueront pas.

2º L'*Instinct*, naît, grandit et meurt avec nous : comme l'intelligence, il est immatériel mais non du même âge; ses facultés commençant après et finissant entièrement avec la vie, la faculté susdite (intellectuelle), a, pour siége, un instrument, le cerveau ; cet organe humain vieillit évidemment d'une façon proportionnée au reste de l'agrégat dont il me semble se séparer à la moyenne de la vie, et il est bien rare que l'homme devienne nonagénère ; par *ex*. sans que son cerveau n'ait été ou ne soit malade ou au moins racorni par l'usure, le nombre des années ; chez les jeunes, comme chez les vieux, il est donc susceptible de maladies, et alors, n'est-il pas naturel que ses produits soient analogues à cet état de vieillesse ou de maladie?

Instinct et intelligence non identiques.

L'intelligence, *in corpore sano*, diminue-t-elle en vieillissant? non, si elle est exercée et saine, à partir du moment où elle quitte la matière (moyenne de la vie) jusqu'à 90 ans, environ ; l'intelligence acquise alors, ne s'enrichit-elle pas de l'expérience, de l'observation ?

Le cerveau est le siége et l'indispensable instrument de l'intelligence, mais où est ce siége en lui ? ici nous sommes obligés de répéter, qu'en fait de siége particulier, nous ne savons rien et qu'en cela nous sommes tous comme les conducteurs et cochers de Paris, entr'autres, qui en connaissent les rues les plus petites, les impasses et les passages, qui voient bien les maisons, mais qui ignorent ce qui se passe dans leur intérieur.

Je crois, par raisonnement et par expérience, que l'instinct hu-

main n'est pas plus comme celui des animaux que leur sensibilité, ne ressemble à la nôtre ; partant, que sont les vivisections,
les opérations pratiquées sur les animaux, comparées ?

L'instinct et l'intelligence humains, ne sont donc pour nous que tout
un, nous l'admettons avec autant de conviction que le *totus unus*
physiologique et pathologique ; car la maladie me semble être une
vraie fonction pathologique · aussi, le médecin près de son client,
est-il ce qu'est le chimiste dans les opérations qu'il pratique dans
son laboratoire ; ce qu'est l'artiste culinaire. à ses fourneaux ; les
médecins doivent savoir prévoir l'avenir des maux et favoriser
leurs évolutions nécessaires. Favorisons donc les opérations de
la nature, ne la contrarions que très rarement et quand elle va
mal.

3° L'agrégat vital matériel, est le plus souvent malade ; il le
peut être *avec* ou *sans* les deux autres éléments. Ne soyons ni
entièrement sceptiques en médecine, en admettant rien de malade
immatériel en nous, ce qui serait très absurde ; ne soyons ni mé-
decins à 1|2, ni au 1|3, mais bien entièrement. Non je ne pense
pas qu'il puisse exister, au lit d'un malade, un seul médecin matérialiste seulement ! (Notons bien qu'ici, il ne saurait être question
de l'âme psychique)

Relativement à la vie humaine et pour causer aussi un peu aux
yeux, permettez-moi l'image suivante, nommée fuseau *de la vie* :

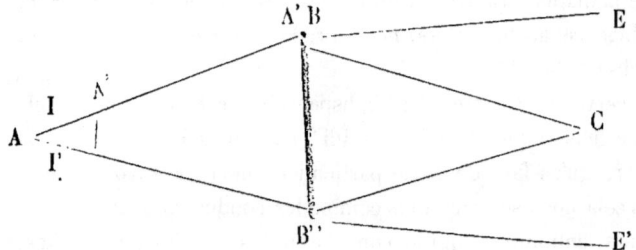

A, B, C, B". fuseau matériel de la vie.
B B", point culminant de cette vie.
A, 1, 1' vie intra-utérine.

B, E, C, vie intellectuelle.

Angle B, E, C, de plus en plus ouvert en vieillissant.

B, E, C, E' Intelligence commençant à se séparer de la vie matérielle et formant angles de plus en plus ouverts jusqu'à la mort, quelqu'en soit le temps, la durée et les causes.

Les vieux cerveaux, bien que plus durs que les jeunes, peuvent aussi bien et mieux que ces derniers, être malades ; partant, des produits analogues sont émis : nous est avis qu'il est rare qu'un cerveau de 90 ans, par ex : n'ait jamais été malade ; étant matière, il peut ne pas être, vers la fin de la vie, racorni, et s'il se ramollit, il est malade.

Enfin, messieurs, veuillez voir en moi un des plus grands adeptes de l'*insénescence*, du sens intime humain, jusqu'à la *sénilité* ; Si cette insénescence n'était archiprouvée, j'en trouverais de nombreux et irrécusables exemples dans l'antiquité, le moyen-âge et de nos jours, surtout dans la législation, les réunions inopinées à président, les usages français et étrangers.

Un passage de Cicéron, au sujet d'un gouvernement républicain, dit très-vrai : Le meilleur de ces gouvernements serait celui qui existe à bord de tous nos navires de guerre où les matelots jeunes en général, alertes et courageux, intelligents et plus instruits que ceux d'autrefois (d'un demi-siècle), respectueux et obéissants aux anciens, aussi courageux et de plus. instruits, savants, intelligents, prévoyants et affectionnés, etc... L'expérience ne peut s'apprendre dans les livres, elle n'appartient qu'aux anciens à instrument intellectuel sain, l'intelligence n'est point du même âge que la vie ; elle ne lui ressemble que parce qu'elle est immatérielle. Le raisonnement tend aussi à prouver ce que nous venons de dire au sujet de la vie humaine ; en effet, admettant que nous ayons reçu une même et bonne éducation, instruction de A en A' après A", *vita brevis*, l'expérience marchera seule en nous ; le temps nous ne manque pour le travail ; cette expérience s'ajoute donc à nos connaissances acquises, et les anciens sont meilleurs que les jeunes alors qu'il s'agit de juger, conduire, administrer, etc., car s'il

Insénescence en sens intime humain.

Gouvernement républicain, navire, Cicéron

s'agit de travail, de puissances physiques, de hardiesse, même de témérité, nous ne saurions comparer la vieillesse à la jeunesse.

Pour se propager l'animal est *obligé* de s'incarner plus ou moins voluptueusement et dans des conditions déterminées, avec une compagne de sa famille. Tout acte copulatif demeure stérile s'il est pratiqué avec une espèce différente, sauf quelques mulets ou métis, exceptions très bien connues. D'après cela, que devient tout ce que l'on a débité et que l'on débite encore sur l'absurde fécondation des chèvres, par des bergers Siciliens? Des dévôtes Egyptiennes, par des boucs de Memphis?... Cette fécondation est tout bonnement impossible.

Règles.

Flux catamenial, menstruel, sang, semaines, ponte mensuelle, etc... Cette fonction a lieu et commence à des époques variables suivant les climats, constitutions; la quantité de sang perdu, est évaluée de 120 — 240 grammes; dans une durée de 2 à 6 jours.

Epoque critique des deux sexes.

La femme arrive à l'époque dite critique, de trois façons ou:
Sensiblement, (douleurs).

Insensiblement, graduellement et presque sans s'en apercevoir.

Orageusement, (souffrances).

Ces dames n'ont rien à nous envier alors, car nous avons aussi notre époque critique, et même elle est un peu plus grave que la leur plus effrayante que dangereuse.

Nombre d'œufs de l'o-vaire.

Les femmes arrivent ordinairement à cette époque, par une cessation graduelle et une irrégularité de plus en plus grande dans leurs menstrues; ce sang menstruel ressemble au veineux, sauf qu'il renferme un peu moins de globules et un peu plus de mucosités. Ne serait-il pas absurde d'admettre que chaque ovaire humain ne contient que 18 à 20 œufs? à ce compte, la femme

Odeur des règles et lait, blennorrhagies, règles et propretés.

serait stérile après 4 ou 5 ans de nubilité et même moins, ce qui n'est pas. Des miasmes désagréablement odorants, s'échappent généralement d'une femme en cours de flux : pourquoi, sans être sale, ces miasmes ne pourraient-ils pas faire tourner une sauce au lait?... combien de blennorrhagies ou gonorrhées non syphilitiques, proviennent d'un coït avec une femme d'ailleurs très-saine? Usons, c'est très naturel et sain; abuser est malsain et d'une brute : n'abusons donc pas et nous conserverons notre

virilité génitale, alors qu'elle nous sera enviée superlativement
par les vieux invalides de Cythère qui useront quelquefois de
mauvaises drogues pour tâcher de nous imiter ; mais ils souffri-
ront, contracteront des infirmités ou se tueront même, en se
droguant, sans atteindre leur but stupide.

Ne sachant bien comment, justement et où la fécondité s'opère, Fécondation et gros-
sesse.
passons et causons un peu de la vie intra-utérine, voyons ses
évolutions cachées.

L'instinct sexuel a raproché le mâle de la femelle. Il y a eu fécondation, la femelle est grosse et voici les signes principaux de
la grossesse mono-fœtale et intra-utérine ; car il est des grossesses
poli-fœtales et extra-utérines mais nous n'en causerons pas ici.

A. Suppression du flux cataménial. Signes principaux de la
grossesse.

B. Légère saillie du ventre augmenté en grosseur.

C. Gonflement des seins, coloration plus foncée du mamelon.

D. Inappétence, dégoût, nausées, vomissements.

E. Mouvement du fœtus, seul signe positif.

Au premier jour de grossesse, l'œuf semble flotter dans le mu- Évolutions intra-
utérine.
cus de la matrice, il prend racine sur une partie quelconque des
parois de cet organe ; vers les 24 à 25 jours, l'embryon commence
à être bien distinct, il est alongé, renflé au milieu, comme un fuseau ; pointu à une de ses extrémités et un peu courbé en avant ;
sa longueur est de 4 à 7 millimètres et son poids de 10 à 15 centigrammes.

A 2 mois, cet embryon montre des avant-bras et des mains,
ces dernières sans doigts ; il offre une longueur de 3 ou 4 centimètres et un poids de 12 à 20 grammes.

A 4 mois, l'embryon acquiert une longueur de 4 à 6 centimètres Embryon — 4 mois....
Fœtus.
et un poids de 32 à 48 grammes. Au 4me mois révolu, c'est un
fœtus ; la longueur de son corps est de 16 à 20 centimètres et sa
pesanteur de 230 à 260 grammes.

A 6 mois, il pèse environ 500 grammes et sa longueur est de
28 à 32 centimètres.

A 9 mois enfin ! le fœtus offre de 50 à 60 centimètres de long avec un poids de 3 kilogrammes à 3,500 grammes et vers la fin de la 39ᵐᵉ semaine, très-ordinairement; l'accouchement naturel a lieu.

Nous avons dit déjà que dans notre espèce, la grossesse était mono-fœtale. Les parturitions doubles sont rares; les triples, très-rares; les quadruples et quintuples, sont exceptionnelles ou hors règle.

Accouchement ou parturition. Comme nous le voyons, la grossesse peut être comparée à une longue et pénible digestion; à l'instant de l'accouchement, le fœtus se détache de la mère, comme un fruit mur se détache de la branche d'arbre qui le porte et l'a produit. L'opération, accouchement, bien que très-douloureuse et variable en durée, est rarement dangereuse.

Nourriture et enfant. Après sa venue au monde, ce n'est plus un fœtus, mais bien un enfant qui respire et vit dans notre milieu ambiant. Souvent en examinant la tête, nous voyons de petits cheveux blonds et très fins; la surface extérieure de cet enfant est plus ou moins ridée, plus ou moins grosse; mais le fœtus devenu enfant vit encore aux dépens de sa mère qui l'allaite, et cette nourriture lactée lui suffit un temps après lequel le lait maternel, nourriture si bien appropriée aux organes de l'enfant, diminue en qualité, devient plus clair et moins nutritif; ô alors, il faut donner à l'enfant, une nourriture plus succulente et qui convienne à ses organes encore faibles. Bien des mères voient mourir leurs enfants. — sans se douter qu'ils sont morts de faim. Vient ensuite le sevrage; le meilleur, parmi tous pour la mère et l'enfant, suivant nous; celui que je conseille encore, est le sevrage graduel. Autant que possible l'enfant devra être nourri par sa mère. Y a-t-il impossibilité absolue? Choisissons une nourrice jeune, belle, saine et pouvant offrir au nourrisson un lait *environ* du même âge que celui de la mère empêchée. Ce choix de nourrice devra être confié à un médecin; sinon, il faudra que l'enfant tête une femelle d'animal domestique; chèvres, brebis. Dans l'état social actuel, j'ai préféré, la mère empêchée, ce dernier moyen, à une nourrice. Si non encore, il dra élever l'enfant au biberon ; ici, les conseils d'un médecin, me semblent indispensables ou au moins d'une très-haute utilité.

L'embryon et le fœtus peuvent naturellement être malades, *quasi* indépendemment de la mère, ils pouraient même mourir ; alors, devenus corps étrangers ; expulsés, il y a fausse couche : souvent aussi, l'enfant qui vient au monde porte des traces morbides à la peau externe, ce sont des *envies* diverses, vulgairement rapportées à des causes banales et mystérieuses : elles n'offrent aucun danger pour la santé et la vie.

L'homme, en naissant, est sans contredit, le plus misérable des animaux, alors, le quatrain de notre grand poète, me semblerait très-vrai, s'il eût ajouté : « l'homme en venant au monde, » Quelle différence en effet, entre nous et les poulins, oiseaux, poissons, etc., mais qu'il en est autrement, quand l'homme acquiert 18 à 20 ans !

La couleur de la peau des espèces est un des types qui se reproduisent avec le plus de constance ; la couleur des enfants participe de celle des parents, père et mère.

Ci-après la classification admise :

COULEUR CUTANÉE.	PARENTS.	ENFANTS.	DEGRÉS de MÉLANGE.
	Blanc et Noir........	Mulâtre	1|2 blanc, 1|2 noir.
	Blanc et Mulâtre.. ..	Terceron	3|4 blanc, 1|4 noir.
	Noir et Mulâtre......	Zambo	3|4 noir, 1|4 blanc.
	Blanc et Terceron	Quinteron	
	Noir et Terceron.....		7|8 noir, 1|8 blanc.
	Blanc et Quarteron ..	Quinteron et Saltaras .	
	Noir et Quinteron....	Quinteron et Saltaras, moins foncé.......	13|15 blanc, 1|16 noir.

Nous ferons observer que les quatre dernières teintes et les nuances de tous ces degrés, se reconnaissent très difficilement.

Hérédités. Admettons les hérédités physiques, morbides et intellectuelles, ja non hérédité étant exceptionnelle.

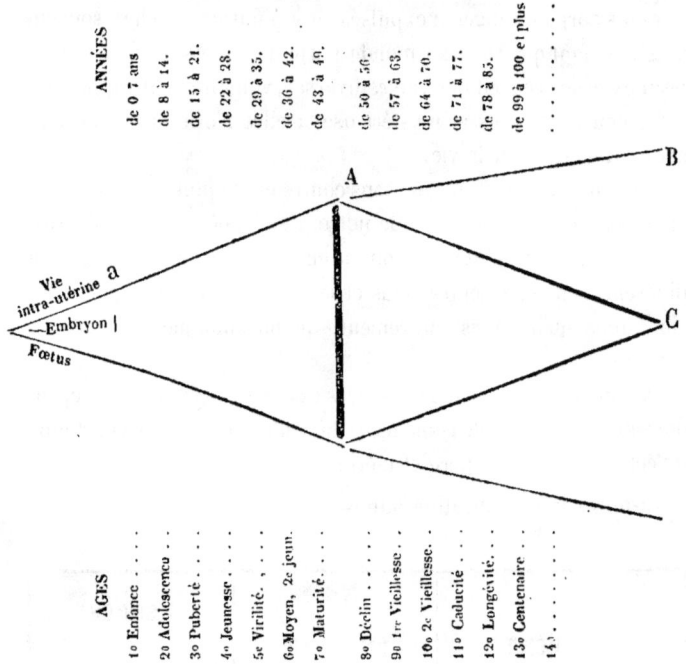

De a en A, intelligence liée à la 1re moitié de la vie matérielle.

De A, B, C, l'angle intellectuel s'ouvrant de plus en plus à mesure qu'on avance en âge, cerveau sain.

Enfance et adolescence *Mens sana in corpore sano.* — Joies et plaisirs, espérances qui se réalisent quelques fois.....

Puberté. Cœur d'hôpital, vanité, indiscrétion, indépendance, amour, onanisme. « Veillons! » occupations modérées, instruction, éducation, voyages.....

Jeunesse. Amour physique, sensualité, inconstance.....

Age viril. Jouissances physiques et morales, ambition, femmes, mariage. La virilité est la plus belle des époques de la vie.....

DE NOS

PAR

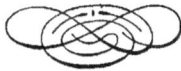

Consistance, apogée des facultés intellectuelles auxquelles viennent s'annexer, avec les temps, expérience, fortune, ambition, gloire, honneurs.

L'homme alors néglige tout son intérieur pour atteindre son but.

Sagesse, raison, amour de la propriété; l'homme connaît tous les plaisirs; succès, revers ; sa position est faite : par son travail, son zèle, son intelligence, sa haute probité et sa moralité ; il a acquis une *aurea mediocritas* qui lui permet de se reposer et de vivre au sein de sa famille, s'il est assez heureux pour en avoir une.

L'homme se conduit-il mal ? châtiments légaux, amertumes, re-grets et privations, souffrances physiques et morales, etc... sont sa juste punition. Il *fait pitié*...

Réflexions, prévoyance, prudence, fatigues et retour du voyage de la vie; l'homme a besoin de repos ; les passions vénériennes sont faibles pour le quinquagénaire; d'entreprenant, hardi, témé-raire même, il est devenu méticuleux, partant, ses actions sont très-réservées, l'imagination s'est refroidie, son esprit est moins vivace, il ne cause plus que pour exprimer quelque chose ; ses che-veux grisonnent et ses rides commencent avec un *facies* plus ou moins *couperosé ;* il devient lourd, ses sens s'émoussent sensible-ment, ses organes génitaux ne s'éveillent plus que sous l'influence plus ou moins énergique et variée, d'excitans. Le quinquagénaire doit se laisser guider par la nature, toujours plus sage que lui ; il devrait songer qu'il touche à la vieillesse, rare sans infirmités.

Infirmités, regrets, soucis, inquiétudes, souvenir du passé et amertume du présent, remplissent cet automne de la vie. Les forces s'en vont, les cheveux blanchissent et se raréfient, les dents tombent, la parole est plus difficile ; la gaieté se perd; le sérieux vient et l'existence s'écoule plus ou moins languissamment ; l'ins-tinct génital s'est éteint pour jamais et avec, les désirs de l'amour.

Dans cette phase de la vie humaine, l'homme n'est pas encore un vieillard mais il sent très-bien que chaque jour, lui enlève de ses privilèges !

Seconde vieillesse (de 64 à 65 ans). Celle-ci, semble durer plus que les phases précédentes et offre beaucoup d'analogie avec la 1re vieillesse ; leur seule différence, gîte dans les infirmités plus nombreuses et plus intenses et les ennuis. Le vieillard est d'un caractère difficile, d'une humeur inquiète, chagrine, exigente ; il ordonne et veut être obéi à l'instant même, sinon il se fâche et s'irrite. Le septuagénaire est quelque fois intolérant, souvent envieux, censurant la jeunesse qui s'amuse. Les fonctions du corps se ralentissent, le tronc se voûte, les membres se raidissent, s'affaiblissent et deviennent analogues à ceux d'un vieux cheval éreinté, maigre, *qu'on mène à l'abattoir.* Il marche vers la décrépitude, sujet à une foule d'infirmités et d'indispositions ; il voudrait faire croire qu'il ne tient plus à la vie à laquelle il se cramponne néanmoins ; il veut des égards, etc., etc.

Caducité. Méfiance, jactance, sens affaiblis, cerveau plus dur, un peu racorni et malade bien souvent ; alors, viennent l'abolition des sens, telles : surdité, cécité, etc., méfiance excessive de ce vieillard lui-même et surtout des autres. Sa susceptibilité est *ridicule.*

Longévité. Vie intellectuelle est toujours affaiblie et réduite presque à 0 : la vie animale se centralise.

Centenaires. Ils sont si rares, que nous n'en dirons quasi rien, ils doivent leur longévité à plusieurs choses, à leur belle organisation par ex : quelques-uns vivent 125 et même 150 ans . nous croyons que ce sont là de très-rares exceptions. Quant aux vieillards de 3 ou 400 ans, ou même 500, *nous est avis* que nous devons rejeter cette croyance dans le domaine des fables et, comme nos modernes physiologistes, penser que nos anciens ont fait erreur dans la supputation des années.

Durée de la vie. La durée de la vie, semble être en raison directe de la lenteur de son accroissement et en raison inverse de sa promptitude ; ou cette durée, est encore en raison directe du laps de temps de la vie intra-utérine. C'est ainsi que la femelle de l'éléphant portant trois ans, la vie de l'animal est, dit-on, de plusieurs siècles. Les bœuf, chèvre, mouton, chien, cheval, etc., dont la portée est de quelques mois, ne vivent que 10, 15, 20, 30 ans. Le mulet pouvantvivre 50 ans, est une exception. La vie des animaux plantes (zoophites), des vers imparfaitement organisés, est éphémère. Les animaux à sang froid, ont une ténacité vitale et une sensibilité autre que celles des animaux à sang chaud. Tous les animaux d'espèces différentes, voire même ceux de la même espèce entr'eux, offrent une sensibilité diverse : Donnons donc aux vivisections, aux opérations sur les animaux, une valeur auxiliaire seulement dans la science. Il est d'observation que la vie est plus longue dans les climats secs, tempérés ; les trop humides, soumis aux variations brusques de l'atmosphère, sont défavorables à la longévité.

Norvège, Suède, Danemarck, Angleterre, France, Suisse, etc, habitude du travail aux champs, en plein air, sont autant de circonstances favorables à la longévité, à la cure des maladies, des affections, favorables aux convalescences, aux débilités. La vie est *une*, sur notre globe, mais elle est très-variable suivant les règnes végétal et animal ; dans ce dernier, il est des insectes qui vivent et meurent dans le même jour, tandis que l'éléphant, le corbeau, la tortue, certains brochets, etc., vivent de 150 à 250 ans et plus !

Souvenons-nous bien que l'accouchement n'est pas une maladie, mais un travail naturel, suite d'une longue et pénible *digestion relative* et que les soins exagérés qu'on prend de la santé à la suite des couches, sont cause, en grande partie du moins, des incommodités qui ne nous assaillent que trop souvent.

Ne soyez pas mères à demi, nous savons tous que le premier devoir que la nature vous impose, Mesdames, est d'allaiter vos enfants, alors que vous en avez les moyens ; bien entendu qu'à l'impossible nul n'est tenu ! L'allaitement étranger ne devrait être autorisé que dans des cas rares et spécifiés, comme par ex : infection virulente de la mère, maladie héréditaire, etc., etc.

La résorption du lait est presque toujours nuisible à la glande

Accouchement, allaitement.

mammaire, partant, à la santé générale, les suites les plus communes de cette faute, soit le lait, dit vulgairement, *répandu*, d'où engorgement, abcès superficiels et profonds se succédant, mutilation des seins ; squirre et cancer, peuvent advenir et point de remèdes à ce dernier, si ce ne sont les changements constitutionnels ; quelquefois, la médecine, dans ce cas pourrait, ce nous semble, retirer de grands avantages de la méthode, entraînement de Backwel.

Soyons pénétrés des vérités ci-dessus : ne pas allaiter son enfant, est une conduite contre nature, non excusable alors que l'allaitement est possible.

Sachez donc, mesdames, que faire nourrir vos enfants et faire passer votre lait, est tout bonnement une grave inconséquence sanitaire pour vous et votre progéniture ! Evitez-là ; ne soyez pas égoistes au point de faire taire la nature qui crie sans cesse « Allaitez vos enfants » Mères, rejetez de votre régime les aliments de haut goût ainsi que toute boisson spiritueuse, n'oublions pas que les viandes rôties, le pain bien cuit, les crêmes de lait, de jaune d'œufs, de bonne farine et de sucre, les poissons et les légumes frais, les fruits murs de la saison, vous sont les aliments les plus favorables. Evitez de présenter le sein à votre enfant durant ou immédiatement après les repas, une colère, une forte contrariété, une fatigue, un exercice violent ; évitez soirées et bals, théâtres et assemblées ; évitez les voyages en voiture et le mal de mer, quand vous êtes en état de grossesse et surtout durant les premiers mois.

Les promenades et le sommeil sont alors de toute nécessité afin de réparer les fatigues acquises par les soins que vous prodiguez naturellement à votre nourrisson, soins qui vous valent bien des veilles et des insomnies dont nous devons tenir compte.

Je crois encore devoir vous informer, mesdames, que dans le cas où il vous serait impossible de nourrir, de vous faire têter par votre nourrisson durant 3 ou 4 jours ; c'est un moyen de dégorger les seins et de faire rejeter au nourrisson un excrément (méconium), toujours alors contenu dans l'intestin et dont l'expulsion provoquée par des purgatifs, ne saurait que lui être pénible et douloureuse. Après évacuation de l'enfant, agissons suivant le vœu de la nature.

Lorsque la sécrétion du lait sera exubérante, que les seins seront gonflés et luisants par le liquide contenu, obvions y sans nulle crainte, nous sommes forcé de nous en tenir là pour le moment. En vous disant ce que je crois être vrai, j'ai désiré, Messieurs, calmer vos inquiétudes à cet endroit.

Il y a des monstres par *arrêt*, par *excès* ou par *défaut* d'évolution. Dans la première catégorie, sont les monstres qui présentent des organes rabougris ; dans la deuxième, sont ceux qui en présentent un plus grand nombre ; dans la troisième, il y a renversement d'organes ; dans la quatrième, le corps présente des parties d'une espèce étrangère à la leur, tel : l'hermaprodisme, les centaures, les syrènes, les satyres, etc.

Monstres à deux corps greffés l'un à l'autre, comme les hongrois, Esther et Judith, réunis aux lombes et n'ayant qu'un tube digestif ; bien conformés d'ailleurs : ce monstre a vécu 22 ans.

Les petites filles de Munster, accolées par le front. — Les deux sœurs réunies par les doigts auriculaires, d'une main. — Bien conformées d'ailleurs, elles ont vécu 50 ans. Les frères Siamois adhérants depuis le creux de l'estomac jusqu'au nombril. Deux jumeaux accolés vers le sommet de la tête, un fœtus sans cerveau ni moële et qui a donné signe de vie immédiatement après la couche. Le Chinois de Macao, portant sur la poitrine un fœtus acéphale, qui lui descendait jusqu'aux genoux. Il a vécu 22 ans. Une fille de douze ans, portant à son flanc gauche, le corps d'une fille très-petite, enfoncé dans ce point jusqu'au dessous des épaules : elle vécut 13 ans. La petite tête que portait un petit Italien de 8 ans, au dessous de la 3e côte. (Winslow.) « C'était comme si un « autre enfant caché dans le corps du 1er, avait défoncé la poitrine « pour passer la tête à travers et regarder de même qu'à une fe- « nêtre. » La fille Espagnole à deux têtes fondues en une seule

Monstres.

(Janus.) Les deux filles réunies par le côté de la poitrine. Le fameux Italien né en Sardaigne, monstre quadrupède qui vint mourir à Paris en 1828.

La grosse tête, les Multimanes, etc., tout cela est rare, heureusement, et ne se voit guère que dans les cabinets d'histoire naturelle.

Cyclopie, monopédie. La cyclopie, la monopédie vivantes, sont extrêmement rares et aussi les autres monstres tenant de l'homme par le corps et des quadrupèdes par les membres, tels : les hommes lion, tigre, loup, mouton ; croyons à des êtres fabuleux !

Les renversements ou transpositions d'organes varient souvent bien qu'internes et hors de vue. « J'en ai remarqué plusieurs en faisant des autopsies.

Femmes barbues. Les femmes barbues, constituent un phénomène moins rare qu'on ne le pense ; j'ai vu entr'autres une belle jeune Espagnole à Carthagène d'Espagne qui pour la longueur et l'épaisseur de sa barbe, ne le cédait en rien au sapeur le mieux pourvu en système pileux.

Satyres, tytires, etc. Disons que les satyres, les faunes, les silvains, les sphynx, tytires, etc., n'existent qu'en sculpture, en dessin, en poésie et aussi dans l'esprit des ignorants et des crédules ; enfin, de ceux qui ont une foi robuste. Des prêtres Egyptiens n'ont-ils pas soutenu l'existence d'une famille de Sphynx vivante, aux sources du Nil. et très-versée dans la botanique ? Nul doute que ces anciens savants prirent de grands singes pour des hommes d'une espèce particu-**Tritons, syrènes.** lière ; ne croyons pas davantage aux tritons, syrènes et autres monstres marins.

Les monstres acéphales, anencéphales, cyclopes, etc., naissent aussi facilement que les fœtus bien conformés et nous n'en dirons rien : le temps de leur existence relative, est court ; voici l'énumération des accidents de la grossesse : inappétence, paresse, sommeil, vomissements, infiltrations, sciatiques.....

A l'âge nubile, la femme peut concevoir, la ponte mensuelle dure jusqu'à l'époque critique insensible pour les unes et orageuse

pour les autres exceptionnellement ; les règles peuvent reparaî-
tre dans la vétusté et la femme enfanter, ce qui est très rare ;
nous l'avons dit, la gestation est, en général, mono-fœtale.

La loi civile fixe les naissances précoces d'enfants viables, à 6
et la naissance tardive à 10 mois, mais cette loi n'est pas entièrement d'accord avec les opinions des physiologistes qui y voient
trop d'exceptions puisqu'on voit des grossesses de 11 à 15 mois et
qu'on cite des femmes qui ont engendré durant l'âge de la décrépitude (96 et même à 122 ans), très-rare. Il y a peu d'années
qu'une négresse havanaise, accoucha à 124 ans ; elle présentait
deux seins énormes et gonflés de lait.

Les hommes sont dans le même cas, Thomas Part ; au 17e
siècle, ne se croyait-il pas criminel, parce qu'il eut un enfant à
l'âge de 100 ans ? Il était marié à une femme folle ; une autre,
eut un enfant à 103 ans et sa femme en avait 83 ; un autre encore
en eut un à 110 ans, c'était un docteur-médecin ; un Norwégien
engendra à 150 ans : on cite des femmes qui ont engendré à l'âge
de 96 et à celui de 124 ans ; *Si non è vero !*

L'hermaphrodisme n'est qu'une monstruosité génitale. Les Géants
et les nains ne formèrent jamais race ; nous savions, même avant
la publication du célèbre Bougainville, est depuis cet illustre voyageur que les pétagons sont de notre taille, mais en général plus
riche en développement musculaire, en écarrures d'épaules.

Hermaphrodisme.

Les *Géants* sont ordinairement lents, énervés et mous, moins
actifs de corps et d'esprit que les hommes de taille ordinaire, ils
vieillissent avant l'âge et ne vivent que peu d'années.

Géants, lilliputiens, pygmés.

Les nains sont des avortons impuissants à se perpétuer et vivent
peu longtemps,

L'existence des pygmés, n'est pas croyable quoique attestée par
des hommes du plus haut mérite : Homère, Aristote, Pline,
Plutarque, Juvénal, etc., etc., qui en parlent d'une façon non équivoque. La mythologie grecque est dans le même cas ; l'armée lilli-
putienne très-nombreuse fit le siège d'Hercule qui, déployant son
manteau, les emprisonna tous et les porta, en cadeau, à son frère

— 24 —

Eurysthéc. Le voyage du célèbre capitaine Guliver, chez les Lilliputiens vient de là sans doute qu'une fable ne peut produire qu'une fable (1). De tout temps et partout le monde, il y eut des nains ; n'avons-nous pas vu Tom-Pouce et après lui, le prince *Colibri* et *Madame son épouse?* A l'âge adulte, ces êtres décrépits donnent des signes de sénilité et leur autopsi-cadavérique fait découvrir des traces de rachitisme sur leur organisation avortée.

Obésité et grande maigreur. L'obésité, corpulence, polysarcie ; sont des maladies. Les exemples d'obésité énorme et monstrueuse, ne manquent point dans le monde ; c'est un vice de nutrition. Ne confondons pas la maigreur extrême, avec le marasme.

Pour bien des gens, les accouchements paraissent ridiculement extraordinaires, ils ont jeté la terreur au sein des familles ; c'est alors que se présentent les sorciers et charlatants des deux genres ; aujourd'hui que les lumières de la civilisation ont pénétré les masses, ces vaines terreurs se dissipent graduellement ; malgré cela j'en ai vu dans certaines colonies, de villages, bourgs et des fermes ; le préjugé existe encore !... la police veille !...

Hommes à queue et à cornes. Nous pourrions citer mille observations des hommes à queue. Croyons à leur existence comme monstruosité ainsi qu'à celle des hommes cornus, mais non comme *race.*

Hommes incombustibles et jongleurs. Les hommes dits *incombustibles* sont des jongleurs de tous les temps et de tous les pays.

Il en est qui se lavent le visage avec de l'huile bouillante et qui en boivent, qui marchent dans le plomb fondu et sur les charbons ardents, prennent un manuluve ou un pédiluve de graisse fondue et bouillante, s'en retirent sans faire de grimaces réelles, et sortent intègres. L'Anglais Richardson, ne remplit-il pas l'Europe de ses miracles d'incombustibilité ? il marchait sur des charbons ardents, sur des plaques de fer chauffées et rougies, il faisait cuire des *biftechs* sur sa langue ; buvait : huiles, bitume, poix, résine et

(1) L'enfant est crédule, faisons en sorte que nos héritiers au moins, ne prennent jamais l'ombre pour le corps.

soufre enflammés, sans se brûler le moindrement ; un autre se passait une lance de fer, rougie au feu, sur les cheveux, sans même les roussir ; d'autres mordent le fer rougi, se frictionnent le corps avec de l'acide sulfurique, etc., etc.

Tout cela constitue des *tours de gobelets* faits avec plus ou moins d'adresse.

N'a-t-on pas vu un imprudent jongleur *dit* incombustible, assez sot pour se laisser enfermer, avec de la pâte, dans un four *non* préparé par lui-même et y mourir presque subitement étouffé ?

Hommes *Amphibies.* Il n'y en a pas, mais on nomme ainsi les **Hommes amphibies.** *plongeurs* qui s'élancent dans les eaux et qui restent entièrement plongés, plus ou moins longtemps, sans risque d'asphyxie ; les habitants de Ceylan qui se livrent à la pêche des huîtres perlières ne restent-ils pas, dit-on, près d'une heure sous l'eau ? Les pêcheurs de l'Ile de Samos ont, de tout temps, passé pour d'excellents plongeurs et on sait qu'autrefois, un jeune Samien, ne pouvait se marier qu'après avoir fait ses preuves en ce genre de gymnastique. On sait que quelque temps après le fameux combat naval de Navarin, où sombrèrent un grand nombre de vaisseaux, le gouvernement envoya 24 à 25 plongeurs Ioniens et Siciliens pour le sauvetage de débris retenus au fond des eaux : ces plongeurs, munis de cordes, ne restaient pas moins de 10 minutes sous l'eau ; ils s'acquittèrent fort bien de leur rude tâche. Voilà ceux que l'on nomme amphibies.

On croit de nos jours que cette faculté dépend de plusieurs conditions réunies : une cage pectoral ample ; un poumon vaste et très sain ; une fréquente et longue gymnastique des mouvements d'inspiration ; l'exercice de plonger dès le bas âge d'une manière graduelle, de laisser échapper l'expiration, etc., etc...

Les physiologistes ont expliqué cette manière d'être, de diverses façons.

La *Ventriloquie,* ou engastrimisme, est trop facile à expliquer, **Ventriloquie.** bien qu'elle ait donné et donnera lieu à des supercheries, à des aventures singulières et plus ou moins amusantes, nous ne som-

mes plus aux temps où les hommes enfourchaient de gros élé-
phants comme nous enfourchons nos petits chevaux !

Il y aura toujours parmi nous des ignorants ; agissons de façon
à en diminuer le nombre.

Superfétation. Nous admettons la *Superfétation*, elle est, et doit être
très-rare dans notre espèce, parmi les fécondations doubles
humaines, nous avons vu un mulâtre, mari d'une jeune
Européenne, avoir un enfant blanc et un nègre : une négresse de
la Guadeloupe, accouche, le même jour, d'une mulâtre et d'un
négrillon ; nous avons vu des juments saillies par un cheval, puis
par un âne, mettre bas un poulin ensuite un mulet. Des chiennes
couvertes par des matins et des limiers, ne mettent-elles pas bas
des petits appartenant à ces deux races, etc?

Nous n'avons jamais vu de superfétation, mais le nombre des
auteurs qui l'admettent, est si grand, leur autorité si compétente,
que nous ne pouvons les nier.

Fécondité végétale et animale. *La fécondité* est la faculté qu'ont les plantes et les animaux de
se reproduire par l'action réciproque des sexes et au moyen
d'œufs, ex[s] :

Une tige de maïs porte. . . (semence). 2,000 graines.
Un pied de soleil id . . . . 4,000 id.
Un pied de pavot id . . . . 32,000 id.
Une tige de tabac . . . . 40,000 id.

Est ce que le tabac économique (feuilles de pommes de terre),
pourrait remplacer notre tabac?

Un orme porte . . . . (semence). 300,000 graines.
Un giroflier . . . . 700,000 id.
Un hareng produit. . . . . . . 12,000 œufs.
Une morue. . . . . 9,000,000 id.
Une carpe de 40 centimètres. . . . 3,400 id.
Un enturgean (femelle) . . . . . 7,653,000 id.

Dans l'espèce humaine, la gestation, et nous le redisons, est
généralement monofœtale, rarement 2, plus rarement 3, et très-
rarement 4 ou 5. La gestation, la copulation et la parturition, sont

des fonctions inhérentes à tout être organisé vivant. Ne luttons point contre la nature et apprécions ce que vaut l'exigence du serment prêté, des vœux dits de chasteté, impossibles à tenir. La jeunesse est libre sans doute, mais sait-elle prévoir et apprécier ce qui adviendra ?

Le nombre d'œufs ; est limité chez les oiseaux ils ne dépasse guère 15 à 20.

On sait l'histoire de cette villageoise qui accoucha 38 fois en huit ans ; sa dernière couche fût de 3 filles qui, devenues grandes, se marièrent et eurent, l'une 36 enfants ; l'autre 31 et la 3e, 27.

Tempérament, climat, mœurs et nourriture, exercent, sans contredit, une influence en plus ou en moins sur la fécondité d'Islande.

On se rappellera ce trait d'histoire : en 1707, le roi voulant re-peupler son île, décréta que toutes les filles et femmes du Royaume qui feraient 4 à 6 enfants, loin d'être déshonorées, obtiendraient des mentions honorables. Alors ces jeunes femelles se mirent au tra-vail avec une voluptueuse ardeur et repeuplèrent si bien leur pa-trie, qu'il fallût bientôt une nouvelle ordonnance royale pour arrê-ter cet excès de patriotisme. Nous lisons aussi, qu'une femme était mère de 16 enfants qui se marièrent ; lorsque cette femme mou-rût, à 93 ans elle comptait 114 petits enfants, 228 arriè-res petits enfants et 900 enfants de ces derniers, en tout 1258 descendants ! Si ce phénomène n'était si rare, l'espace finirait bientôt par manquer à la famille humaine.

L'anaphrodisie, indifférence, froideur, absence de désirs véné-riens, consiste dans un état d'inertie des organes génitaux, et, par suite, dans l'indifférence du sujet pour tout ce qui concerne l'acte réproducteur. Cette affection se distingue de *l'impuissance*, en ce que cette dernière, n'exclut pas les désirs vénériens ; tandis que dans celle-là, il y a complète absence de ces désirs. L'anaphro-disie est une cause d'impuissance, puisque l'individu qui a le malheur d'en être atteint, demeure étranger aux stimulants géni-taux.

Patriotisme spécial.

Anaphrodisie et im-puissance.

Les sujets atteints de cette *Ladrerie* sont très-rares et se rencontrent plus chez la femme que chez l'homme. Il est des femmes si froides, si glacées, qu'elles ne se prêtent à l'union sexuelle qu'avec une inertie cadavérique, ce qui n'empêche pas toujours la fécondation d'avoir lieu.

On ne peut guère combattre cette grave infirmité, que par le régime de *l'entraînement*, à moins que la cause n'en soit un excès dans les plaisirs vénériens, l'intempérance ; alors il faut prendre une décision sur les causes et la cure. — L'impuissance de la vieillesse, est une infirmité.

Aphrodisiaques, spermatopés. On nomme ainsi toute substance alimentaire ou médicamenteuse capable de réveiller l'appétit vénérien soit en agissant directement sur les organes génitaux, soit indirectement en fortifiant et stimulant l'économie entière.

Parmi les substances alimentaires propres à réveiller les feux amortis, on cite au premier chef, la truffe parfumée, les champignons, la morille ; viennent ensuite les artichauds, les céléris, roquette, moutarde, canelle et autres aromates en général. Les viandes noires, les poissons, les homards, les écrevisses, les moules et pétoncles, les huitres, stimulent, dit-on, le système génito-urinaire, ce dont je ne me suis pas aperçu au sein d'une population qui, pendant 2 mois de chaque année, ne vit, en quelque sorte, que de ces divers produits de la mer, et qui se nourrit principalement de morues sèches ou quelquefois vertes durant les autres 10 mois.

Parmi les substances médicales, on nous donne le borax, l'ambre gris, le gensing, le musc, la vanille, le chervi, le phosphore.

Ordonnons : frictions sèches et aromatiques sur le haut et la partie interne des cuisses, pubis et lombes ; bains locaux légèrement sinapisés ; douches froides sur la partie ; flagellation, électricité.

Il n'existe réellement que deux aphrodisiaques mais si constamment dangereux, si funestes qu'il y a démence à en user :

Aphrodisiaques (médicaments).

rejetons donc, comme violents poisons, le *phosphore* et les *cantharides*. Les personnes, en général qui ont été assez imprudentes pour s'en servir, sont mortes à la suite de douleurs atroces ou sont demeurées profondément atteintes, rappelons nous la triste fin du poète Lucrèce, etc., etc.

Philtre, du grec aimer, se disait de toute préparation, breuvage jouissant de l'incomparable vertu d'allumer, de stimuler les organes génitaux, enfin de forcer ainsi, une personne à en aimer une autre. Il n'y a guère de philtres aujourd'hui, que pour se faire aimer et suivre des chiens, malgré que nos bons et crédules paysans des villages et campagnes, et allant même vivre dans de grandes villes, se trouvent fort exploités à cet endroit, par une foule de charlatans des deux sexes. Dans cette croyance, il y a de la superstition. A chaque instant, nous voyons la triple composition suivante du monde :

Gens honnêtes, fripons et dupes, perpétuelle trinité, aussi antique que notre race, faisons en sorte d'augmenter le nombre des premiers et de diminuer celui des deuxième et troisième, car il est impossible de songer sérieusement à la faire disparaître.

Les philtres en général sont composés totalement d'aphrodisiaques, de substances acres et quelquefois vénéneuses, ou d'un amalgame infect et dégoûtant de matières hétérogènes, dans lequel certaines imaginations en délire croient puiser jeunesse et amour. On sait que Circé, Medée, Armide étaient fameuses dans la science des philtres, transmise aux Siciliens durant le moyen âge et à la honte de notre siècle, car nous dirons hautement, qu'il n'est pas exempt de cette déplorable superstition. *Voici un philtre, pour ex* :

Eau corrompue par tortue ou hérisson.

Excréments et cornes rapées d'animaux lascifs.

Fiel de reptiles.

Laitance du crapaud.

Urines de bouc.

Fientes de pigeons.

Suc de Mandragore, d'Euphorbe, d'assa-fœtida, etc...

Poudres de têtes de vipère et de queues de scorpion.

Lampyres, cantharides et enfin tout ce qu'il y a de plus dégoûtant, acre et dévorant ; après cela, nous pouvons bien nous figurer les effets d'un pareil, si sale et corrosif amalgame !

Aussi, combien de victimes, au lieu d'y puiser, amour et jeunesse, y ont trouvé, une longue et effrayante agonie, un lit glacé et la tombe ! Tels sont ces stupides suicides ! Rappelons-nous, entr'autres faits, les fins des voluptueux Lucullus, de l'amoureux poète Lucrèce ; rappelons-nous de la folie de Caligula et d'une foule d'insensés modernes qui se sont ainsi empoisonnés !

On croit que le désir immodéré des jouissances vénériennes est tantôt dans les parties génitales et tantôt dans le cervelet ; *Totus unus*, (pathologique).

Quoiqu'il en soit et bien que notre conviction, à cet endroit, soit très-débile, la maladie, a nom, en bon français, *lubricité*, *salacité*. On dit que c'est une *névropathie génitale*. On nomme encore *fureurs utérines*, nymphomanie ; satyriasis, érotomanie, etc., certaines inflammations des parties génitales, portant à la lubricité, et à l'épuisement, sont cause de ces hideuses maladies , qui adviennent ordinairement à la jeunesse et qui sont d'autant plus violentes chez les vieux, que ceux-ci manquent de vitalité pour satisfaire leur passion.

La passion vénérienne paraît alors plus ardente et d'une durée plus longue chez les femmes que chez nous ; c'est sans doute parce qu'elles ont un système génital plus étendue et exerçant une action sur tout leur organisme. Elle y est bien plus hideuse, parce que la femme est naturellement timide et pudique, mais une fois qu'elle a franchi les limites, rien ne peut plus l'arrêter, elle se précipite tête baissée, dans les plus honteux et même les plus sanglants débordements. L'histoire ne semble avoir conservé les noms d'une foule de nymphomanes que pour les vouer à l'exécration de leur sexe : qui ne sait, les fameuses et belles Cléopâtre, Messaline, Catherine de Médicis, Marguerite de Bourgogne, Lucrèce Borgia, etc , dont les épouvantables amours, feraient rougir la plus infame courtisanne de nos jours!... Nous avons une idée de la dégradation physique et morale où précipite la débauche, quand nous lisons les fêtes de la Vénus impudique, les bacchanales, lupercales, dyonisiaques, priapées où se passaient des scènes ignobles et révoltantes ; la prostitution se montrait si effrénée à Babylonne, à Rome surtout! Aux temps des Empereurs; qu'il s'y consommait des impudicités monstrueuses, exécrables, des saletés inouies. Sous ce rapport, faisons l'éloge de notre société moderne et disons qu'en cela, elle a immensément gagné, qu'elle est bien au dessus de l'ancienne ; disons que les siècles, comme nous-même, ont des alternatives de bien et de mal, que les grandes nations ont leur temps de *santé* et de *maladie*, de grandeur et de décadence.

Nymphomanie ou *passion utérine*. Bien des filles et des femmes sont atteintes de cette maladie dégoûtante, que nous appelons affection génito-cérébrale.

C'est un désir ardent, intermittent, rémittent, invincible des plaisirs de l'amour

Causes prédisposantes : célibat forcé, violents désirs sexuels, imagination lubrique : on la pourrait appeler : *maladie des couvents*. Cette affection a paru si effrayante et si funeste dans ses résultats, qu'elle fut considérée comme un châtiment du bon Dieu ; on emprisonnait ou on étouffait les nymphomanes. Aujourd'hui, plus éclairés, et conséquemment moins crédules , moins superstitieux et ayant moins de foi, (nous avons signalé les causes, et le siége incertain de cette affection), il faut y remédier, avant surtout quelle ait dégénéré en fougueux délire.

Remarquons bien, que du moment que les organes de la réproduction sont appelés à fonctionner, le désir vénérien envahit tout l'organisme. le gouverne, le dérange, puis, le bouleverse et lorsque l'exaltation génitale a atteint son apogée, la hideuse *fureur utérine* se déclare ! Plaignons, soignons, soulageons, et faisons tout notre possible pour secourir les malheureuses qui en sont atteintes ! Propreté exquise, bains généraux, occupations « C'est

Nymphomanie.

Vénus tout entière, à sa proie attachée » morale, régime, tout le *reste* contrarie la cure attendue.....

Satyriasis, hommes, nymphomanie.

Satyriasis, exprime la dégoûtante lubricité dont certains hommes sont atteints..... *Vieux satyres !* nous dirons avec tous les médecins, que cette affection est au sexe masculin, ce qu'est, au féminin, la nymphomanie et nous aurions recours pour l'atténuer ou la faire disparaître aux mêmes moyens thérapeutiques et hygiéniques surtout.

Hystérie ; affection génito-cérébrale.

L'*Hystérie* revient par accès très-irréguliers, c'est, dit-on, une névropathie utérine. Quoiqu'il en soit, voici ses symptômes principaux.

Boule qui semble partir de la matrice, remonte sur le ventre, la poitrine et détermine, au cou, un affreux sentiment de strangulation... Perte de connaissance et puissantes convulsions musculaires intermittentes. Suivant quelques-uns, parmi lesquels je me compte, cette maladie aurait son siége à la fois au cerveau et à l'utérus. Elle se peut compliquer des autres affections cérébrales et semble souvent être la suite d'inclination contrariée, de passion honteuse, de continence forcée.

Hallucination.

Hallucination, apparitions, visions, somnambulisme. Tous ces symptômes, sont ceux d'une congestion cérébrale ou de ses suites, ici, nous n'aurions que des histoires à retracer, passons ! De nos physiologistes regardent le somnambulisme comme une névrose cérébrale et précurseur de l'aliénation mentale, le sommeil *magnétique,* ou *provoqué ;* ne saurait ici, nous occuper. L'explication de cet étrange phénomène, n'a point échappé à l'esprit de nos grands physiologistes. Quant à *l'influence de l'imagination des femmes grosses sur le fœtus* qu'elles portent, nous ne saurions trop la nier ; en effet, les passions de la mère, dans certains cas, peuvent modifier la forme et la vie de l'embryon ; ne voyons-nous pas, tous les jours, la pensée accroître spontanément les sécrétions, le mouvement de la circulation ? Ne nous suffit-il pas, bien souvent de penser à un mêts de notre goût, à une friandise, pour que la sécrétion salivaire s'accroisse au point de nous faire venir, comme on dit souvent, *l'eau à la bouche?* Une femme grosse, effrayée à l'aspect du moignon d'un mendiant par ex : peut accoucher d'un enfant estropié ; passons sous silence les nombreuses citations à ce sujet, défions-nous des savants crédules ; quant aux excroissances en forme de fraise, de cérise, de prune, de figue, d'abricot, de groseille, vin, café, chocolat, etc. Ces rugosités de la peau qu'on nomme *envies*, ne ressemblent à ce que nous venons de dire, que dans l'esprit des gens atteints de crédulité, ce ne sont que les cicatrices (1) d'une maladie de la peau de l'embryon, maladie qui se trouve souvent aussi chez les parents.

Les envies siégent dans la couche profonde du derme et sont ineffaçables. Pour les enlever, il faut détruire le tissu sous-cutané et alors la cicatrice qui résulte de l'opération est plus désagréable que la tache elle-même ; vivons donc avec nos ennemis, c'est notre avis, et laissons cette stupide opération au charlatanisme, aux gens simples et ignorants.

Le Rajeunissement des vieillards, fût, est et sera, une *utopie*.

L'hygiène conseille aux vieillards, non pour se rajeunir, mais pour conserver et acquérir, force et santé ; la fréquentation de la jeunesse, afin de rompre leur vie froide, sérieuse, et monotone ; la cohabitation avec de jeunes filles d'un sang riche et d'une belle santé ; mais ce que gagne le vieux en *robur* est perdu par la jeune personne, ce qui me semble aussi mauvais que d'acheter, de faire extraire des dents jeunes et immaculées à un jeune misérable, pour remplacer les chicots noirs, d'une personne riche, belle et coquette. Quel égoïsme ! Mieux vaudrait, je crois, pour atteindre le même but, aller vivre dans une boucherie ou une charcuterie

Rajeunissement.

Vieillards.

(1) Il est passé en proverbe, dans certains degrés de la société surtout, qu'on doit accorder aux femmes enceintes la satisfaction de leurs envies ; à ce sujet, permettez-moi de vous dire mon avis : si la chose désirée n'est nuisible ni à la santé de la mère, ni au développement normal de son fruit, si l'achat de la substance enviée n'est préjudiciable à *oncques*, je ne vois nul inconvénient à obtempérer aux désirs manifestés de la mère ; mais, dans le cas contraire, le mari est niais et coupable en satisfaisant une pure fantaisie.

bien garnies ; pour atteindre un tout analogue, il faut user d'une bonne nourriture.

Combustion humaine spontanée. Les combustions spontanées humaines, ont souvent défrayé nos conversations ; mais pour ma part, je n'ai jamais cru a la spontanéité. Il faudrait, je pense, les nommer combustions *alcoholiques*. En effet, ce genre de mort est spécial aux ivrognes dont les tissus sont saturés d'alcohol ; tout notre organisme matériel et particulièrement la graisse, est saturée de ce gaz, la sueur, les gaz et toutes les émanations de notre corps sont alors, imprégnées d'une odeur alcoholique, ce corps s'allume facilement, une étincelle, la flamme d'un foyer, une flamme quelconque, allument subitement l'incendie humaine, en touchant notre peau. L'inspiration d'une flamme, peut déterminer le même phénomène, de dedans en dehors ; voici ce qui a lieu : du point qui a pris feu, la flamme se communique et s'étend vitement de proche en proche, et la vitesse est d'autant plus grande, que la peau est plus moite, car cette moiteur est alcoholisée, et partant, très inflammable ; l'incendie ressemble un peu à celui d'un vaste punch et d'un volcan, par sa couleur et sa légèreté, cet incendie est bleuâtre et l'individu se trouve promptement asphyxié. Il est des physiologistes, qui pensent, et nous ne saurions partager leur avis, que *jamais* cette combustion n'a lieu de l'intérieur à l'extérieur. Ce phénomène est très-rare sans doute, mais possible, je crois.

Point d'effet sans cause ; non, cette combustion humaine ne saurait se manifester de soi-même ; je pense donc que spontanéité est là une erreur.

Si, parmi nous, quelqu'un se trouvait dominé par la passion des liqueurs fortes, je l'engage fort à réfléchir et à se corriger d'un vice aussi abrutissant que celui de l'ivrognerie, heureusement rare parmi nous et de nos jours.

Si le cerveau est une cause de notre supériorité sur les bêtes, admettons que le langage y entre aussi pour sa bonne part. L'enfant qui, né au sein de la société, se trouverait transporté vers l'âge de 2 ou 3 ans, dans des solitudes, loin du monde, perdrait peu à peu la faculté dont il jouissait déjà, il se rapprochera de la brute et finira par se confondre *moralement* avec elle ; mères de famille, souvenez-vous de cela, élevez bien vos enfants et n'oubliez pas un instant que votre raison faite, doit dominer celle de vos enfants qui *ne l'est pas* encore, qui ne saurait l'être. Tous, ont une naturelle propension à faire de vous adorables des esclaves ; empêchez ces tyranneaux, soyez toujours excellentes, mais absolues envers ces innocents, que personne ne leur apprenne l'art de la coquetterie en excitant leur bonne volonté par promesses et dons de luxe.

Souvenons-nous tous de cet immortel aphorisme d'Hippocrate : auprès de ses malades, « que le médecin soit le chef suprême ; il faut qu'il fasse lui-même ce qui convient et qu'il soit bien secondé par les assistants et les malades, autant qu'ils le peuvent. »

§ 2e

Pour bien nous comprendre, dans le cours de nos entretiens ultérieurs, voici quelques définitions qui peuvent nous être peu familières.

Fièvre, est un des symptômes qui précèdent ou accompagnent une maladie ou une affection ; elle a pour caractères : l'accélération du pouls, l'augmentation de la chaleur générale, l'aridité et la sécheresse de la peau, soif ; malaise et maladie ; pour nous, *maladie* et *affection* sont deux états morbides dissemblables ; cette dernière est la cause généralement X qui détermine les principaux symptômes ou cris douloureux de l'organe ou de la partie malade ; c'est ce que nous appelons *maladie.*

L'affection est *totius substantiæ* et la maladie est locale ; mais je pense que cette malheureuse localisation du mal n'est pas plus dans la nature malade, que les deux vies inventées par le savant Bichat ; il nous est permis de croire que, s'il avait eu 45 ans, au lieu de 28 ou 29 ; il n'aurait jamais scindé la vie et qu'il se serait mieux rappelé le *totus unus,* dans l'animal vivant soit en santé soit en maladie. Je pense que toute fièvre est le symptôme d'une affection quelconque, d'une affection x, 99 fois sur 100 : à cette interrogation ; qu'est ce qu'une maladie si l'on n'en connaît le siége ? Nous répondrons aussi « qu'est le siége d'une maladie, si l'on ne connaît la cause de ce *siége?* La syphylis est l'affection, et le chancre, par ex : est la maladie. Où est le siége de la syphilis ? Le cancer est une cruelle affection, la tumeur et l'ulcère cancéreux en sont la maladie, où est le siège de l'affection ? La vaccine, la variole, la rage, les typhus, etc., sont la même chose, eu égard au siége. Cependant la médecine traite la maladie et son siége. La médecine opératoire ou chirurgie, plus âgée que la médecine interne, aussi difficile qu'elle au moins, ne réussit-elle presque toujours, que parce qu'elle n'entreprend l'opération, devenue nécessaire, qu'alors que l'affection soignée et guérie par le changement de la constitution du malade et que sa manifestation (la maladie) n'est plus, pour ainsi dire, qu'un corps étranger enclavé dans nos tissus vivants, corps étranger enveloppé d'une membrane spéciale, qui fait qu'il y peut demeurer quelquefois un temps illimité sans que sa présence soit un danger pour la vie ; autrement, il faut l'enlever et courir les chances d'une opération.

Médecine opératoire ou chirurgie.

L'établissement d'une *diagnose* vraie, est aussi difficile qu'importante, cependant l'appréciation du mal est de toute rigueur, et dans cette appréciation gîte la cause de nos succès ou de nos insuccès opératoires. Les connaissances anatomiques, physiologiques et médicales, la dextérité, la hardiesse, la prestesse, etc., ne signifient rien ou pas grand'chose, quand le moment d'opérer n'est pas opportun, presque toujours cette opportunité est d'élection, sauf les lésions graves, effets d'une violence externe, subite et inattendue, qui demandent une action immédiate, car si on donne aux inévitables symptômes généraux, le temps de se manifester, il faut les combattre et attendre ; il faut courir les chances de cette contrindication, ce qui nous semble, alors qu'on peut faire autrement ; irrationnel, imprudent, indigne même d'un bon médecin.

A chaque instant dans nos villes, ne voyons-nous pas des médecins opérants qui n'ont jamais pu rien oublier et qui ne doutent . de rien ; hardis comme des garçons bouchers, ils entreprennent *illico*, toute opération de médecine externe. Ils réussissent malgré que bien plus ignares que leurs confrères en général, ces derniers opérant mieux et plus sûrement qu'eux, ayant bien traité, bien disposé les malades, mais n'ayant jamais voulu les opérer avant le moment opportun, terme de leur rude tâche ; ces médecins très-honorables, se voient alors abandonnés par leurs clients ! Voici ce qui advient : le malade ne prévoyant aucun terme à ses maux, ennuyé de souffrir, change son médecin fort habile quelquefois pour recourir à un pauvre diable, même à un rebouteur ayant une réputation. Il opère, suivant le vœu du malade, et réussit, pourquoi ? c'est qu'il arrive juste à temps, que son prédécesseur auquel il doit, sans s'en douter, peut-être, ses succès opératoires, a bien préparé le malade. La réputation de l'opérateur *inscient* s'enrichit encore! il vit largement, tandis que le savant et honnête médecin retiré, humilié, sans clients, vit ignoré et misérable.

Si le rebouteur est assez malheureux pour compter un insuccès, il a bonne langue, il n'est pas charlatan à demi, et toujours cet insuccès est dû à l'imprudence de l'innocent patient. Le vulgaire *gobe* les *balivernes* de cet heureux opérateur, balivernes qui lui sont d'autant plus précieuses qu'elles sont plus incompréhensibles.

Tel est cependant le jugement d'une partie du vulgaire crédule, à l'endroit des médecins !

Avant feu Broussais, toutes nos affections morbides, étaient des fièvres avec désinences *spéciales*, ce qui, suivant nous; ne valait pas mieux que leur désinence actuelle. En effet, joignons *ite* au nom grec de l'organe (entérite, gastrite, hépatite), etc., et nous serons de savants médecins. Avouons que cette nomenclature est plus commode que vraie ; cependant, nous ne voyons pas de grands inconvénients à en user dans le cours de nos entretiens, seulement en cela, ne soyons pas trop exigents, rappelons-nous que les localisations morbides, ne sont pas du domaine de notre intelligence.

Les fièvres essentielles furent rudement attaquées par notre célèbre réformateur, mais il ne vainquit pas sans combattre ; puisque, entr'autres, des agrégés et professeurs de l'école de Montpellier se rendirent à Paris, et défenseurs de la médecine antique, ils osèrent élever un journal pour. Certes, il leur fallait du courage ; celui de la conviction, les a soutenus ! Au sujet de la médecine nouvelle, voulant remplacer l'antique, celle de 2,300 ans d'âge et plus ; j'ai entendu réciter la fable du Palmier et de la Courge plantée au pied ; le palmier comprimé par la courge , inquiet, balbutia ces mots à cette courge : quel est votre âge, dit-il, en tremblant ; cette arrogante *dame*, répondit, *trois mois*, ce qu'entendant le vieux palmier et oubliant sa douleur, il se mit à *rigoler* et à dire : quelle chance !!! Je *rigole*, car les êtres de votre espèce, ne peuvent vivre longtemps.

Fable du palmier et de la courge.

Inutile de dire que le palmier représentait la médecine hippocratique et que celle du réformateur était représentée par la Courge. Comme pour le système du célèbre Ecossais Brown (milieu du 18e siècle) ; leurs artilleurs avaient mal pointé leurs canons. Que reste-t-il maintenant de la citrouille ci-dessus ? Quoique nous ne partagions pas toutes les opinions de nos grands maîtres, nous n'en honorons pas moins leurs mémoires — mais *errare humanum est*, tant pour les grands que pour les petits !

Siége du mal.

Le siége du mal *généralement* bien reconnu, est, par nous considéré comme le symptôme le plus saillant, le principal « maladie, faute de mieux. » En combattant l'effet connu, la médecine combat aussi la cause de nature inconnue et souvent présumée.

Il nous semble incontestable, que toute maladie reconnaît pour point de départ une lésion quelconque, mais quelle est sa nature ? par ou commence t-elle ? Traumatique ou dépendante par ex : d'une cause externe et violente, la maladie marche de dehors en dedans. Non traumatique, elle marche en sens contraire et dans l'un et l'autre cas, l'état morbide est bientôt devenu général ou *totius substantiæ,* aussi le père de la médecine disait-il : *Consensus unus, conspiratio una; consentement général* : dogme des plus importants de l'école de Cos (1); on le dirait fait exprès pour montrer son juste éloignement pour le morcellement anatomique si bien défendu par les sectateurs du Solidisme, (doctrine des médecins qui, rapportant les maladies, seulement aux lésions de l'agrégat humain), sont dits matérialistes.

Rien n'est donc tranché dans les natures normale et anormale ; rien n'est bizarre dans leurs symptômes, comme toutes nos affections nerveuses, « névralgies et névroses. » La médecine les désigne, sans en connaître la nature ; elle sait la plupart de leurs symptômes, mais le malade seul les ressent et les suit ; le médecin les traite, souvent même avec succès.

La fièvre étant un état morbide, est un effet qui ne peut exister sans cause. En médecine, des causes identiques ne produisent pas d'effets identiques ; cela se conçoit et s'explique bien facilement, en étant des maladies, comme des arbres, qu'on me permette la comparaison suivante :

Racine, = cause, subterrannée; on ne la peut voir. \
Tronc, = maladie. \
Branches, = symptômes locaux. \
Rameaux, = symptômes des symptômes. \
Feuilles, = symptômes généraux.

} Affections Maladies.

Au sujet typhus, voici ma façon de voir :

A. -- Fièvre jaune, typhus amaril, vomito-negro, typhus d'Amérique, etc., etc., = notre typhus, radical; + quelques symptômes caractéristiques ou pathognomoniques ou pathognostiques.

Typhus.

B. — Choléra morbus. = Typhus, radical + ; quelques symptômes caractéristiques ou.....

Le *Choléra sporadique* et le *Choléra épidémique* ou *Asiatique,* présentent, dit-on , des différences bien tranchées; ayant observé

(1) Stancho, Grecs, Istanchioïo, Turks.

beaucoup de cholériques, et dans des épidémies diverses, en Europe, en Amérique et en Asie ; je confesse que je n'ai constaté de différences que dans quelques symptômes et dans l'intensité du mal qui m'a paru de même cause, laquelle aurait pour effet un empoisonnement X ; aussi le typhus d'Europe, sporadique ou épidémique, est-il, pour nous, le radical de tous les *typhus* : fièvre jaune, choléra, peste, etc.

C. — Peste ou typhus d'Orient, etc., etc. = Typhus, radical ; + quelques symptômes caractéristiques qui ne varient que suivant les régions, les lieux, les temps, etc., etc.

D. — Suette ou typhus spécial = typhus, radical ; + les symptômes propres à cette nuance d'affection typhique. Ces diverses nuances, ont-elles un siége ? non, ce sont des affections *totius substantiæ* dues à un empoisonnement gazeux de nature X... Peuvent-elles être épidémiques ? Oui, sont-elles contagieuses ? peuvent-elles se transporter ? *Oui* et *non*, mais expliquons-nous au sujet de ces affirmation et négation. Oui, elles peuvent être transportées, à dessein ou par hasard ; (il est impossible de confondre les mots contagion et infection.)

Transport individuel — L'affection a toujours ici lieu par absorption gazeuse ; il y a incubation, temps indéterminé, pendant lequel, à *l'insu du malade* qui alors peut aller où il pourra, n'importe le lieu ; il y fera sa maladie à temps voulu, et rien ne l'en peut empêcher : Mais alors transmettra-t-il sa maladie? et s'il la transmet sera-ce par contact ou par incubation? Non. Devenu petit foyer d'infection, les émanations du malade et de ses excréments souillent notre air ambiant qui, inspiré, absorbé, pourrait transmettre le mal ; transmission exceptionnelle et rare, le miasme étant très-étendu d'air sain.

De l'air ambiant d'un typhique épidémié et faisant sa maladie, recueilli et renfermé dans un vase bouché hermétiquement et bien placé, peut être conservé un temps indéfini et transporté, n'importe où. Il est évident que là, tout individu qui le respirera, qui s'en alimentera, tombera malade empoisonné de la maladie épidémique du lieu de départ, mais le malade faisant sa maladie au sein d'un air salubre absorbé, elle sera moins intense ; ce miasme dilué dans un atmosphère large et pure, ne pourrait se transmettre, suivant nous, que comme la première, c'est-à-dire par infection et non par contagion.

Si l'air du point de départ épidémié est renfermé dans un réduit oublié, « soute par ex : à bord d'un navire » celui qui y entrera le premier, qui respirera et s'alimentera au sein de cet air méphitique, « peut être asphyxié et empoisonné » comme s'il avait respiré au point de départ ; n'est-ce pas le même air ? seulement ici, cet air empoisonné, confiné, a acquis plus de malfaisance. Les émanations qui s'élèvent des cancrelats, des fourmis, etc., morts ou vivants, et qui naissent de la combinaison chimique, due à la chaleur, etc., l'homme qui entrera le premier, sera, doit-être saisi et très-gravement ; bien plus qu'il ne l'aurait été au point de départ épidémié ; ça n'est point par contagion que ce mal peut-être transmis alors, mais bien par infection locale.

Beaucoup de villes françaises et étrangères » Lyon entr'autres, et dans ces derniers temps encore ! » ont reçu bien des malades du choléra épidémique ; elles ont eu bien des convalescents et des morts, cependant ce choléra ne s'y est jamais propagé ; ce qui tend à prouver à tous, que le mal n'est nullement contagieux : l'hygiène seule peut nous préserver de l'intensité de la maladie épidémique ; ou au moins diminuer sa gravité : soyez sûrs que sa transmission prétendue ne se fera pas par contagion, mais pue ce sera bien par infection qu'elle ira de l'un à l'autre et malgré que le résultat soit le même, la cause est très-différente. Soignons donc bien et sans crainte nos amis ; nous éviterons l'infection ambiante, en quittant souvent l'appartement du malade, pour aller respirer de l'air moins impur et toujours plus frais que celui qui est confiné et au sein duquel le malade est lui-même un foyer d'infection, seulement un peu plus grave que celui produit par nous, car nous aussi nous sommes chacun un *miscrocopique* foyer d'infection, quoiqu'en bonne santé !

Evitons tout rassemblement dans la chambre d'un malade :
une conduite opposée, est contraire à sa cure désirée et attendue.
Le nécessaire donc, et rien de plus !

Usons du même dictionnaire pour bien nous comprendre dans
la suite, voyons ce que l'on entend par contagion et infection.

Infection et contagion. Infection, de *inficere*, gâter. Elle diffère de la contagion : 1° En
ce que celle-ci, une fois produite, n'a plus besoin, pour se propa-
ger, de l'intervention des causes dont elle est l'effet ; 2° en ce
qu'elle se reproduit par inoculation, par contact, transport et indépendamment des circonstances atmosphériques. D'après cela,
serions-nous dans l'erreur, en étant anti-contagioniste pour les
typhus ?

« J'ai placé dix malades, portés sur des cadres, et atteints de
« fièvre jaune épidémique, dans une salle habitée, à terre; les
« uns se sont rétablis, d'autres en petit nombre proportionnel,
« sont morts (hôpital de St-Pierre-et-Miquelon, 1856). Aucun cas
« ne s'est manifesté ni parmi les autres malades, ni parmi le
« nombreux personnel : officiers de santé, sœurs, infirmiers, que
« j'avais l'honneur de diriger, toutes choses égales d'ailleurs,
« je jouerais le même jeu maintenant. » L'infection est due à
l'action de substances en putréfaction réunies dans un étroit espace,
d'animaux sains ou malades, (putréfaction, encombrement.) Les
gaz méphitiques qui s'en dégagent et dont la quantité propor-
tionnelle fournie par les foyers, gros ou petits, espacés ou rappro-
chés, est en raison de la chaleur naturelle et très-rarement de l'artificielle ; ils se mêlent à l'air ambiant, toujours limité ou se com-
binent chimiquement avec lui, l'altèrent et l'empoisonnent. Nous
respirons cette *affreuse macédoine aérienne*, l'absorption a lieu ;
il y a en nous incubation et maladie par empoisonnement
gazeux; peau externe et interne absorbent, mais ici, c'est principalement, par la muqueuse pulmonaire ou bronchique que le
mal advient. La mort est trop souvent la suite de la maladie qui,
suivant nous, n'est que l'effet de la nature médicatrice vaincue ;
le décès peut avoir lieu, c'est malheureusement vrai, dans les

cas d'infection et de contagion ; mais partant d'une façon différente, nous en avons assez causé ; passons donc et disons qu'il ne
saurait être question ici, des infections purulentes ni putrides,
mais seulement des atmosphériques, cause des *intoxications* et
fièvres intermittentes palustres, dont chaque accès constitue d'après
nous, une affection entière (1) ; certaines *hépatites, dyssenteries, hydropisies, anémies,* etc. L'affection et la mort ne sont donc pas, dans
ces cas, l'effet d'un contact matériel, médiat ou immédiat : ni celui
de l'inoculation du malade aux bien portants, mais elle a lieu parce que le malade nouveau a respiré le même air atmosphérique,
que l'ancien. La souillure de l'atmosphère ambiante grossit sans
cesse et devient plus *morbigène,* plus léthifère. Ne confondons
donc pas ces deux mots : contagion et infection.

Résumons-nous :

Les épidémies et les épizooties, ayant même cause ou, des
causes analogues; nous pensons qu'elles gîtent dans notre atmosphère ambiante ; elles sont *X,* aussi bien que leur nature. Manifestation, localité, durée, étendue, intensité, variables. Les épidémies agissent sur telle ou telle race d'hommes ; comme les épizooties, sur telle ou telle race de bêtes. Choléra-morbus épidémique; *Calcutta* 1829. Durant cette épidémie, les Bengalis furent
par trop sévèrement maltraités et nous au milieu d'eux et de plus
sur le Gange, couchant sur la dunette à cause de l'excessive température, nous ne fûmes que très-légèrement et fort exceptionnellement touchés.

J'ai donc combattu bien des épidémies, et vu pas mal d'épizooties . 1o E. Chevelines ; 2e E. Bovines ; 3o E. Canines ; 4o E. Ovi-
nes ; 5e E. Porcines: 6e E. Félines ; 7e E Gallines ; 8o E. *Passeri-
nes* (moineaux).

Comme notre atmosphère, la terre *intus,* et les eaux, peuvent
être épidémiés. N'avons-nous pas remarqué des végétaux, des

(1) Nous en avons parlé ailleurs (1848) *frisson, chaleur, sueur* intermittence, etc., etc., nous croyons en fait de symptômes, avoir tout expliqué.

oiseaux et des poissons souffrir, languir et périr épidémiés ? Toute épidémie et épizootie nous a paru toxique, mais à divers degrés, et plus que l'épidémie habituelle. Il y a absorption du poison producteur combiné ou mêlé à notre atmosphère ambiante ; l'absorption a lieu par le poumon principalement ou le poison est éliminé au fur et à mesure de son entrée, partiellement ou point du tout. Dans le premier cas il y a acclimatement ; dans le deuxième, maladie ; dans le troisième, mort. Le mal par le poison absorbé, se montre n'importe où, et quand, après un temps indéterminé en durée. (Incubation.) La maladie devenue *nécessaire*, rien ne saurait l'empêcher d'avoir lieu. On la pourra soigner avec succès, mais elle est générale en dehors de la zône épidémiée. Le malade, doit fuir l'endroit infecté et certains points, bien connus de cet endroit ; il fuira, en temps d'épidémie, les hôpitaux habités, comme étant un foyer d'infection morbide où l'on se rétablit rarement, où l'on demeure longtemps, où l'on peut contracter des infirmités et cela malgré les soins les plus assidus et les mieux entendus. La propreté la plus grande, le plus sublime bien-être. Préférons les champs pour nous traiter, préférons les, dussions-nous n'y trouver qu'un abri sous une tente, de la paille ou de l'herbe desséchée pour nous rouler et nous étendre : tout cela, sis auprès d'un ruisseau, d'une source de bonne eau potable ou d'un cours aqueux salubre quelconque où l'on soit à même de puiser, tisane fraîche pour se désaltérer et eau pour bains généraux, lavements, etc.

Fuyons aux champs dès le principe d'une épidémie typhique , (choléra etc.,) Allons aux champs, mais ne nous y entassons pas ; éloignons-nous du foyer d'infection, le plus possible. Quittons, au moins, la ville, bourg, village, hameau, maison infectés ; car 1°, on court alors beaucoup moins de mauvaises chances, la maladie, en l'admettant moins intense et moins grave, y est soignée plus facilement et avec plus de succès ; 2°, la population des lieux indiqués ci-dessus diminuant en nombre, diminue aussi les foyers ; nombre, puissance, violence, durée ; il y a moins de malades et plus de chances de succès...., etc. Que le malade et le convalescent ne demeurent donc pas dans les lieux épidémiés ; qu'il n'y reste que les personnes qui ne peuvent aller ailleurs. Conseillons l'émigration, elle est doublement avantageuse!

L'épidémie typhique n'est jamais contagieuse. Dans la contagion, la matière inoculée à une personne saine, n'importe où, lui transmet le mal, ce qui n'a pas lieu dans les typhus. (Choléra-morbus, peste, fièvre-jaune.)

Pour prouver la contagion d'une affection morbide, n'opérons jamais au sein d'une épidémie, car dans la localité infectée, il y a du poison pour tous; aussi bien pour les expérimentateurs que pour les autres. Toute la différence existant entre nous alors, consiste dans l'élimination du poison absorbé. En effet, la personne A, élimine à mesure ; elle est acclimatée, *dit-on*, et n'é-prouve rien, pas même de malaise pendant l'épidémie. B, absorbe et n'élimine qu'une partie du poison. B, est malaise, malade. C, n'élimine pas du tout le poison absorbé. Le malade peut dé-céder plus ou moins vite. Les autres expériences faites, telles : le coucher dans le lit encore tiède d'un malade de l'épidémie; avec lui, même *post mortem*. Le boire ou le manger des matières excrémentitielles ou évacuées, etc., sont des actions inutiles pour la science et dangereuses au point de vue social. Toute personne qui semble ainsi se dévouer, est ou non convaincue de la conta-gion. En est-elle convaincue? Elle opère un bel acte de dévoue-ment, mais au fait, elle n'a rien à craindre. Ne l'est-elle pas ? C'est ce qui a lieu généralement, car tout être vivant à l'instinct de la conservation (il ne saurait être ici question des suicides). Si elle ne croit pas, disons-nous à la contagion, elle ne risque rien dans tous les cas, car les matières avalées étant inertes, elle n'a donc eu à vaincre qu'un sentiment bien naturel de dégoût, ce qui ne tue pas. L'expérimentateur, toujours au sein de l'épidémie, respire et court conséquemment les mêmes chances que les per-sonnes dans sa position. Après l'opération et durant quelques jours, l'inoculée est inquiète, ses forces vitales sont déprimées, effet naturel de la crainte; partout, l'expérimentateur médecin est mieux disposé pour contracter le mal épidémique ou l'empoisonnement; dès lors, tout ce qu'il a fait pour prouver la contagion, est non seulement irrationnel mais encore inutile et dangereux.. N'est-il pas atteint après expérimentation? Pour le public, le mal n'est pas contagieux et le résultat est une fausse sécurité, car la contagion et l'infection, mènent souvent à la même fin. Est-il atteint après inoculation, par ex.? Oh alors! le peuple ignorant, croit à la contagion typhique, il vocifère, accuse et frappe même, les personnes qui ne sont pas de son avis; plus sous l'influence de son instinct conservateur que sous celle d'un sage raisonnement, il fuit, pour se sauver du péril qui le menace, abandonnant domicile infecté, parents, amis, voisins et connaissances qui peuvent mourir faute de soins! C'est un grand mal, voici un exemple entr'autres de ce que nous venons d'avancer : un de mes très-honorables collègue, camarade et confrère fut envoyé, sur sa demande à Alexandrie alors pestiférée; il y a de cela quelques dix années. L. de L*** s'inocula au beau milieu de l'épidémic, il fut très-malade; son remarquable rapport et lui, sont contagionistes. Etranger et Européen, le bruit de sa maladie (inoculation d'un docteur-médecin) se répandit, opéra bien du mal intellectuel et moral, parmi les ignorants, du peuple surtout! et son inoculation ne prouva rien. Celle du célèbre médecin des armées, du Baron Desgenettes, pratiquée devant toute une armée française découragée, atteignit au moins le but de haute politique en vue du quel cette inoculation fut faite. Redisons encore que l'infection typhique est grave et qu'elle n'est due qu'à l'absorption naturelle et insensible de notre air ambiant devenu toxique temporairement, localement et non complètement éliminé par nous. La contagion typhique ne saurait être admise, par nous, qu'autant qu'elle se reproduirait par inoculation. Jamais les mots *infection* et *contagion*, ne furent synonymes. Pour les typhus, nous sommes *infectionniste*.

Nous avons déjà dit que pour échapper au mal épidémique ou

le traiter avec toutes chances de succès, il fallait sortir, extraire le malade de la zône épidémiée ; fuyons alors les hôpitaux des villes car quelques beaux, sis, tenus, desservis qu'ils soient, habités, ils n'en sont pas moins foyer d'infection. Il en serait de même qu'aux champs et hors la zône épidémié si l'on allait se faire traiter ou demeurer à une certaine hauteur, sur une montagne par ex : l'expérience a maintes fois démontré ainsi que le sain raisonnement hygiénique, sans inconvénient sanitaire, aller au sein du lieu épidémié, y faire ses affaires dans le cœur du jour, mais qu'il fallait passer les nuits aux champs. Au point de vue des épizooties, j'ai dit et écrit ce dernier moyen. Tous les troupeaux peuvent être impunément, en temps d'épizootie, à paître dans les plaines, bas plateaux et rases-campagnes pour peu qu'ils soient ramenés et qu'ils passent les nuits à couvert sur les montagnes.

« Nous avons été souvent à même de constater, sur nous, l'in-
« tensité de malfaisance d'un endroit infecté seulement de mias-
« mes *végétaux* et d'un autre, infecté ; de miasmes ou émanations
« *végétales et animales* — *Richard-Toll et Daganna*, (Sénégal,
1832-1833.) Nous avons été plusieurs fois et nous sommes tou-
jours convaincu que les miasmes composés, sont plus toxiques que les simples, que les miasmes animaux tout égal d'ailleurs, nous sont plus malfaisants que ces végétaux et que leur nature est différente.

« Pour entrer dans un lieu clos, oublié et dont on n'a pu re- Scaphandre hygiénique
« nouveler l'air toxique contenu (soute de navire par ex.,) par   Lumière.
« mesure de prudence et de sûreté, pour y constater la présence
« de l'oxigène suffisante à notre alimentation respiratoire, j'ai
« conseillé de se faire toujours précéder d'une lumière ; pâlit-
« elle? Arrêtons-nous, n'entrons pas !... Ce moyen m'a semblé
« plus simple et meilleur que l'usage du *Scaphandre* conseillé
« dans ce cas, par l'un de mes très-honorables et savants collè-
« gues. »

Si en entrant, comme ça a eu lieu bien souvent, sans nulles précautions, l'homme respire cet air epidémié et renfermé au départ, il s'empoisonne, est malade ou meurt ; c'est désolant sans doute, mais qu'y a-t-il d'inexplicable dans ce phénomène naturel ? Empêchons le mal puisque nous en avons tous les moyens, soyons toujours prudents et circonspects ; à terre ou à bord ouvrons portes et fenêtres, renouvelons le mauvais air échauffé, par du bon et frais : alors, nous pouvons user du local, sans crainte ; il était infecté, maintenant il ne l'est plus.

Traversées et quarantaines.

Contrairement à la grande majorité nationale et étrangère, ne pensant pas que les ci-dessus typhus soient contagieux, nous le disons et agissons toujours en conséquence : d'après cet aveu, que dirons-nous des traversées nautiques servant à édifier les savantes commissions sanitaires qui nous imposent une quarantaine, où la libre pratique ? De deux navires partant en même temps d'un lieu épidémié et pour la même destination, l'un ne peut-il pas avoir été exempt de malades, tandis que l'autre en a eu et même de décès ? Cette mesure quarantenaire est vicieuse, inutile et mauvaise. Les quarantaines à terre et à bord sont est encore plus absurdes. Le mal existe-t-il ? On le concentre, on l'aggrave, les malades se remettent péniblement, mal et très-lentement ; les médecins guérissent peu, leurs moyens thérapeutiques, leur zèle, science et dévouement, sont quasi insignifiants alors qu'ils agissent au sein d'un air infecté ; l'ennui développe ou contribue à développer le mal.

Lazarets.

Les lazarets conviennent aux marchandises apportées par eau ou par terre, d'un endroit contaminé, mais ils nuisent aux hommes bien portants et aux malades ; nous ne pouvons admettre ces sortes de détentions préventives qui ne devraient servir qu'à abriter les marchandises, à *éventrer* les ballots et balles de coton, par ex : en usant des précautions admises par le plus simple bon sens.

Séquestration et cordons sanitaires.

Les séquestrations en temps d'épidémies, me semblent anti-hygiéniques. Les cordons sanitaires marins et terrestres absurdes ne peuvent remplir leur but, ils ne produisent que du mal sans nul bien. On devrait, ce nous semble, débarquer l'équipage et tout le contenu du navire, puis le mouiller solidement en endroit sûr, cependant exposé aux vents ; il faut ouvrir partout, nettoyer et laver le bois avec eau simple, *chlorurée* ou *chaulée*, sécher et blanchir : manquants de nourriture, les insectes et rats, n'y pourront vivre longtemps. Tel est le moyen le meilleur à employer dans tous les cas d'assainissement et celui qui peut toujours suffire, quoiqu'on en dise !...

Assainissement d'un navire.

Non seulement les intoxications intermittentes palustres, sont souvent les douloureux effets des miasmes absorbés, mais encore nous voyons surgir alors des dyssenteries, des coliques sèches, des anémies, etc. Chaque accès d'intoxication intermittente, nous offre bien ses trois phases régulières, obligées, sauf accidents imprévus et constitue, suivant nous, une maladie *entière* qui se reproduit nécessairement toutes les fois que notre économie est resaturée des miasmes ci-dessus indiqués ; la durée de l'intermittence et le type sont variés suivant les circonstances *extra* et *intra* individuelles. Les bains froids, réactions ; les opérations sanglantes ou non, sur les organes urinaires, etc., peuvent produire un accès isolé, mais je suis de ceux qui pensent qu'il ne saurait être de la même nature, de la même intensité, et il ne doit point être soumis au même traitement. Non-seulement rien ne peut artificiellement produire une fièvre, mais encore une maladie quelconque vraie. La médecine provoquerait de formidables accidents, en supprimant ou même en troublant une seule phase de l'intoxication intermittente ; il faut conjurer l'accès, l'anéantir, le diminuer mais n'en troubler la mauvaise marche, que dans les graves occurences.

Miasmes et intoxications palustres, etc.

Il n'y a qu'un seul et bon moyen de se débarrasser de la fièvre paludéenne ou de toute autre affection ou maladie résultant de l'absorption des miasmes toxiques, c'est de s'éloigner de la zône atmosphérique qu'ils souillent, mais ça ne nous est pas malheureusement toujours possible ; forcés d'être et de demeurer là, il faudra nous éloigner le plus de la source miasmatique, nous mettre au vent et nous garantir de celui ayant passé ou passant

Cure aussi certaine que possible.

souillé par dessus nous, au moyen de rideaux, de tentes, d'abris quelconques ; sortir le jour et rentrer chez soi à l'abri de tout miasme immédiatement après le coucher du soleil. Au sein des lieux épidémiés, les préparations de quinquina administrées, peuvent prévenir la venue de quelques accès, l'économie absorbe toujours et le mal se reproduit dès quelle est *resaturée*, puis viennent d'irrémédiables complications morbides si nous sommes forcés de demeurer sur les lieux infectés.

Sulfate de quinine et lieux salubres. Le bon air respiré guérit seul les intoxications intermittentes abandonnées à la nature *médicatrice*. Le sulfate de quinine administré là, à faible dose, accélère la cure demandée. « J'ai vu à « Madagascar, une foule de malades à toute extrémité, expédiés « de Tintingue à Ste Marie et *vice et versà*, se remettre promptement, bien qu'ils fussent là dans un lieu aussi malsain que « celui qu'ils quittaient (1829.) Mais l'atmosphère de Ste Marie « n'était pas identique à celle de Tintingue, ce qui me porte à « croire que, dans ce cas, mieux vaut pour se guérir, changer de « lieu, celui que l'on va habiter, fut-il même plus malsain que « celui que l'on quitte.

Plus d'hôpitaux dans les villes. « Quelque beaux, commodes, vastes et bien sis, et administrés « que soient nos hôpitaux habités, toujours ils constituent, suivant ma manière de voir, un lieu malsain pour y traiter nos « malades qu'on devrait soigner au sein d'un air salubre : ces « hôpitaux sis au sein de nos villes, sont dangereux au point de « vue hygiénique, pour les citoyens ; donc, plus d'hôpitaux dans « les villes ; des maisons nosocomiales situées dans des lieux d'é-« lection autour, devront les remplacer. Chaque médecin y aurait « sa salle de malades, tout comme aux hôpitaux, où tout secours « est réuni, moins le plus indispensable, l'air pur, frais et salu-« bre au sein duquel on ne peut bien soigner et diriger le traitement d'une maladie sérieuse. Organiser chose pareille, à Toulon « par ex : serait aussi facile que peu onéreux. Souvent j'en ai « causé avec M. le Colonel d'artillerie de terre, durant l'épidémie « cholérique (1865) et nous ne voyons là, aucune difficulté

« réelle, la ville y trouverait aussi son profit hygiénique, car cette
« opération serait pour elle un moyen sûr d'assainissement.
« (Miasmes.)

« N'allez donc jamais, messieurs, vous faire traiter d'une mala-
« die typhique épidémique (aux Antilles, par ex.) dans les hôpi-
« taux ; préférez à tous les secours qui s'y trouvent si bien réunis,
« une *natte* pour vous étendre et une tente sise auprès d'un frais
« ruisseau. Rappelons-nous les nombreux exemples d'officiers de
« marine allant mourir aux hôpitaux, et sauvés par accident, sur
« leur passage arrêtés par de simples particuliers qui leur propo-
« saient : soins et asile chez eux. Tout le monde sait la belle et
« grandiose hospitalité du caractère créole et colon ! Oui, il y
« a des officiers à la tête de notre belle et admirable marine, que
« nous devons aux soins de quelques mulâtresses et négresses de
« la Martinique et de la Guadeloupe. Sans doute l'air atmosphé-
« rique ambiant est malsain dans toute la ville épidémiée, mais dans
« les maisons de ces excellentes femmes où règne une esquise pro-
« preté, il est moins malsain qu'aux hôpitaux, toujours en temps
« d'épidémie gros foyer d'infection. Les grands foyers disséminés
« sont préférables à leur réunion ; les petits foyers sont préfé-
« rables aux grands, etc. »

Antilles françaises et officiers de marine sauvés de la mort.

L'acclimatement est l'habitude d'un nouveau climat. Suivant
moi, en voici tout le secret :

Acclimatement ou acclimatation.

« Ayant pour atmosphère ambiante, accidentelle, temporaire
« et locale, un air atmosphérique méphitisé quelconque et quelle
« qu'en puisse être la cause ou le *quid ignotum*, dont nous ne
« connaissons que les durs étreintes et les déplorables douleurs :
« effets d'après lesquels nous nous sommes permis l'humble ins-
« titution d'un traitement du choléra, traitement qui, sans être
« infaillible, m'a paru le meilleur de tous, le seul et le plus ration-
« nel. Forcés de nous alimenter de ce *pabulum vitæ* plus ou
« moins méphitique qui, absorbé en partie, nous indispose, nous
« rend souffrants, malades et qui nous mène trop souvent au tom-
« beau après peu de jours de souffrances, effets mortels d'un em-
« poisonnement aérien.

« Alors, il nous advient, forcés de vivre, languir ou mourir,
« au milieu d'un pays épidémié et autour des malades atteints de
« l'épidémie morbide et léthifère, ce qui suit :

« Monsieur A***, absorbe bien la même quantité à peu près, du
« même air atmosphérique que les malades et nous, mais le pré-
« parant insensiblement en lui, au fur et à mesure de son intro-
« duction et l'éliminant par ses nombreuses sécrétions excrémen-
« titielles, il ne peut même pas être indisposé, car il n'y a plus
« aucun vestige de poison en lui ; il va, vient, vaque à ses affaires,
« soigne les malades, tout comme dans ses plus beaux jours : on
« le dit *acclimaté*, on pense que la maladie n'a pas de prise sur
« lui, qu'il est réfractaire, doué d'une immunité, etc. Il a, en effet,
« la propriété excellente, mais exceptionnelle et toute vitale, de
« bien digérer le poison épidémique absorbé par lui. Monsieur B***,
« absorbe aussi le même air, de la même façon, aux mêmes
« sources, mais sa constitution spéciale, ne lui permettant de
« préparer et d'éliminer qu'une partie du *pabulum vitæ* respiré et
« absorbé, le reste demeurant en lui et souillant tous ses liquides
« et solides, il sera forcément et naturellement indisposé, souf-
« frant ou malade. M. C***, comme MM. A***, et B***, absorbe,
« respire, mais malheureusement, il n'élimine rien du tout!
« M. C***, sera évidemment alors, malade de l'épidémie et
« pourra en mourir même très-promptement.

« L'*Acclimatement*, suivant nous, ne serait donc que l'habitude
« de digérer les miasmes plus ou moins toxiques, absorbés par
« nos organes. D'après notre manière de voir, l'acclimatement
« aux typhus épidémiques divers est affaire de constitution indi-
« viduelle particulière à laquelle personne ne saurait commander.
« La raison seule peut nous indiquer des moyens préservatifs et
« calmants. L'intelligence de l'hygiène et de la thérapeutique
« nous fournit ceux de soigner les malades et d'adoucir leurs
« souffrances !

« Le transport des typhus peut avoir lieu de deux façons que
« nous avons indiquées et que nous redisons : 1° par l'air atmos-

« phérique toxique, souillé, recueilli au sein de l'épidémie, trans-
« porté d'une façon quelconque n'importe où, absorbé et respiré ;
« 2° Il peut être transporté par un *incubé*, bien portant en appa-
« rence, il va-et-vient pendant un nombre de jours indéterminé,
« variable suivant une foule de circonstances *intrà* et *extrà* indi-
« viduelles; puis il tombe malade ou meurt! La maladie peut-elle
« se communiquer par contact alors? Non, mais le malade peut,
« étant converti en un petit foyer d'infection, empoisonner son ou
« ses voisins. La zône infectée est peu étendue, peu maligne,
« sauf rares exceptions et disséminées, ce qui atténue considéra-
« blement la malignité du poison.

« Eh bien, n'est-il pas rationnel que cet air méphitique, toxi-
« que, absorbé, produise en nous les mêmes effets morbides que
« ceux de l'épidémie d'où il provient? N'est-ce pas là l'effet d'une
« insensible et naturelle inoculation aérienne (1) : cet effet ne me
« semble pas plus extraordinaire que celui produit par l'inocula-
« tion du virus variolique, vaccinal (vaccin), etc. N'en est-il pas
« de même d'une graine semée ou piquée en terre? Ne produit-
« elle pas des graines alors semblables? D'une greffe bien faite,
« justement et opportunément, sur un sujet analogue, d'une même
« famille, ne confond-t-elle pas en une seule plante, ces deux êtres
« séparés? Ce rapport m'ayant paru juste, je l'ai émis.

« L'infection aérienne est donc l'effet morbide, sur nous, des
« émanations malfaisantes, provenant des animaux et des végétaux
« vivants, morts, putréfiés ou pourris, au sein de l'humidité.
« Epidémique, l'affection aérienne ne peut agir que là où elle
« est, c'est-à-dire dans une sphère peu étendue et dont les limi-
« tes fixes, rigoureuses, ne peuvent être qu'approximatives.

« J'ai vu, entr'autres, observé et traité une jeune fille atteinte
« de fièvre typhoïde; sa sœur un peu plus àgée qu'elle, la soi-
« gnait et couchait dans le même lit (alcove.) La maison était
« en bois, les appartements petits et bien clos; l'ainée contracta

Typhus et incubation. Typhus et graine semée. Typhus et greffe.

Fièvres typhoïdes et Contagion ex :

_____
(1) Inoculation aérienne ici — absorption du fluide.

« l'affection, mais plus bénigne et la plus jeune mourût après
« 28 jours de maladie. Là, ça ne fut pas l'effet de la contagion
« mais bien celui de l'infection aérienne souillée d'autant plus
« vite que les appartements étaient peu spacieux, qu'il y a sou-
« vent du monde auprès des malades (c'est une très-mauvaise
« mode dans ce pays) et que le climat est très-froid.

« Vous voyez, Messieurs, que j'ai bien des raisons pour ne
« pas être contagioniste en fait de typhus et que je ne puis con-
« fondre les mots contagion et infection aérienne. Il en est au
« sujet de la CONTAGION de ma fièvée typhoïde, en petit ce qu'il en
« est en grand, au sujet de la contagion typhique.

Nutrition.

La nutrition. — la propriété la plus universelle et la plus
simple. C'est une fonction qui commence avec la vie et qui ne
finit qu'avec elle; c'est à tel point, qu'on en a fait un synonyme
de vie. Ne confondons pas nutrition avec absorption qui est une
propriété qu'utilise toujours le médecin dans son traitement thérapeutique en s'adressant et désirant modifier le sang. Je suis

Absorptions gazeuses
et empoisonnement.

convaincu des absorptions gazeuses, par l'homme et l'animal. Je
suis également convaincu que cette absorption est cause des effets
morbides que nous avons observés dans les typhus, les épizooties
diverses, etc.

Imbibition, endosmose
et exosmose.

N'allons pas confondre absorption non plus avec imbibition;
ni endosmose avec exhalaison; imbibition, endosmose et exosmose sont des faits physiques, purs et simples, très-bien expli-
qués.

Venin et poison.
Venin et virus.

Longtemps, venin fut le synonyme de poison. De nos jours, ce
mot (venin) désigne les liquides délétérés sécrétés par certains
animaux sains ou malades. Les venins diffèrent des virus en ce que
ceux-ci sont essentiellement produits par une sécrétion spéciale,
en ce qu'ils se reproduisent par suite de la maladie qu'ils occasionnent et qu'ils peuvent transmettre d'un individu malade à un
individu sain, n'importe où et quand !

Diathèse.

Le mot diathèse ne s'emploi guère maintenant que pour indiquer une condition X, qui fait que nos tissus ou certains d'entr'eux,

sont atteints simultanément ou successivement de telle ou telle altération, ex : diathèse purulente, syphilitique, cancéreuse, etc. Les maux diathésiques = ceux qui dépendent d'une diathèse an-técédente. Nous pouvons, en conséquence, nous demander si ce mot (diathèse) n'est pas synonyme de prédisposition? de suscep-tibilité morbide? Dans tous les cas, respectons et admettons cette diathèse des anciens.

Cachexie, en grec, mauvais. Ce mot n'eût jamais de sens bien précis; les médecins n'en usent guère de nos jours, que pour exprimer une lésion profonde de la nutrition : cette cachexie est une maladie caractérisée par un teint, nuance jaune paille, plombé ; bouffissure du visage, infiltration irrégulière, des extré-mités inférieures surtout; le sang alors est remarquable par sa grande quantité relative de sérosité ; d'où langueur de toutes nos propriétés ; c'est un état morbide que l'on observe particulière-ment après de longues et graves maladies, durant les conva-lescences. Le scorbut, la syphilis, les anémies paludéennes, saturnines...

Inflammation et phlegmasie sont bien la même chose, mais en général les médecins nomment phlegmasies, les lésions des mu-queuses ou la peau interne, et inflammation, les lésions de la peau (L. cutanées).

Suivant nous, toute maladie offre un caractère toxique, de nature x, dont les effets connus ne sont qu'en partie accessibles à nos moyens thérapeutiques. Elle varie en intensité, en inter-valles, dans ses causes, en durée... Elle ajoute de la gravité aux maladies existantes, elle les transforme en mal de l'épidémie *courante :* elle nous touche, peu ou beaucoup, etc.

L'épidémie est à l'infection, ce qu'est une miniature à une pein-ture plus ou moins grossière, épidémie. épizootie, empoisonne-ment aériens : ne diffèrent les uns des autres que par leurs caractères d'intensité, de malignité et de races animales aux-quelles elles s'attaquent, ce qui tend à prouver que la sensibilité animale n'est nullement la même.

Cachexie.

Inflammation et phlegmasie.

Epidémie et infection.

Contagion et infection. La contagion et l'infection mènent bien souvent au même but, mais c'est par des voies différentes ; l'absorption gazeuse diffère de l'absorption matérielle et la muqueuse des bronches, nous semble mieux disposée que toute autre pour l'absorption des gaz méphitiques, toujours mêlés à notre air ambiant et, quoique gaz absorbé et mêlé à la circulation, il n'est pas moins toxique et léthifère que les divers virus appliqués à dessein ou non sous l'épidémie.

Clients et médicastres. Clients et médicastres : il faut, dit-on, que le prêtre vive de l'autel. Je pense que ce proverbe serait encore plus applicable aux docteurs en médecine et aux officiers de santé ; mais telle est la justice d'ici-bas, et nous n'en connaissons pas d'autre ! que nous voyons souvent, malheureusement, une nombreuse et riche clientèle, attachée aux ignares, aux médecins les moins méritants, les plus médicastres et charlatans ; à tout prix, il faut au vulgaire des médicaments et, sans de fréquentes et composées ordonnances, le vrai médecin meurt de faim s'il n'a pour vivre que son état ; tandis que l'ignare a une clientèle *ronflante* et l'éclabousse. Malgré cela, soyons vrais et jamais charlatans ! S'il n'y avait pas de recéleurs, il n'y aurait pas de voleurs. Si la charité publique n'existait pas, si elle était rigoureusement prohibée, il n'y aurait pas de mendiants, ou il y en aurait bien moins. Si nous sommes ennuyés, harcelés sur notre chemin par de nombreux mendiants et souvent de la pire espèce, c'est notre faute. Faisons l'aumône mais n'encourageons pas l'immoralité ; portons nos aumônes à des bureaux de bienfaisance nommés *ad rem*, ne donnons jamais ailleurs.

Médicaments, poisons et aliments. Le mot médicament se dit de toute matière qui, n'ayant pas la faculté de nourrir, a celle de modifier plus ou moins ou d'une manière spéciale notre économie. Il se distingue du poison par son mode d'administration, et ce dernier, manié par un médecin habile et instruit, sensé et prudent, peut devenir, peut-être, un de nos remèdes les plus héroïques. Aliment est un mot qui désigne toutes les matières, qu'elle qu'en soit la nature, qui servent habituellement à notre nutrition.

Les spécialités médicales ne peuvent avoir leur raison d'être Spécialités en médecine
qu'alors qu'elles sont entreprises et pratiquées par un bon docteur
en médecine : nous avons dit *bon*, car le diplôme du docteur en
médécine ne peut prouver qu'une chose, c'est que le titulaire ayant
toutes les connaissances voulues, peut très facilement, en travaillant, devenir bon médecin ; mais, pour ma part, je préférerais
qu'il n'y en eût pas, car ces spécialités ont fait et font beaucoup
de mal et plus encore les *manuels*; je le sais par moi-même et
par beaucoup d'autres. Fuyons les manuels pour apprendre, consultons *ad hoc*, les traités ex-professo. Les médecins dentistes,
etc., etc., peuvent être des hommes fort adroits, mais je ne puis
les comparer au vrai médecin docteur, à celui qui sait, apprécie
et tient compte du vieux *consensus unus* : aussi, voudrai-je que le
dentiste ne fît l'extraction d'une dent, qu'alors qu'il y est autorisé
par un médecin ou que le patient ne le fût trouver, que muni de
la signature d'un médecin connu. Il en serait de même des répétitions dans les colléges de France ; elles font bien du mal aux Répétitions de colléges et lycées.
enfants et, en outre, sont très dispendieuses pour les parents. En
bonne règle, le système des *malheureuses* répétitions, sauf exceptions bien motivées, ne devrait pas exister. Je demande pardon
de ces petites digressions.

Quoique les consultations médicales aient été un peu stigma- Consultations médicales
tisées et soient même encore, tant soit peu ridiculisées, n'en soyons
point les ennemis quand même! Sachons différencier l'exagération
du vrai, sachons tenir compte des circonstances si variées d'un
malade et de son entourage. A propos de sociétés médicales,le
père de la médecine nous dit : *deux tisons*, font meilleur feu
qu'un seul, etc.; au sujet de *consultations*, les malades, parents
et amis penseront comme nous.

Croyons bien aux hérédités générales, physiologiques, patholo- Hérédités.
giques et même intellectuelles.

Depuis le divin Hippocrate jusqu'à nous, nous pourrions, avec Quelques noms de médecins.
un sentiment d'orgueil, écrire des noms de médecins remarquables ; chaque siècle écoulé nous en fournirait par milliers et comme

à notre époque il n'est pas plus permis d'en ignorer qnelques-
uns que d'ignorer les noms de Voltaire, Molière, Rousseau, etc.,
nous citerons seulement quelques noms et nous dirons un mot
de leurs doctrines : nous causerons même du chimiste Raspail
qui s'improvisa médecin.

Hippocrate.

Hippocrate, célèbre médecin, de Cos, père de notre médecine,
voyagea en Grèce et en Asie; philosophe distingué, etc.; il vivait
quatre siècles et demi environ avant notre ère.

Galien.

Galien, médecin et anatomiste distingué, grec aussi, né à
Pergame ; voyageur, philosophe et naturaliste, vivait en 135. Il
mourut fort âgé, comme Hippocrate. (Hipp., *oui,* Galien, *non.*)

Brown.

Brown, d'Ecosse, chef de la secte médicale des Brownistes,
professeur à Edimbourg, 1810, mort en 1820. Il avait réduit
toute la médecine à l'art de modifier, diminuer on augmenter la
propriété vitale, dite *excitabilité.*

Pinel.

Pinel, breton, (de Lavaur), né en 1764, mort en 1826, grand
médecin.

Harvey.

Harvey, célèbre médecin anglais, de Folkstone. Son nom est
attaché à la grande découverte de la circulation sanguine, comme
l'ombre est attachée au corps qui la produit ; mort en 1637.

Edward Jenner de 1749 à 1823.

Ed. Jenner, son nom est attaché à la vaccine comme celui de
Harvey l'est à la circulation. La découverte du Cowpox est anté-
rieure aux recherches de Jenner, mais ce n'était point en Europe,
En 1775, Jenner fit sa fameuse découverte ; il la publia.

Hahnemann et homœo-pathie.

Hahnemann F., célèbre médecin allemand, créateur de l'homœo-
pathie, né en 1755, mourut à Paris en 1843.

C'est une méthode thérapeutique imaginée par Hahnemann, de
Leipsick. Elle traite à l'aide d'agents *supposés* avoir la propriété de
produire sur l'homme sain des symptômes semblables à ceux que
l'on veut combattre. Son axiome est : *similia similibus curantur ;*
contrairement à celui du divin Hippocrate : *contraria, contrariis
curantur.*

Les doses médicamenteuses sont infiniment petites, ainsi par
exemple : un grain (0 g., 05) est mêlé à 99 grains de sucre de

lait, puis un grain de ce mélange est mêlé à 99 grains de sucre
et ainsi de suite, jusqu'à la 30ᵉ dilution, ce qui n'égale même pas
un quintillonnième de grain. Maintenant jugez vous-même de la
valeur de cette méthode, négation absurde de notre médecine.

Mesmer, médecin-docteur de Gienne.

Magnétisme et Mesmer.

Osons causer encore magnétisme. Nous savons que, comme
tout ce qui est mystérieux, le prétendu fluide (magnétique), a vi-
vement occupé la curiosité publique et aussi la science (*ante, nunc
et semper* : *ex nihilo, nihil*).

L'existence du magnétisme minéral ou terrestre est incontestable, vous le saviez aussi bien que moi ; vous saurez que son
application, comme remède, date de la plus haute antiquité ; nous
lisons qu'il était en grande faveur chez les Mages, les Chaldéens,
les Egyptiens ; que les Grecs et les Romains en usèrent beaucoup
et obtinrent ou crurent obtenir quelques succès dans diverses maladies. Vers 1750, l'abbé Lenoble construisit, en France, des ai-
mants artificiels, et en usa dans le traitement des maladies nerveuses. En 1774, l'astronome Hell, reprit, continua et perfectionna
les travaux de l'abbé Lenoble ; ses cures firent grand bruit en
Allemagne, et le traitement, devenu de *mode*, fut bien porté, mais
éphémère. En effet, abandon et oubli ! Les anciens étaient très
magnétiseurs, toujours il y eût des frippons et des dupes, des
ignares et des savants.

Les Brachmanes de l'Inde, les Mages de la Perse n'opéraient-ils
pas le magnétisme par des attouchements et n'en obtenaient-ils
pas de nombreuses guérisons? Les Druides et les Druidesses, en
Gaule, ne guérissaient-ils pas de la même façon? Leurs pratiques
n'étaient-elles pas semblables aux nôtres ?

Depuis le commencement de notre Ere jusqu'au 16ᵉ siècle, dit
l'histoire, les Thaumaturges usèrent du magnétisme et en obtin-
-rent d'étonnants effets ; mais ce fut surtout au moyen-âge, que le
magnétisme opéra de nouveaux et nombreux miracles, faciles à
exécuter, au sein des ténèbres et des superstitions,

De 1770 à 1775, nous voyons l'illuminé Gasner remplir l'Alle-

Gasner.

magne, la Suisse et la France de ses excentricités et surtout de ses cures merveilleuses. Presque tous les malades n'entraient-ils pas en convulsions sous les frictions et les attouchements du célèbre thaumaturge et bientôt une crise salutaire s'opérait. Lavater crut, même franchement, à la faculté curative du fameux guérisseur.

En 1778, époque où Mesmer vint à Paris : il y fonda une école magnétique. Elle eut un grand retentissement en Europe ; bien que Mesmer ne fût que le propagateur et non l'inventeur du magnétisme, il l'étudia, en fit une théorie, inventa des instruments et expérimenta, il eût des succès, des proneurs, et sa méthode devint populaire (mesmérisme).

Maintenant, causons un peu du docteur Mesmer, aussi célèbre médecin que charlatan allemand : n'ayant pu réussir à faire fortune, avec sa doctrine, en Allemagne, il vint à Paris (1778), où il opéra, dit-on, plusieurs cures merveilleuses qui, connues, excitèrent la curiosité publique. Le jugement bien établi de l'Académie française, ne fut pas plus favorable au mesmérisme que sa sœur d'Allemagne.

Il fut, est-il dit, en Angleterre où, ne faisant pas fortune, il retourna mourir dans sa patrie après avoir tenté le rétablissement de sa santé, à Spa. Passons à dessein la biologie de Mesmer et à son temps d'étudiant à Vienne. Il présenta et soutint sa thèse, en 1766. Elle a pour titre : *De l'influence des astres sur le corps humain.* C'était un original, cousu d'amour-propre et d'ambition, bien plus amoureux de la fortune matérielle que de la science : ce thaumaturge, étant à Paris, se lia avec l'astronome Hall et il se persuada que la force n'était que le fluide magnétique universel dont il avait parlé dans sa thèse et il proclama l'existence du fluide magnétique animal bien différent, dit-il, du minéral.

Il formula sa doctrine en 27 propositions aphoristiques dont voici le résumé :

« Le fluide magnétique animal peut se communiquer des corps « inanimés aux animés, à n'importe quelle distance sans con- « naître d'obstacle d'aucune façon : il peut provoquer des convul-

Lavater.

Existence du fluide magnétique animal.

« sions, des crises salutaires et guérir *des incurables* par tout
« autre moyen ; mais les académies de Berlin et de Paris, ne
« lui furent point favorables, d'où sa disparition. »

Mesmer fort mécontent de ses insuccès avait menacé de quitter
la France. La reine lui fit offrir 30.000 francs et le grand cordon
de « Saint-Michel » s'il voulait y demeurer et enseigner sa méthode
à des médecins choisis par le gouvernement ; craignant un piège,
il refusa et s'en alla à Spa, avons-nous dit. Mais il avait laissé
son élève *Deslon*, aussi fort que ce maître et il opéra devant une
commission académique dont l'arrêt ne fut favorable ni au maître
ni à l'élève.

Mesmer, sachant ce qui se passait et jaloux, revint à Paris où
ses enthousiastes ouvrirent une forte souscription qui donnait
droit à l'initiation mesmérienne ; des écrits foudroyants parurent ;
l'étoile de Mesmer avait considérablement pâli ; puis advinrent
des schismes parmi eux.

Monsieur de Puységur provoquait le sommeil magnétique au
moyen de gestes, frictions, souffle, et telle fut sa passion, qu'il
dépensa beaucoup d'argent. Il opérait des prodiges à sa terre de
Busancy, au moyen de sa puissance *émissive*. Il y *somnambulisait*
hommes, femmes et enfants. Il poussa le fanatisme jusqu'à ma-
gnétiser un orme sous lequel tous ceux et celles qui y passaient
un instant, s'endormaient et répondaient *lucidement* à toute question posée. Sous l'ombrage de cet arbre, venaient danser et s'ébat-
tre les villageois ; et voilà comment s'écrit l'histoire ! Puis on
s'empara du magnétisme animal pour faire des miracles, ô alors,
alors !... Parmi les Allemands, il y eut aussi beaucoup d'éminents
prosélytes. Le roi de Prusse voulant retirer le magnétisme de
l'exploitation des charlatans, rendit une ordonnance, défendant à
toute personne étrangère à la médecine, de le pratiquer dans un
but thérapeutique ; une clinique de cent lits fut ouverte à Berlin
pour les malades et médecins partisans du magnétisme thérapeutique.

Trente ans après, (1789), messieurs Deleust, Virey, d'Honin-

M. de Puységur.

Roi de Prusse et ma-
gnétisme.

Cuvillier, etc., accrurent beaucoup le nombre des partisans du magnétisme ; voici en quelques mots, ce que dit alors le professeur d'histoire naturelle au muséum (Deleust) :

« Je crois à une émanation, j'en ignore la nature et ne sais
« jusqu'à quelle distance elle peut s'étendre... Mais elle est
« lancée et dirigée. Le célèbre Laplace n'a pas nié l'existence
« du fluide. Le savant Cuvier, a constaté des effets, mais il n'a
« pu dire : s'ils venaient du magnétiseur ou du magnétisé. Il est
« clair, dit-il, que ces effets sont dus à une communication
« quelconque, s'établissant entre leurs deux systèmes nerveux
« (magnétiseur et magnétisé). »

Docteur Foissac et M. Husson.

En 1835, le docteur Foissac propose à l'Académie d'être témoin de ses merveilles et de fournir sa manière de voir sûr. La proposition fut adoptée, M. Husson, rapporteur de la commission qui fut nommée, résuma ses travaux longtemps après ; en voici la teneur.....

« Considéré comme agent de phénomènes physiologiques ou
« moyen thérapeutique, le magnétisme devrait faire partie des con-
« naissances médicales et son emploi être réservé aux médecins
« ainsi que cela se pratique dans les pays du nord. »

Somnambule et le docteur Broca.

En 1837, une autre commission fut organisée dans le but d'examiner une somnambule, dirigée par M. le docteur Broca et eût un échec, les expériences n'ayant pu satisfaire cette commission de savants.

Le docteur Burdin.

Le docteur Burdin, propose un prix de 3,000 francs, *à la somnambule qui lira sans le secours des yeux* et qui offrirait ainsi le phénomène de transposition des sens. Beaucoup de concurrents, mais pas un ne remplit les conditions posées. « Ce docteur ne se compromettait pas en le proposant, car il ne sera jamais gagné. »

Manière de voir du docteur Joseph Fleury sur la cure des typhus et sur le magnétisme animal.

« Quant à moi, si je possédais une fortune de trois ou quatre
« millions, je les proposerais tous, non-seulement à celui qui ferait
« lire par la plante des pieds ou le dos, etc., mais encore à celui
« qui trouverait le moyen certain de prévenir ou de guérir sûre-
« ment, les premières atteintes des typhus. »

De 1837 à 1853, époque de l'invasion des *esprits frappeurs,* — des tables tournantes et parlantes ; des pendules aux fronts ; des anneaux merveilleux, etc., etc. Leur histoire donne lieu à bien des écrits, des colonnes de journaux, des brochures, des livres même, devant lesquels plusieurs professeurs de la faculté parisienne, dirent que, après examen scrupuleux de somnambules, il y avait, dans les faits, des phénomènes généraux du ressort de la physiologie.

Il faut des yeux, un organe olfactif, auditif, etc., pour voir, sentir, et entendre, ce dont le docteur Burdin était bien convaincu avant la proposition de son prix ci dessus, *nihil ex nihilo.* Croyez-en ma vieille expérience, Messieurs, comme disait feu S. E. le ministre et célèbre amiral Duperré ; laissons ces affuctiaux (1) à Messieurs les *prestidigitateurs,* ou encore ces joujoux à nos enfants et petits enfants, pour les amuser.

Malheureusement pour la science, la très-grande majorité des personnes qui s'occupent du magnétisme animal, ne possède nulles des connaissances physiologiques et médicales, nécessaires à son étude et le nombre des médecins magnétiseurs, est infiniment petit ; comparé aux personnes étrangères à l'art de guérir !

« L'un de mes meilleurs et de mes plus savants amis, M. G. C***,
« C... Am..., s'y trompa un instant et ne fut désillusionné qu'à
« Paris ; il s'agissait des tables tournantes · nous étions alors à
« Saint-Pierre et Miquelon. »

Les cabinets de somnambules dirigés par des médecins, *ins-* *cients,* en fait de médecine et de pharmacie, mais très-habiles dans l'art d'impressionner, de capter la confiance et d'exploiter la crédulité publique, faisant payer bien cher d'insignifiantes et souvent ridicules consultations non suivies heureusement en général par les consultants. « Un de mes amis et parents, homme de savoir

_____

(1) Tables, ustensiles et autres objets tournants et parlants (bien que muets, sourds de naissance) clefs sur la pulpe des doigts, anneaux merveilleux, pendules aux fronts, etc., etc.

« et d'esprit E. Le B***, malade, fut de Toulon à Paris, consulter
« une somnambule qui lui fit des attouchements risibles et qui
« lui ordonna des remèdes qui, pris, auraient subitement tué
« un gros cheval normand. Il riait beaucoup en nous narrant ce
« qu'il appelait : sa *Consulte* de Somnambule !

Existe-t-il un fluide magnétique ? Non. Les effets attribués à ce
prétendu fluide, sont-ils réels ? Non.

Le fluide magnétique, est une pure création de l'imagination et
le fluide dit nerveux aussi.

Les phénomènes du magnétisme animal sont physiques.

On peut provoquer l'état magnétique par bien des moyens employés par les magnétiseurs. Nous ne croyons point à la double
vue, ni à l'insensibilité déterminée par le magnétisme, ce dont je
demande bien pardon à Messieurs (Cloq*** et Ward), à Messieurs
les docteurs Barrier, Foissac, Dupotel, car je ne pense pas non
plus qu'une somnambule puisse voir dans mon corps une maladie qu'elle n'a ni vue, ni connue et dont elle n'a même jamais
entendu parler ; je crois aussi à une erreur de M. le docteur Teste,
disant : « J'ai fait à volonté, desserrer les dents d'une somnambule, ce qu'on n'avait pu obtenir même en employant des moyens
violents, etc., etc. Les faits observés et publiés par ces Messieurs,
nous ont semblé incontestables, mais leur cause attribuée au magnétisme est, je pense, une erreur !

Arbres magnétisés.

La question du magnétisme est inépuisable, nous dirons seulement que le professeur Rostan a hautement avoué qu'il avait été
témoin de plusieurs cures merveilleuses par le magnétisme, que
les docteurs Husson, Georget, etc., croient beaucoup à ses cures.
MM. les docteurs Itard, Foissac, Descamps, Meyer, Kuhnollz,
Despine, Teste, Ward, Edwin, Elliot, Lie, etc., ont obtenu du
magnétisme, des guérisons de maladies chroniques reputées incurables. M. Deleuse considère le magnétisme comme une panacée,
un remède universel. Abstenons-nous de tout jugement à ce sujet,
seulement, faisons observer qu'au moyen d'une vive exaltation de
l'imagination et d'une foi aveugle, on peut obtenir certains effets

que l'on obtiendrait aussi autrement ; avec des arbres non magnétisés, par ex. : en faisant croire qu'ils le sont.

Le sommeil, a divers degrés, est naturel, non provoqué :
nous le savons bien, c'est la suspension de la vie *dite* de
relation « comme si la vie était susceptible d'être coupée en deux
ou scindée ! » et nos rêves naturels sont généralement des effets
qui résultent de nos impressions extérieures ou intérieures durant la veille ; souvent aussi ils sont le résultat d'une gêne, souffrance, pression, positions vicieuses de repos, maladies, etc.

Pour qu'un rêve ait lieu, il faut qu'une ou plusieurs parties cé-
rébrales veillent pendant que toutes les autres dorment : harmonie dans les diverses parties constituantes du cerveau, harmonie
dans ses fonctions et désharmonie quand on rêve. Ainsi supposons le cerveau divisé, dans l'économie vivante et normale, en
100 départements : si tous dorment ou reposent bien, il y a sommeil parfait et harmonique ; si plusieurs veillent tandis que les
autres dorment, il y a rêve. Si chaque organe entrant dans la
composition cérébrale, est le siége d'une sensation spéciale, si le
cerveau ne fonctionne bien qu'alors que toutes ses parties constituantes agissent en harmonie, ce qui est probable au moins ;
quelle cacophonie intellectuelle, quelles rêves bizarres ne doivent-
ils pas avoir lieu alors ? En pleine santé, l'esprit calme, on observe
des rêves tranquilles, agréables, légers, lourds, paisibles et quelquefois fort gênants. Comme nous, les bêtes en général et les
bêtes domestiques en particulier, sont sujettes au « *Cauchemar* :
« à ce sujet, j'ai rendu de grands servi ces à feu mon fidèle chien ;
« il couchait au bord de mon lit ; il m'éveillait par ses aboie-
ments nocturnes, mais aussi que de fois je lui ai rendu le même
service en l'appelant.

Comme tous ces phénomènes peuvent mener à la démence, à ses
degrés divers ; engageons les mamans à réfléchir sur ces faits
d'une haute importance. Les enfants sont très-sensibles et leur
mémoire est grande ; évitons-leur, des récits superstitieux afin
de leur éviter aussi l'affreuse affection mentale que nous venons de

(marginalia : Rêves des hommes et des bêtes.)

(marginalia : Cauchemar et chiens.)

5

nommer (les enfants ont le cerveau mou ; les vieillards l'ont dur, une des différences entre le cerveau des enfants et celui des vieux, qui fait que la fonction de cet organe ne peut être la même, non les vieillards à intelligence normal ne peuvent tomber dans l'enfance).

Nous ne rêvons que des choses possibles ou déjà advenues. En effet : une femme ne rêvera jamais être homme au physique ; ni l'homme porter dans ses flancs le fruit de sa fécondation. Le prolétaire n'aura pas les songes des rois, ni les idiots, ceux d'un homme degénie. Les habitants des terres équatoriales et qui n'en sont jamais sortis, ne rêveront point aux glaces éternelles et polaires. Un ladre en amour, ne peut avoir les rêves d'un homme sensible ; l'homme doux, vivant paisiblement, n'a jamais les rêves agités de l'homme aux transports violents, subits, tels : vengeance, désespoir ! Les songes de la jeunesse, ne peuvent donc avoir la moindre ressemblance avec ceux de la vieillesse.

Cataphora—Dormeurs Le Cataphora est un des degrés du sommeil : il en a 3 *coma, carus, léthargie*. Ce dernier est le plus intense : le dormeur de la charité, avait un sommeil de 6 nuits et quoiqu'on fit, il dormait toujours : agitations, bruits et même immersions d'eau froide ne faisaient rien. Une paysanne dormait régulièrement une semaine, ne s'éveillant que le dimanche au matin, pour s'attifer, prendre un bouillon, manger et aller à la messe, revenir et s'endormir de rechef. Un dormeur glouton, après avoir bien et beaucoup bu et mangé, s'endormait pour vingt-quatre heures. Une dame de haute famille, dormait trois ans consécutifs, sans prendre d'autre nourriture que du bouillon qu'on lui introduisait dans l'estomac plusieurs fois par jour, au moyen d'une sonde, par les fosses nazales ; elle expira, quelques minutes après son réveil. Nous n'en finirions pas de raconter des sommeils prodigieux et nous n'y croirions pas s'ils n'étaient rapportés par des auteurs, dignes de foi.

Avec juste raison, on a comparé les personnes atteintes de cette singulière maladie, aux animaux hibernants dont le long sommeil est une léthargie.

Le rêve prophétique ou *fatidique* que nous admettons volontiers, ne nous parait surnaturel que parce que nous en ignorons la cause, au moins, très-souvent : l'histoire de tous les temps, nous apprend que des hommes en grand nombre, courent après les moyens de se procurer un doux sommeil. Ne voyons-nous pas les Turcs entr'autres peuples, fumer l'opium mêlé au tabac ?

On prétend que l'aconit-napel développe en nous de riantes idées, qu'il ouvre l'esprit et stimule l'imagination ; que le musc, le castoréum, l'ammoniaque, les préparations d'or, etc., sont dans le même cas ; je ne sais trop.

Somnambulisme ou noctambulisme, vient de *sommus*, sommeil, et de *ambulare*, marcher. C'est, disent les savants, une névrose des fonctions cérébrales qui ne laise aucune trace organique de son existence. On a observé que ce phénomène morbide, porté à un haut degré, menait souvent à l'aliénation mentale, de même qu'aux visions et à l'extase. Quant aux singuliers phénomènes somnambuliques, bien que nous les connaissions, en voici cependant quelques-uns : sommeil plus dur et plus profondque le naturel ; le somnambule n'hésite jamais, dans les plus profondes ténèbres, à exécuter ses mouvements et agit avec autant d'assurance que s'il était bien éclairé ; il va, les yeux fermés, ce qui tendrait à faire croire à la transmission des sens. erreur dont nous avons déjà parlé. Cette maladie dénote de l'intelligence et de la jeunesse.

Ne nions point absolument ses effets ; doutons en attendant de nouvelles démonstrations, et nous serons sages.

Les rêves somnambulo-magnétiques et le magnétisme lui-même, tant de fois attaqué et défendu, commençait à tomber dans l'oubli, alors que de nouveaux miracles sont venus le relever encore, au moins dans quelques esprits malades ou ignorants.

Les hallucinations ou illusions perceptives, ne peuvent être qu'un délire d'un ou de plusieurs de nos sens : c'est un trouble de ce qu'on nomme, *innervation*.

Les visionnaires ont des croyances absurdes, des idées superstitieuses, le cerveau en est surexcité, d'où vient l'exaltation des facultés intellectuelles.

[Notes marginales : Rêve fatidique. — Somnambulisme. — Hallucinations. — Visionnaires.]

Pinel fût un célèbre médecin, philosophe ; sa médecine-clini-
que, entr'autres travaux écrits, est très-remarquable. Il est de
Lavaur et mourut en 1826, âgé de 62 ou 63 ans.

Brown. *Brown* d'Ecosse fut l'illustre chef d'une secte médicale. Toute
la médecine des brownistes tendait à modifier la sensibilité.

Broussais. *Broussais*, réformateur émérite, médecin des armées de terre
et de mer ; membre de l'Académie des sciences ; professeur au
Val-de-Grâce et à la faculté de médecine de Paris, etc..

Ce grand homme faisait partie de cette pléïade malouine dont
s'honorent justement nos braves Malouins et Servannais. Malheureusement son système médical repose sur une base fausse.

aspail. Maintenant, pour varier un peu nos entretiens, causons de
Monsieur Raspail qui s'est improvisé médecin et écrivain politique.

Quelques-uns, parmi nous, imbus de la facile et ridicule médecine du ci-dessus personnage, la prenant et l'appliquant à eux
indisposés ou malades, à leurs parents, amis et serviteurs, dans
la même position morbide ; notre conversation, peut-être, nous
mettra-t-elle en garde contre cette erreur médicale?

Nous savons que le savant et distingué Raspail ayant un jour
rencontré un homme *étique* le crut phtiisique ; le jeune artisan,
ayant travaillé au sein des poussières fines et irritantes, toussa,
tomba malade et maigrit... Il changea de métier et guérit vite.
Sublata causa tollitur effectus. 1re erreur de notre médecin improvisé, car il attribue cette cure au camphre.

Une personne avait avalé un épis barbu, ce dernier pénétra
dans le poumon, non sans occasionner quelques accidents ! Un
abcès se manifesta entre deux côtes ; il contenait l'épis sus-mentionné, il suppura et lui donna issue, plus de cause, plus d'effet !
Ne s'imagina-t-il pas, que le camphre administré au malade, en
fut cause? 2e erreur, ou peut être *charlatanerie,* je ne sais.

M. Raspail ayant vu des noyaux et autres semences de fruit ;
quelle qu'en soit la cause, introduits dans les oreilles et le nez, des
enfants, surtout! crut la cure, due à l'usage du camphre. 3e erreur !

Notre célèbre chimiste connaissait bien les vers, les insectes et les larves introduits dans nos organes, il connaissait aussi les accidents déterminés, chez nous et les bêtes domestiques, par les petites sangsues ayant pénétré dans les intestins digestifs et même aériens. Il avait lu, que des salamandres, (grenouilles et têtards), s'étaient introduits dans l'estomac, avec l'eau bue ; ayant vu, peut-être, l'acare de la gale, il s'imagina que toutes les cures étaient dues à l'action si bienfaisante de son camphre, dans de l'eau, 4e erreur, etc., etc. ! Voilà pourtant sur quoi M. Raspail a fondé son système de médecine si populaire !...... après cela, qu'on vienne donc blâmer le peu de liberté dont nous jouissons en France ?

Les 8|9 des maladies, a-t-il dit, sont le résultat de corps organisés, animaux et végétaux, introduits en nous avec l'air respiré, l'atmosphère qui nousentoure, l'eau et les aliments ; suivant notre savant ; nos poumons seraient remplis et couverts de mousses et lichens, de fougères et d'orchis. Le scorbut lui-même, résulterait d'œufs de certains crustacés marins, comme crabes, homards, langoustes, etc., enlevés par les vents, la mer et introduits en nous ; leur éclosion produit le scorbut. 5e erreur !

Partout des bêtes comme causes de nos maux et si l'infaillible camphre ne réussissait pas à guérir le malade, c'était que, suivant notre chimiste, il n'était pas de bonne espèce. 6e erreur ! D'après *le médecin Raspail*, la rage serait un *helmintogène* susceptible d'être guéri par son remède universel, le camphre !

Comme si Raspail avait trouvé le camphre, comme si les médecins français et étrangers, n'en avaient pas usé avant lui ; comme si on n'avait pas décrit ses usages en thérapeutique ; ses propriétés physiques et chimiques, son mode d'administration interne et externe : *eau camphrée simple ou éthérée ; éther camphré, eau-devie, huile, vinaigre, liniments, lavements, potions, pilules, poudres,* etc., camphrés, tout cela n'existait-il pas avant lui ?...

Mais assez pour nous faire apprécier son pauvre système !... faire descendre la lumière, faire qu'un triangle soit carré, faire nager les oiseaux, percher les poissons et admettre d'autres nombreuses impossibilités, ne seraient pas choses plus monstrueuses que son système de médecine. A notre connaissance, aucun savant n'a poussé l'impossible et l'absurde aussi loin ; finalement M. Raspail s'est improvisé médecin comme il s'était cru homme politique !

§ III.

Respiration. La respiration, que nous connaissons tous jusqu'à un certain point, se décompose en deux temps, — inspiration, expiration.

L'appareil qui accomplit cette principale fonction chez l'homme ou mieux chez les mammifères et aussi chez les oiseaux, est constitué, par la bouche et le bec, les narines, le larynx dont l'entrée est la glotte recouverte de son épiglotte, les bronches et enfin le poumon.

Epiglotte et glotte. Epiglotte , (*Etymologie*, sur-langue), est une valvule, un opercule mince et souple qui a la forme d'une petite feuille d'arbre ; située un peu au-dessous de la base de la langue et y adhérant par sa partie moyenne et antérieure ; elle a pour fonction de recouvrir exactement l'ouverture supérieure du larynx. La glotte ressemble à une boutonnière allongée d'avant en arrière, et un petit peu, de haut en bas. Au moment du passage du bol alimentaire, dans *la rue aux Aliments* (œsophage) l'épiglotte est abaissée et couvre très bien, cette boutonnière : on sait que l'air expiré soulève l'épiglotte, fait faire quelquefois *fausse route* aux aliments au moment du passage du bol alimentaire ou des boissons, et qu'alors il en résulte de la toux, de la suffocation, etc.

La glotte a une longueur, chez l'adulte, de 28 à 30 millimètres. Au-dessous, à 10 à 11 millimètres, il y a une ouverture triangulaire à sommet antérieur, c'est la glotte : au tiers postérieur, ses bords sont formés de cartilages et de ligaments ; on les nomme cordes vocales, lèvres ou rubans de la glotte.

Hématose. Le poumon a pour aliment, l'air ambiant, chaque inspiration enlève habituellement à l'air, 4 à 6 pour 100 de son oxigène et rend en place, 3 à 5 d'acide carbonique, c'est l'expiration dont les gaz mesurés, offrent un volume moindre. Que s'est-il passé alors ?

je ne sais au juste, mais on dit généralement que l'oxigène en moins, est absorbé, combiné au sang, qui s'oxigène et qui devient vital, rouge, artériel ; que cette combinaison développe combus chaleur et vie. On nomme ce phénomène, *hématose*.

Le nouveau né, jusqu'à 1 an, et l'homme, donne environ 35 respirations à la minute ; 25 au 2e âge ; 20 à l'âge de puberté, et 18 à 19, chez les adultes.

Avant le célèbre Lavoisier, chimiste et académicien, à 25 ans , malgré tous ses glorieux titres dans les arts, les sciences, le commerce et l'agriculture, il fut proscrit ! Avant lui on croyait que l'air atmosphérique raffraîchissait le sang et le poumon, mais il prouva que la combustion des corps n'était due qu'à la combinaison de l'oxigène, et ici, avec le carbone du sang (phénomène de la respiration animale).

L'air atmosphérique, au sein duquel, animaux et végétaux, puisent l'un des éléments essentiels à la vie, était réputé simple dans l'antiquité et même au moyen-âge. Et dire que pendant tous ces siècles on demeura dans l'erreur ! La grande et belle découverte du savant Lavoisier, jeta une vive lumière sur les phénomènes de notre respiration. Nous rejettons dans l'atmosphère « par l'haleine et la peau » environ les 5|8 de notre alimentation prise en santé comme en maladie ; il peut surgir un poison faible ou fort, grand ou petit, etc., de l'atmosphère que nous respirons. Chacun de nous est donc un petit foyer d'infection. Nos exhalaisons se mêlent à notre *pabulum vitæ* qui nous empoisonne alors par notre absorption. Nous consommons de l'oxigène, et nos cabines de bord, hermétiquement fermées, et closes dans les contrées glacées, par *ex* : et partout, en contiennent très peu, aussi n'y faut-il pas admettre, autant que possible, des corps, partageant l'oxigène, avec nous.

Quand nous y sommes, que nos cabines ne soient closes; qu'en partie, et tout à fait, seulement pour et pendant certaines opérations... Autrement, ouvrons portes, rideaux et *jalousies*.

Les sales d'hôpitaux très habitées, sont mauvaises pour le rétablissement, le traitement des malades, leur convalescence. Le sé-

Lavoisier.

Air atmosphérique

Aération ou ventillement des appartements

jour des hôpitaux est défavorable même aux personnes bien portantes, forcées d'y demeurer : à ce sujet, nous avons émis nos
idées. Les entreponts des navires, sans hublots surtout! casernes,
dortoirs, cellules, prisons, bagnes, églises, théâtres, chambres des
députés, sales d'asiles, etc., demandent donc de grandes précau-
Air chaud et air froid. tions hygiéniques! faisons en sorte, sous peine de souffrances et
de maux très graves, que le séjour dans ces différents lieux ne
soit pas long! Renouvelons en l'air tiède et vicié, par de l'air frais
et plus pur. Nous savons déjà que l'air chaud est plus léger que le
frais et le froid ; d'où, courants, faciles à établir partout.

Lieux sales et pauvres. L'abrutissement, l'intempérance et la misère, les sales et pauvres quartiers, les logements sombres conduisent tout droit aux
maux de tout genre, aussi voyons nous dans ces affreux endroits
des villes, peut-être à surveillance, trop négligée, débuter les
épidémies morbides et le mal s'y éterniser, s'étendre épidémiquement et y faire ample moisson. C'est bien là de l'infection, et heu
reusement, non de la contagion.

Animaux sains ou malades, végétaux malades et putréfiés etc.,
constituent des foyers d'infection qui, disséminés et petits, sont
préférables aux grands, au point de vue de salubrité, nous le
répétons.

**Causes présumées de
la malignité du choléra
en Russie et dans le
Nord de l'Europe.** Renouvelons notre *pabulum vitœ*, hiver comme été, n'importe
où, latitude et saison... Si le choléra-morbus fit tant de victimes
en Europe et en hiver, cette calamité ne tient-elle pas, en grande
partie du moins, à l'oubli de l'aération des appartements du malade? Ouvrir partout et cela plusieurs fois dans la journée, est
excellent. »

Transpiration. La transpiration ne saurait être interrompue sans qu'il en
résulte des accidents sanitaires ; contre tout arrêt, usons de
moyens de rappel : outre certaines boissons, usons de vêtements
de laine appliqués sur la peau ; ne les abandonnons jamais, n'importe le climat, la saison, et mieux encore les chemises de flanelle que les gilets : ne les abandonnons jamais, avons-nous dit,
si ce n'est pour en changer par mesure de propreté et de conve-
nances.

Les bains d'air, surtout marins, sont bons en général et toni- ques. Voici ce qui nous adviendrait si nous négligions certains soins hygiéniques, les bains d'eau simples ou composés par ex : La peau se couvrirait de couches plus ou moins épaisses de matières grasses mêlées à divers sels, à des débris d'épiderme, à des poussières qui, réunies en rouleaux de diverses formes, longueurs et grosseurs ; par les bains de massage, les matières malfaisantes sont enlevées, ce qui nous rend plus légers ; cette crasse bouchait nos pores externes ou cutanés ; notre transpiration, ne pouvant plus s'accomplir, rentre dans le torrent circulatoire et agit sur nous, comme le ferait un poison absorbé ; soyons donc assez sages et circonspects pour en éviter les inconvénients et les maux, puisque nous en possédons les moyens.

Pour être vivifiant, notre air ambiant doit contenir de l'oxygène en quantité nécessaire, chaque respiration en introduit environ un tiers de litre dans nos poumons ; notre respiration fait donc passer, en 24 heures, dans ces organes, *huit* mètres cubes d'air et en *une* heure, nous consommons toute la quantité d'oxygène contenue dans *quatre-vingt-dix* litres, environ, c'est-à-dire 116 grammes ou 2160 litres en *vingt-quatre* heures. La quantité d'air qui nous serait strictement nécessaire, serait de 7 à 8 mètres cubes par jour ; mais nous serions dans une grande erreur si nous allions penser, d'après cela, qu'un homme réduit à cette portion, continuerait à vivre sans souffrances. Les faits démontrent que cette prévision, ne saurait suffire ; nous avons besoin de six mètres cubes par heure ; il ne nous suffit pas de trouver, dans cette masse, l'oxygène nécessaire à notre consommation, faut-il encore que ce gaz y soit convenablement délayé et grâce au perpétuel échange des végétaux et des animaux, la provision d'oxygène que nous respirons, ne saurait jamais s'épuiser. Si j'ai désiré que la personne entrant, la première, dans une soute ou autre lieu clos et oublié, pour le renouvellement d'air, fût précédée d'une lumière artificielle, c'est que celle-ci ne peut être entretenue (vie) que par la présence de l'oxygène Le moyen que je propose est donc plus en vue de ce dernier que de l'empoisonnement par les autres gaz respirés. « Au désarmement d'un navire, à Brest, n'ai-je pas vu, « sur le quai, un brave matelot enlevant une bonde de barrique « ayant contenu de l'eau potable, tomber mort *illicò*? Il fut « empoisonné par le gaz hydrogène sulfuré, pressé et faisant « irruption par cette bonde. N'est-ce pas quelque chose d'analo-« gue qui produisit la peste de Marseille, de 1720-1721? De « dessous le vent, on se permit d'éventrer des balles de coton « qui recélaient en quelque petit endroit, un gaz très-toxique, « jusqu'alors emprisonué et comprimé; en s'échappant, il s'éten-« dit et fut respiré; d'où vint le typhus, puis son extension. « Est-ce là de la contagion? »

Empoisonnement et mort subite.

Peste de Marseille. Cause.

Dan l'expiration, nous rejetons les 7 ou 8 mètres cubes d'air qui ont passé dans les poumons, mais, tandis que l'air inspiré ne contenait que 4 parties pour 10000 de gaz acide carbonique, l'air expiré en contient 4 pour 100 et on sait que ce dernier gaz est impropre à la respiration des mammifères.

Combustion et oxygène

L'oxigène est nécessaire à toute combustion : ainsi une combustion quelconque dans un espace où l'air n'est pas renouvelé, ou bien, où il ne l'est qu'imparfaitement, contribue puissamment à en vicier la composition; ne s'alimentant que d'oxigène, une combustion quelconque, nous l'enlève non seulement en partie, mais encore elle y introduit différents gaz impropres à notre respiration.

Combustion du charbon

La combustion d'un kilogramme de houille ou même de charbon de bois, n'exige pas moins de 3 mètres cubes d'oxigène.

Chandelle et oxygène.

Une chandelle de 6, au 1|2 kilog. absorbe en brûlant un tiers de l'oxigène contenu dans 340 litres d'air et dégage quatre fois autant d'acide carbonique.

Bougie et oxygène.

Une bougie ordinaire consomme, pour brûler, un tiers de l'oxigène que contient une masse de 145 litres d'air.

Lampe et oxygène.

Une lampe à huile, un peu plus; nous ne savons au juste.

Braise et oxygène.

La braise peut aussi produire des accidents d'asphyxie en ce qu'elle dégage de l'acide carbonique et de l'oxide d'azote, bien plus délétère, puisque ses propriétés toxiques sont encore 10 fois plus puissantes que celles produites par le gaz acide carbonique.

« MM. F. F*** et D***, travaillant à faire des opérations chirurgi-
« cales, en hiver, dans une petite chambre sans foyer et chauffée
« au moyen d'un grand réchaud de charbon de bois en partie
« allumé , tous trois, imprudents et imprévoyants , furent
« asphyxiés au bout de peu de temps. Il y eût en eux, des acci-
« dents auxquels on remédia promptement ; d'où nous concluons
« que pour vivre en bonne santé, seuls ou avec les autres, il faut
« être prudent ; n'introduire de réchauds qu'alors que le contenu
« entier, en est bien allumé ; choisir un appartement spacieux, bien
« sis, d'une aération facile ; nous devrons l'assainir chaque jour
« en ouvrant les huis soir, matin et milieu du jour. ou en usant de
« courants d'air naturels ou en en établissant d'artificiels ; exposons
« à l'air et au soleil tous les objets, ceux de literie surtout ! Sous
« l'influence de causes X, dans leur nature ; j'ai vu des épidémies
« graves, d'érysipèles, de fièvres typhoïdes, de dyssenteries, de
« fièvres puéperrales ; toutes engendrées par le méphitisme de
« l'encombrement, nous devons toujours l'éviter de toutes nos
« forces et y remédier au besoin. »

N'obturons jamais un poèle allumé, le soir avant de nous coucher ; c'est dangereux ! ne les badigeonnons pas non plus à la
mine de plomb, pour les mêmes motifs. Dans les pays froids, j'ai
secouru bien des asphyxiés par ces causes !

Poèle et obturateur.

Ne mettons jamais dans nos cabines fermées, des fleurs, des
fruits, du linge au sec ; tout cela est malsain . N'allons en aucun cas
dormir et nous reposer dans des lieux, des chambres, ou fermentent des boissons (1).

(1) Nous avons dit que, en égard à un échange d'air que font les végétaux et les animaux, l'oxigène (air vital) ne saurait jamais nous manquer : cet échange ne pouvant avoir lieu durant la nuit, ne s'opérant bien que sous l'influence solaire et venant seulement de la partie verte des plantes, nous engage à redire de ne jamais partager notre air atmosphé-rique, de nuit surtout ! Avec des végétaux (branches, fruits, fleurs) que nous aurions imprudemment placés dans nos chambres ou cabines. Ne nous

Chambre des députés. Il a été constaté que dans l'ancienne chambre des députés, après deux heures de séance, il a été constaté, disions-nous, que l'air contenait 25 dix-millièmes d'acide carbonique, (gazeux), au lieu **Salle d'Opéra-Comique et atmosphère.** de 4 ; Que la salle d'opéra-comique en contenait 24 dix-millièmes au parterre et 43 dans sa partie la moins élevée, ce qui nous mène aux pesanteurs différentes de ces gaz toxiques.

Salle d'asile. Dans une salle d'asile, l'air recueilli dans une préau couvert, où 116 enfants venaient de passer trois heures, offrait à l'analyse, 3 00|00 d'acide carbonique, c'est-à-dire bien plus qu'il n'en faut pour rendre malades de pauvres enfants, ou aggraver la position des malades en traitement.

Salle d'hôpital. Dans une salle d'hôpital (la Pitié), il y avait au bout d'une nuit de clôture, 3 p. 00|00 du même gaz.

Atmosphère des navires. A bord de nos navires, je ne sache pas, que des expériences pareilles aient été faites et publiées, mais à leur défaut, nous en pouvons juger très-approximativement par la vapeur qui sort des (faux-ponts), panneaux ouverts après une plus ou moins longue clôture, donnant issue à des gaz méphitiques.

300 asphyxiés à Londres Tribunal. A ces relations, nous en ajouterons une des procès célèbres de Londres, au 17e siècle ; dans une audience, la foule était telle, qu'il y eût 300 victimes. Les blessés de Wilna, (Lithuanie) au nombre de 30,000 ne développèrent-ils pas le typhus à Tergow, à Dantzig, à Mayence ? **25,000 morts faute d'aération.** 25,000 hommes n'ont-ils pas péri dans la guerre de Crimée, faute d'aération convenable ? N'est-ce pas là de l'infection ?

Cabines peintes de frais et air atmosphérique. N'habitons point nos cabines ou chambres de bord, alors qu'elles

attardons pas de façon à traverser de nuit ou après le coucher du soleil, des forêts et des bois ; car, l'air qu'on y respire alors, d'une pauvreté remarquable en oxigène, en humidité, est peu sain. Fermons le soir nos portes et fenêtres dans le même but.

Après le lever du soleil allons respirer l'air aux champs, dans les bosquets, il est pur et riche en oxigène.

Le peu d'azote que rejette incessamment les animaux sert aussi à la végétation et de la même façon que l'oxigène quelle dégage sert à l'entretien de la vie des animaux. Encore un moyen de rétablissement des parties constituantes de notre atmosphère.

sont fraîchement peintes, attendons pour y demeurer, y passer les nuits, qu'elles n'aient plus d'odeur très-sensible et travaillons pour précipiter ce but. L'industrie et la science, devraient nous préserver des inconséquences commises ou à commettre alors.

Les nègres du Sénégal et d'ailleurs, les Maures couchent souvent sur les sables, à la belle étoile, mais ils ont grand soin de s'envelopper entièrement dans leur *tiougou* (couverture ou manteau de peau de chevreau). Le cas échéant, imitons-les, et nous ferons bien.

Les végétaux respirent aussi, ils absorbent et se nourrissent de notre excrément respiratoire, tandis que le leur nous sert de *pabulum vitæ* admirable échange! nous pouvons user, abuser même, de l'oxigène car il ne manquera jamais. Nous avons énuméré les voies de passage de l'air (*Rue aux gaz, antérieur à la rue aux aliments*; partie antérieure, verticale et moyenne du cou). Nous nommons *rues* : ces conduits, de la même manière que nous avons dénommé, (en *marine*), les divers muscles constricteurs, *stopeurs*. Langage aussi vrai, qu'énergique et intelligent, venant d'un officier de nos amis, M. P***. **Voies aériennes ou rues aux gaz.** **Constricteurs ou stopeurs.**

L'air atmosphérique parfaitement sec, d'après le célèbre Lavoisier dont les recherches et les travaux sont immortels, est composé de 79 d'azote, de 21 d'oxigène et d'acide carbonique, 0,001. Notre air atmosphérique renferme donc le principe essen_tiel de la vie, l'oxigène. **Composition de l'air atmosphérique. Lavoisier.**

L'air atmosphérique est la masse du fluide élastique qui, à part les vapeurs, les exhalaisons de tout genre qu'elle contient; constitue l'atmosphère qui enveloppe le globe, pénètre dans ses abîmes les plus profonds, entre dans la composition des corps et adhère à leur surface.

Air atmosphérique et *atmosphère*, ne sont pas synonymes, il y a entre ces deux substantifs, toute la différence du contenu au contenant. **Air atmosphérique et atmosphère, non synonyme.**

L'air atmosphérique s'élève à une hauteur x, tandis que l'atmosphère semble avoir une hauteur de 15 à 16 lieues d'épaisseur. Enfin notre air atmosphérique pourrait être considéré comme de **Différence.**

l'air pur, comparativement à l'atmosphère qui n'est qu'un amas gazeux provenant des corps de la terre, au degré de pression et de température sous lesquels nous vivons.

L'air atmosphérique est incolore, invisible, insapide, inodore, pesant, compressible, élastique, etc., etc., visible et bleu de couleur, lorsqu'il est en masse (bleu azur, ciel).

La pesanteur de l'air, observée pour la première fois par Aristote, constatée ensuite par Galilée, Torricelli, Mariotte etc., est incontestable. Baromètres ; Toricelli élève du fameux Galilée, en est l'inventeur : avec cet instrument on peut mesurer géologiquement, la hauteur des montagnes et la profondeur des ravins, des précipices, à partir, bien entendu du niveau moyen des mers. (Mi-hautes mi-basses) elle baisse d'un millmètre (colonne de mercure barométrique) par chaque 10 mètres de hauteur. Ce précieux instrument indique aussi les changements de temps ; il serait à désirer qu'il eut une sphère d'activité plus étendue ! mais à l'impossible.....

Ballon et montgolfière.
Ballon, montgolfière. — Air chauffé plus léger. — Ballon à hydrogène. — Gaz plus léger que l'air atmosphérique.

Galilée.
Galilée s'y est élevé (en ballon) à 7000 mètres plus haut que les montagnes les plus élevées.

Ventouse et pesanteur atmosphérique.
La ventouse appliquée, nous donne bien aussi une idée de la pesanteur de l'air, relative au lieu où est placé notre corps.

Poisson, eau et air. Bulle de savon et air.
L'homme supporte 15 ou 16000 kilogrammes d'air ; l'eau étant 784 fois plus pesante que lui, il s'en suit qu'un poisson vivant dans l'eau, supporte relativement une pression bien plus grande que celle de l'air seul, et qu'une bulle de savon supporte le même poids que nous, qui la voyons et l'effectuons.

Un décimètre cube d'air, pèse environ 1225 milligrammes ; la couche atmosphérique qui enveloppe la terre, a une pesanteur égale à une couche d'eau de 32 pieds ou à une colonne de mercure de 28 pouces de haut : nous venons de dire la pression exercée sur l'homme ! Ce poids énorme est contrebalancé par la résistance des fluides élastiques contenus. D'apres cette seule réflexion, ce phénomène, (pesanteur) ne saurait nous étonner.

L'air est donc pesant et chaque pied carré de la surface de la terre, à la pression barométrique ordinaire, porte un poids de 2246 livres 2ı3, poids qui diminue ou augmente de 6 7ı10 à chaque ligne dont le baromètre monte ou baisse.

Un litre d'air sec, pèse un gramme et 29 centigrammes.

La pesanteur de l'air est subordonnée à sa densité, aux hauteurs, aux climats, etc., cette pression est tellement liée à notre constitution, que lorsqu'elle vient à diminuer subitement, comme cela a lieu dans l'expérience des ventouses appliquées; nous voyons alors les liquides et le sang affluer à la surface ventousée, qui se gonfle, rougit et transude par tous les pores. Le même phénomène a lieu en totalité, quand nous sommes élevés très-haut, en ballon par ex ; ou quand nous faisons une excursion sur des montagnes hautes de 3 ou 4 mille mètres. Les religieux du Saint-Bernard, à 2000 mètres au-dessus du niveau des mers, y vivent sans doute, mais ils souffrent, meurent jeunes en général et phtisiques. Les Incas des Cordilières des Andes, à 2500 ou 2600 mètres d'altitude, meurent jeunes aussi, bien que la nature ait façonné graduellement leurs êtres, de manière à les faire vivre là, sans trop d'incommodité. Nés dans ce pays malheureux, et n'en connaissant pas d'autres, ils se croient heureux !

Pour nous, nous ne pouvons guère vivre et nous acclimater au-dessus de 3 ou 4 mille mètres, par ex. La pesanteur aérienne varie suivant les vents, ils ne sont que des courants d'air.

Il y a calme tant que la densité de l'air est égale partout, tant que son équilibre n'est point troublé : nous ne disons pas qu'en temps de *calme plat*, un navire demeure exactement au même point, car comme il y a des courants d'air, il y a aussi des courants sur et sous-marins. « Je me souviens qu'étant sous la ligne, « (*Zélée*, 1828) nous eûmes, pendant plusieurs longs et ennuyeux « jours, des calmes désespérants, et que notre corvette, sous « toutes voiles, bruissait par l'agitation légère des flots, mais « qu'elle errait de toutes façons dans un espace très-limité. Notre « point était quelque chose d'extraordinaire, de phénoménal

Calme — Zélée

« même à voir sur la carte. Si nous n'avions eu une exacte idée
« des courants alors, l'indicible parcours de la *Zélée*, nous l'aurait
« donnée. »

C'est probablement à cause de la non immobilité du navire que
nous n'eûmes jamais à bord aucuns maux épidémiques : un navire
à la mer, en calme, a toujours un certain mouvement que doit
savoir apprécier tout médecin un peu hygiéniste.

Petits courants d'air. Bouffées de fumée. Pennons. Girouettes et nuages.

De visu, nous savons bien que le pennon indique la direction et même, un peu, la vitesse des vents. Eh bien ! lui, les
bouffées de fumée de cigarres projetées en l'air par nos bouches, les
girouettes des mâts et les nuages, quand il y en avait, allaient dans
des sens différents; d'où les petits courants d'air inférieurs, moyens
et supérieurs, dont un médecin navigateur doit tenir compte dans
l'exécution de son service.

Brises folles. — Risées

Il y avait aussi et fréquemment des brises, *dites folles*. — *Risées*
(de vents).

Révolin et voile. Goëlette.

L'établissement d'une voile goëlette, en temps de brise légère,
sur l'un des côtés du panneau de la machine en marche surtout,
porte aux chauffeurs un révolin, ou courant d'air agréable et frais ;
ce revolin rend de grands services sanitaires ; en augmentant les
forces des machinistes, il double leur vaillance. (1) D'ailleurs,
dans nulle partie du navire, sous vapeur, il n'y peut être consommé
autant d'oxigène.

Imprudences.

« Cherchant du bien-être et du frais, combien de fois n'avons-
« nous pas commis l'imprudence de l'aller chercher sous une
« ralingue des voiles basses; l'action de celui-ci sur nous ne
« peut être comparée à celle des chauffeurs et machinistes, car
« eux, travaillaient et nous, nous fumions notre cigarre en plai-
« santant.

(1) Le révolin est un courant d'air vertical, dû aux voiles établies ainsi
qu'au vent qui ne saurait les traverser, mais qui devient horizontal entre
les ralingues inférieures des voiles supérieures, ou des vergues inférieures
et des ralingues supérieures ; alors, ce vent confondu avec la colonne qui
s'en va, est perdu. N'y aurait-il pas un moyen de l'utiliser pour la marche
des navires ? Est-il impossible de l'utiliser en hygiène ?

L'action des vents sur notre économie, a été justement comparée à celle du frais. En effet ! les vents nous fortifient, nous rendent plus lestes, augmentent notre appétit et favorisent notre puissance digestive.

« Puisque nous causons machines à vapeur navigantes, je vous
« dirai que dans le fleuve du Sénégal, je voyais souvent nos *laptos*
« *chauffeurs*, pour *couper* leurs accès de fièvre intermittente,
« prendre du sulfate de quinine dans du lait; j'ai vu des chauffeurs
« monter nus, des perles de sueur coulant de leur peau noire,
« se placer sous les tambours sur le pont et recevoir plusieurs
« sceaux d'eau froide du fleuve sur le dos, puis se remettre,
« alertes, au travail et cela, sans accidents morbides ; c'est que
« les quantités du sel de quinine étaient très faibles et qu'eux
« faisaient de l'hydro-thérapie, sans s'en douter. Après cette
« petite digression, que vous me pardonnerez, revenons à nos
« *moutons*, aux vents ou courants d'air, ils sont distingués en
généraux, constants et continus, ex. : vents *alisés* ; en périodiques, ex. : *moussons* ; *vents de terre* et *vents du large* que l'on
peut bien rapprocher des moussons ; en *irréguliers*, variables ou
accidentels, c'est-à-dire, soufflant en toutes directions et à toute
époque de l'année et dont la durée varie autant que la vitesse.
Quelle différence y-a-il entre *jolie brise* et *ouragan* ! ce dernier
devrait être « considéré, en hygiène, comme un excellent *coup*
« *de balai* aérien : en effet ; après un coup de vent, nous avons
« souvent remarqué que la santé générale, à bord, était meilleure
« qu'avant. »

Les courants d'air atmosphérique ou les vents sont, dans beaucoup de cas, le véhicule, le récipient d'agents infectieux ou de
miasmes dont la nature nous est inconnue mais dont l'existence
est due au voisinage des marais ou des terres vierges, ces miasmes proviennent aussi de la décomposition, sous l'influence de
l'humidité et de la chaleur, des nombreux débris de plantes et d'animaux que les chaleurs estivales laissent à la surface des marais incomplètement desséchés, et sous l'influence des laisses boueuses,

6

des criptogames arrachés, pourris et putréfiés, parsemés de coquilles et de mollusques, alternativement chauffés par le brûlant soleil d'Afrique, par ex. : et baignés par les marées ; en empoisonnant l'air que nous respirons et absorbons, ils deviennent une cause puissante de maladies, de dégradations physiques et de morts. L'homme qui brave les typhus épidémiques (pestes, choléra, fièvre jaune), qui parcourt et vit impunément dans les lieux épidémiés, ne s'habitue jamais entièrement à l'action des miasmes paludéens et tout individu qui s'y trouve exposé pendant un temps sensible, en éprouve ou en éprouvera bientôt les funestes effets. L'homme ne semble tolérer le poison que pendant un temps. Il est donc indispensable que l'air que nous respirons soit pur pour nous tenir en bonne santé, ou pour notre rétablissement alorsque nous sommes malades. Il faut donc que l'air soit pur et ne contienne aucune substance volatile ou gazeuse qui, étant absorbée, introduite dans la masse du sang puisse en modifier la composition et apporter un désordre quelconqne dans l'économie.

Vents passant sur un lieu et nous emmenant. Causes hygides, morbides, indifférentes.

Souvenons-nous que les vents qui, en passant sur certains lieux, nous en apportent, même à bord, les excellentes odeurs, peuvent aussi, passant sur certains marais ou lieux épidémiés, nous en apporter les maux, résultants de l'absorption du poison gazeux, liquide ou même solide, mal dont nous pouvons nous préserver au moyen des tentes et des rideaux, nous en avons déjà parlé.

Marais.

Toutes les contrées du globe ont leurs marais ; le Sénégal, la Guienne, l'Egypte, l'Inde orientale, l'Italie, Rome (marais pontins,) etc., n'ont-ils pas les leurs? la France ne nous en offre-t-elle pas une surface totale de 4 ou 500 mille hectares? En attendant que l'on puisse faire disparaître en totalité, leur malfaisante action, travail long, mais non au-dessous de nos forces; je désirerais qu'on

Cannes ou roseaux et assainissement des marais.

y semât des cannes, roseaux, ou autres plantes aquatiques qui, ombrageant la surface de ces marais de France, d'où émanent certainement moins de miasmes ou effluves toxiques ; en diminuerait beaucoup la quantité en remédiant en partie au mal produit. Il y a quelque chose à faire là, en bonne hygiène. En attendant la réalisation de nos espérances, voici les précautions hygiéniques que nous devons prendre alors que nous sommes obligés de vivre dans ces malheureux pays. A toutes les heures du jour, ces miasmes n'agissent pas sur nous, avec la même intensité ; au milieu du jour, leurs effets sont presque nuls, parce que s'élèvant rapidement dans les parties supérieures de l'atmosphère ; ces miasmes plus ou moins toxiques empestés, ne demeurent pas assez alors de temps sur nous, pour y être absorbés. Mais vers le soir et les nuits, fraîches surtout, ils retombent, et avec la rosée qui en contient une partie en dissolution, ils sont en contact assez longtemps avec nous, pour être absorbés : aussi, quand le soleil se couche, devons nous rentrer chez nous.

L'air des villes n'est pas sensiblement altéré ; en général, il contient la même proportion d'oxigène, mais il est bien moins pur que celui des campagnes, toujours renouvelé ; regardons bien nos bons paysans, comparons leur vigueur et leur santé à celles de nos citadins, et nous saurons à quoi nous en tenir ! si les armées de terre ou de mer, n'avaient pour soldats et matelots, que nous et nos enfants, elles seraient faibles et peu redoutables. *(Air des villes et des champs.)*

Si nous sommes forcés de sortir le soir après la disparition du soleil ; couvrons-nous en conséquence et abrégeons le temps. Sommes nous forcés de vivre et d'habiter un marais ? éloignons-nous le plus possible des foyers d'infection ; que notre maison, bien aérée, bien disposée, soit sise sur le lieu le plus élevé et le plus sec possibles, rentrons, au soleil couchant; fermons les portes et fenêtres au vent. Sommes-nous malades, empoisonnés? allons nous en nous guérir, traitons-nous au milieu d'un air sain et ne revenons plus au point de départ, s'il n'y a pas force majeure. Evitons l'encombrement animal surtout ! des épidémies graves en pouvant être la conséquence. (1) Donnons à respirer à chaque homme, 6 mètres cubes d'air frais et pur par heure. *(Maisons ou marais; précautions hygiéniques.)*

(1) L'*épidémie* quelque légère qu'elle puisse être, recèle un poison, elle est toxique et tient beaucoup, pour ne pas dire entièrement à *l'infection.*

Inconstance de l'air. Plaintes injustes.

L'inconstance de l'air dont nous nous plaignons si amèrement, et souvent de la façon la plus injuste, est cependant (à Toulon) un phénomène excellent : car il est incontestable que *sous une température*, toujours la même et des vents constants, l'existence serait pénible sinon impossible.

Air ne se faisant pas également sentir sur tous.

L'action de l'air ne se fait pas également sentir sur tous les individus, « gras, maigres, âgés, » sexes, habitudes, constitutions, maladies, etc., on en sait la raison.

Gaz moins et plus légers que l'air atmosphérique.

Les gaz sont plus ou moins lourds que l'air, le gaz hydrogène par ex : et plus léger (13 fois et demi) ; il sert à gonfler les aérostats ; le gaz acide carbonique qu'on trouve dans certaines grottes, celle du chien, à Naples, est plus lourd, aussi reste-t-il en bas,

Grotte du chien.

sans se mêler à l'air supérieur de la grotte, étant là, et voyant un chien 1|2 asphyxié et jeté dehors au grand air, je me disais *in petto* : « si je me mettais à 4 *pattes*, je subirais le sort de ce pauvre animal asphyxié. »

Gaz ammoniaque des étables.

La température de l'atmosphère, a pour cause principale, le soleil. Sur la mer, à de grandes distances des côtes, cette atmosphère éprouve moins de variations que sur les continents ; elle contient toujours une plus ou moins grande quantité de *vapeurs aqueuses*, vapeurs qu'utilise la médecine dans certaines circonstances ; il en est de même du gaz ammoniaque des étables, etc. Notre atmosphère est constamment dans un état électrique qui a pour causes principales : *végétation* et *évaporation*. Les nuages sont le résultat des vapeurs terrestres. L'air atmosphérique est pénétré par la *lumière* et le *son*, il est susceptible de *compression*. Qui ne se souvient du tube de mariotte et de la vessie demi pleine d'air, de la construction du fusil à vent ?.. comprimé, l'air dégage une quantité de calorique capable d'enflammer certains corps, ex : *briquet-pneumatique*. L'eau dissout une plus ou moins grande quantité d'air, mais je pense qu'il ne peut, lui, dissoudre pour nous, l'eau qu'il contient en suspension sous forme de vapeurs.

Pression sur chacun de nous de l'air.

La pression de 75 centimètres semble être la meilleure ; tout calcul fait, une colonne d'air atmosphérique, pesant sur nous, est de 16,800 kilogrammes et nous ne sommes cependant pas écrasés sous cet énorme poids ! Les physiciens nous en ont dit la raison, le savant Biot entr'autres.

Ex : un animal placé sous le récipient d'une machine pneumatique, dans le vide, y meurt plus ou moins vite ; mort, presque subite des oiseaux ; moins subite, d'une grenouille ; moins subite d'une sangsue ; les poissons pêchés à 20 ou 30 mètres de profondeur, tirés de l'eau, sont à peu près dans le même cas que nos animaux sans le récipient de la machine pneumatique.

Là, ils n'ont rien à supporter, ils meurent ! Hors de l'eau, ces poissons ne supportent plus, que le poids de la colonne atmosphérique. En effet, presque tous ont une *vessie* dite *natatoire,* remplie d'une façon de gaz, comprimé au degré nécessaire pour supporter le poids de l'eau qui pèse ordinairement sur eux. Cette vésicule se tend, se gonfle, se crève, l'estomac se renverse et saillit hors de la bouche, il en sort comme une hernie le fait, par une ouverture ou un point faible de l'abdomen : ils meurent, et leur corps flotte souvent, *le ventre en l'air* à la surface de l'eau.

Vessie natatoire de la plupart des poissons.

N'est-ce pas la pression de l'air qui retient nos fluides dans leurs vaisseaux ? Lorsque le baromètre descend de quelques degrés, nos fluides n'ont-ils pas une tendance vers la périphérie ? ne voyons-nous pas, alors surgir des maux de tête, des congestions, des raptus cérébraux, des embarras circulatoires, des malaises; nous ne sommes plus, comme nous disons souvent, *dans notre assiette habituelle. (Sanitaire).*

Région de l'air et fluides Effets sur nous.

Connaissant assez bien, de fait au moins, les effets morbides des conditions astmosphériques sur notre organisme, et devant, d'ailleurs, y revenir dans l'étiologie, ou la cause des maladies dont nous parlerons bientôt; nous passerons les effets du froid, du chaud, du sec, de l'humide seul ou combiné au froid et au chaud, etc., nous avons vu, et c'est très important à savoir, que l'air atmosphérique ambiant, renouvelé partout, à terre comme à bord, en dispersant les vapeurs apportées par les vents ou nées de chaque individu, avait pour effet salutaire, de remplacer le mauvais air par du meilleur, de nous maintenir au frais et d'empêcher le contact prolongé des miasmes sur nous, partant, leur absorption et l'empoisonnement qui en peut être la suite. Ne nous plaignons donc pas tant du vent de *mistral* par ex : à Toulon.

Eloignement du français pour l'usage de la flanelle. — Anglais et Français.

« Je ne puis m'empêcher de vous donner quelques conseils ici « et mon avis personnel, pour prévenir et conjurer les maux que « produit l'air froid ou chaud et combiné à l'humide ; que de « bronchites, de pleurésies, de phtisies, de rhumatismes, de « maux de gorge, etc., nous pouvons prévenir avec une chemise « et un caleçon de flanelle, sur la peau. L'éloignement que nous « avons en France pour cette flanelle, n'a pas le sens commun. « Voilà une belle recette, Messieurs, elle est 100 fois meilleure que « tant d'autres qui courent les rues : elle peut nous épargner bien « des douleurs, des ennuis, des drogues et sirops, sans compter « le pharmacien et le médecin. En fait d'hygiène, les Anglais sont « souvent nos maîtres et ils ne sont pas assez simples pour faire « d'une question hygiénique ; un caprice de mode ; nous les « avons vus de quart dans les climats chauds et froids, toujours « leur tenue hygiénique, nous paru irréprochable, ils ont bien rai- « son de se mettre à leur aise et avec notre prétention au bon « sens, nous ne sommes souvent que des niais ! Que n'aurions « nous pas à dire sur la coiffure, les pantalons blancs et l'exagé- « ration des faux cols de chemises de nos équipages marins !

Conseils hygiéniques.

« Vêtements chauds, toujours propres, une large aération, une « bonne nourriture, pas d'excès en quoique ce soit, exercices phy- « siques ; de bonnes couvertures durant les nuits ; voilà ce qu'il « vous faut.

Sobrius castus esto et quietus.

§. IV.

Sans doute il est très difficile d'apprécier exactement les conditions de l'alimentation suffisante, puisqu'elles varient autant que les diverses circonstances au milieu et en présence desquelles nous pouvons nous trouver et où nous sommes.

Pour que partout et toujours l'alimentation fut proportionnée à la dépense générale de l'économie, il la faudrait *à volonté* à bord, en fait de biscuit seulement. Il y a 20 ans, que je suis convaincu du fait ci-dessus, il y a vingt ans que j'eus l'honneur d'en écrire à son Exc. le ministre de la marine. (*Cacique,* rade de Toulon, 1848), agissez en conséquence et prenez des mesures disciplinaires contre tout gaspillage de vivres ; faisons en sorte qu'il reste un peu de nourriture, à chaque plat après chaque repas ; d'ailleurs, ce surplus ne sera pas perdu, car ramassé avec soin, il resservira au repas prochain du même plat, et devra être le 1er consommé. N'est-ce pas là, un moyen sûr de réaliser de grandes économies en fin de campagne? n'est-ce pas le seul moyen prompt et aisé de satisfaire les hommes composant nos jeunes, lestes et vigoureux équipages? ils ne pourront plus dire, sans altérer la vérité (certes le matelot peut avoir bien des défauts, mais des vices, je ne lui en connais pas ; il n'est pas menteur.) « A bord, nous *crévons de faim* » Il serait dans leur intérêt et de celui de leurs familles que, le cas échéant, la vente de pains, fut prohibée à tous les bagnants qui, envahissent le bord et s'y installent quelques fois, dès le mouillage sur une rade quelconque, même en France, dans tous les repas, quel que soient les appétits des consommateurs, jamais ils ne pourront tout *dévorer* puisqu'il devra toujours rester des aliments. Sachant bien, qu'entre les repas, s'ils ont faim, ils trouveront un morceau de biscuit à grignoter ; ils ne se bourreront plus, dans le stupide but d'éprouver moins de besoins dans l'intervalle, cette disposition très hygiénique, vous la prendrez, j'espère.

Ration de biscuit à volonté à bord.

Condamner un matelot du commerce, à faire 2 ou 3 ans de service à bord d'un navire de guerre, est une punition impolitique et mauvaise, travaillez à la faire disparaître de nos codes.

Une punition mauvaise, impolitique.

A ce sujet, je ne pense pas rencontrer un seul contradicteur. Dans nos promenades, quelquefois éloignées du navire mouillé en rade, de quelques jours de marche, en Grèce particulièrement, misérable pays où pour notre argent, nous ne pouvions rien trouver, sauf quelques cabarets ; heureusement que nous avons toujours trouvé de l'eau fraîche et bonne aux fontaines et aux ruisseaux ; mais nous avons eu faim et pu apprécier les angoisses que ce sentiment occasionne en nous, telles que malaise souvent combiné à la fatigue musculaire et aussi à celle de notre pauvre intellect. Que de fois alors, n'avons-nous pas regretté notre vie habituelle à bord de nos vaisseaux ! Les angoisses qu'occasionne la faim ont quelque chose de terrible ; faites donc que le matelot mange à volonté, en dehors bien entendu, des moments de service. En effet, disait M. Flocon, en parlant de notre économie, aux impérieux besoins, si la réparation manque pendant que la dépense continue, la composition de nos tissus s'altère et bientôt le sang emprunte, non-seulement pour les tissus qu'il arrose et vivifie, mais aussi pour lui-même ; plus de *rentrées !* Il fait banqueroute en peu de jours ; l'oxigène qui est *un* et le principal des agents de la vie, de la décomposition des substances organiques, a épuisé ses ressources ; voilà donc ce qui peut advenir du défaut de la réparation alimentaire. On court les chances de mourir de faim, « comme on court celles « de mourir asphyxié, par ex : j'ai vu « mourir d'inanition plusieurs personnes, même de nos amis qui « avaient pour but *le suicide*, pour l'atteindre *épicuriquement*, le « deuxième moyen serait bien préférable au premier que, pour « ma part, j'ai toujours trouvé stupide. »

Insouciance. — Marins. Soyez donc remplis de sollicitude pour nos braves matelots, veillez pour et sur eux, car insoucieux, ils ne pourront jamais prendre soin d'eux-mêmes. Faites qu'ils aient le moins de privations possibles, prévenez leurs maux. Ils ne sauraient pas plus manquer de bons soins médicaux durant leurs campagnes, qu'ils ne choment alors de votre intérêt affectueux ! mais la partie de la médecine dite hygiénique, en fait d'hommes d'équipages marins, vous incombe, même plus qu'aux médecins ; soyez-en bien convaincus.

Agissez donc de façon que leur alimentation soit copieuse et toujours de la meilleure qualité, puissiez-vous ne jamais entendre dire rationnellement, à un matelot « j'ai faim ! ! faites que,

quelquefois, suivant leurs manifestations libres à bord, des matelots jeunes, vigoureux et travaillant beaucoup à certains travaux
que vous connaissez bien ; ils aient, pour assouvir leur faim, en
attendant le premier repas à venir, un morceau de biscuit et qu'ils
ne doivent cette faveur qu'aux règlements et à vous qui en êtes
les défenseurs. Je ne voudrais point les mettre en reconnaissance
pour la munificence de MM. les commis aux vivres.

Que leur boisson soit à discrétion et qu'ils boivent aux charniers, au moyen de nos syphons, de bonne eau fraiche ; (couvertures mouillées d'eau de mer autour du charnier, afin de le priver du
soleil), acidulée quelques fois, alchoolisée ou tonifiée au moyen du
café torréfié, concassé, moulu et mieux, pilé, infusé pendant 12
heures, dans les charniers actuels et, par mesure économique,
ajoutez-y (en nouet) le marc de café du déjeuner de l'équipage, etc. ;
il ne faudra pas plus, en agissant ainsi, d'un gramme de café torréfié
et pilé par litre d'eau ; c'est une excellente boisson, comme désal-
térante, tonique et préventive de certains empoisonnements ; mais
nous y reviendrons, en causant, *café*.

Choisissez pour le bord, du vin pur, de l'eau-de-vie passable et
toujours de bonne qualité : vous êtes les meilleurs appréciateurs
des rudes travaux, des corvées de vos matelots ; ne soyez jamais
chiches, de demander, pour eux ; au second du navire, homme
juste et très-appréciateur des travaux exécutés sous votre direction, une double ration de vin ou d'eau-de-vie avec un morceau
de biscuit ; votre démarche sera l'expression de votre satisfaction,
elle est juste et vous honore.

Il est bon que nous ayons une idée de la production agricole de
notre pays, de la consommation moyenne de chaque Français, de
la ration du matelot et du soldat comparées à celle de nos habitants et de celles-ci à celles des Bédouins, etc., etc.

La production agricole de la France est assez bien connue pour
que l'on en ait facilement déduit la moyenne de chaque individu,
la consommation réglementaire du soldat, n'a été établie que sur
cette base scientifique. Notre pain de munition, marine, est excellent.

Boisson du *charnier*, café torréfié.

Production agricole de la France. Consommation moyenne individuelle.

La consommation moyenne d'un Français est de 220 kilogrammes d'aliments secs, seulement si l'on distrait de la population totale, les enfants au-dessous de 5 ans, les malades et les vieillards, qui consomment bien moins, on arrive au chiffre maximum de 250 kilogrammes, qui présentent un déficit de 70 à 75 kilogrammes par individu.

Cette consommation qui correspond à 200 litres de blé, 100 de seigle ; 28 de viande et 30 de pommes de terre, est très-supérieure, sans doute, à celle du siècle dernier, et nous pouvons nous féliciter d'un progrès qui a dû améliorer les forces et la santé de tout Français. Mais cependant cette augmentation est insuffisante ! Ne remarque-t-on pas, en effet, que les produits agricoles, n'étant pas également répartis sur toute l'étendue de notre territoire, cette consommation est plus grande dans la classe aisée que chez le pauvre, plus grande dans les villes, qu'aux champs ? D'après cela et bien autre chose encore, on conçoit facilement que l'alimentation *vraie* d'une grande partie de la population, soit beaucoup inférieure à celle que nous venons de transcrire.

France cultivée.

Mais, chose déplorable à penser, c'est qu'une grande partie de nos habitants, soit très mal nourrie ; c'est à tel point que, dans plusieurs de nos départements, la consommation du blé atteint à peine 50 litres par tête et par année ; quantité insuffisante à la vie et à laquelle nos pauvres populations suppléent par l'usage de l'orge, de la châtaigne, du seigle, du sarrasin, de la pomme de terre.

A supposer que la production actuelle de la France, ne puisse fournir une nourriture convenable à toute sa population effective, pensons-nous, de 40 millions d'âmes ; défrichée et cultivée, comme nous l'avons observé en Angleterre, en Belgique, en Hollande, « la France ne pourrait-elle pas nourrir 80 millions d'habi-
« tants ou le double de ce qu'elle en compte ? Non, tout n'est
« pas pour le mieux dans le meilleur des mondes possible,
« ainsi que le voulait notre confrère Pangloss ! »

Consommation d'un adulte. — Ration d'un soldat français.

Rigoureusement, il faut estimer la consommation d'un adulte, en bonne santé à 324 ou 325 kilogrammes d'aliments secs par année et tel est la ration du soldat français, exactement calculée sur la moyenne de ses besoins.

Quoique peu intéressante pour notre objet, cette statistique fut cependant assez de notre goût, pour que souvent nous en ayons causé et nous avons vu avec chagrin, que la consommation générale de la France, était inférieure à celles réglementaires de nos soldats et de nos marins. Rien ne pourra nous faire oublier qu'une fraction par trop considérable de notre laborieuse population, quoiqu'en fait de nourriture elle soit mieux partagée que d'autres, manque cependant du nécessaire et ne vit qu'en trompant ses besoins, par les moyens indiqués ci dessus !

Toute substance, pour devenir alimentaire ou nutritive doit être assimilable, et elle l'est, quand elle peut être convertie en parties substantielles du sang, auquel tous nos tissus et organes, empruntent les éléments de leur réparation incessante et de leur nutrition. N'est-ce pas au sang qu'aboutissent nécessairement toutes les substances ingérées ? N'est-ce pas au sang que sont adressées les médicaments prescrits dans le but de guérir nos maux ? En les traitant, ne traite on pas aussi, bien qu'inconnue dans sa nature, le plus souvent, l'affection qui cause les maladies ou, suivant nous, les symptômes capitaux de l'affection X ? Pour modifier le sang, la médecine ne s'adresse-t-elle pas, presque toujours, à l'absorption interne ou muqueuse gastro-intestinale et à la peau externe, même à la muqueuse-bronchique ?

Substance nutritive ou animibale.

Le sang et l'eau forment les 4|5 du poids humain, et 1000 parties de sang, contiennent .

Principes du sang.

Albumine	67,	»
Globules	131,	»
Fibrine	2,	»
Graisse	3,	5
Chlorures et sels	7,	5
Eau	789,	0
Total	1000,00	

« C'est d'après cette analyse, l'absorption et l'examen des cho-
« lériques, que nous nous sommes hasardé, très-humblement à
émettre l'indication d'un traitement rationnel mais non infaillible.
« Il faut qu'il soit pratiqué hors du foyer infecté. Eau fraîche,
« lavements, potions, etc., albuminée, *ad libitum* (prescription)
« bien convaincu que si on ne rend pas au sang par l'absorption
« ce qu'il perd d'eau et d'albumine, par les déjections qui ont
« lieu, etc.; la thérapeutique du choléra n'arrivera à rien de
« passable

Contagion, infection, épidémies.

« L'absorption est-elle possible alors ? ou, en partie, du moins,
« car c'est une fonction qui ne cesse qu'avec la vie... Peste, fièvre
« jaune, suette, sont, au fond, je pense, de la même nature x que
« le choléra-morbus. La forme diffère seulement, et le traitement
« dont nous venons de parler, en vue du choléra, leur convient
« aussi. Ces manifestations toxiques sont très souvent épidémi-
« ques, toujours infectieuses et jamais contagieuses. Nous avons
« dit ce que nous pensions des traversées nautiques, des quaran-
« taines sanitaires, de ces quarantaines, des lazarets, des cordons
« sanitaires et des séquestrations durant les épidémies; mais, bien
« que de la chétive majorité en France, je ne crois pas à la con-
« tagion typhique. »

Passons donc et redisons que pour être alimentaire, une
substance doit contenir : albumine, fibrine, graisse, chlorures et
sels. Enfin, redisons que cette substance est d'autant plus nutritive, qu'elle se rapproche plus de la composition du sang ; ainsi,
par ordre de digestibilité, viennent : les œufs frais, le lait, la
viande, le poisson, le pain qui, tous, contiennent : sucre, albumine, graisse, sels et autres éléments du sang ; mais aucunes de
ces parties isolées ne peuvent ni alimenter l'organisme, ni réparer
ses pertes : pour en exister, il faut la réunion, le mélange et la
combinaison chimique vitale de ces éléments; tout cela est aussi
indispensable à ce point de vue, que l'est celle de l'air atmosphérique. Isolé, l'oxigène tue vite; dans notre atmosphère, il est
prodigieusement vital. Redisons donc que l'aptitude des aliments

à être digérés est d'autant plus grande, que leurs principes sont plus facilement solubles dans les divers liquides digestifs et qu'ils sont plus transformables en parties substantielles du sang.

Sous un petit volume, les œufs contiennent beaucoup de substance nutritive. Pour tous, ils constituent un précieux aliment, mais principalement pour les approvisionnements de campagne, des états-majors des navires; aussi dirons-nous un mot de l'indication des moyens de les conserver et d'en user au-trement qu'en omelette, sur le plat, à la tripe, etc.

Le blanc contient 10 à 12 pour 100 d'albumine et une quantité notable de chlorure de sodium. « OEufs de poules. »

Le jaune, sauf la couleur, est à peu près comme le blanc.

OEufs.

Le blanc pèse environ 36 grammes. ⎫
Le jaune   —   18   —   ⎬ Frais.
La coquille   —   6   —   ⎭

Total...   60 grammes.

La proportion d'eau qu'il contient est de 54 pour 100, propor-tion qui, d'ailleurs, varie suivant une foule de causes. Cette eau s'échappe, par évaporation, à travers la poreuse coquille, diminue le contenu de l'œuf et le rend moins lourd à mesure qu'il est moins frais.

Pour que le vide ne puisse s'opérer, pour que l'œuf soit toujours (sauf les années) comme frais, il faudrait, dès qu'il vient à l'air libre : 1° le plonger dans l'eau bouillante (une ou deux se-condes); 2° le laisser froidir, le graisser ou l'huiler; 3° le plonger *indéfiniment* dans une eau de chaux, ou bien encore le déposer dans des boîtes de fer-blanc où on aurait opéré le vide.

Consommer en deux ou trois jours chaque réceptacle ouvert.

En les examinant, les maniant, nos ménagères, cuisiniers et les marchands d'œufs ne s'y trompent guère; ils voient ainsi au petit bout (transparence), un vide d'autant plus considérable que l'œuf est plus vieux pondu. Cet examen leur sert de guide.

Puisque la coquille est perméable à l'eau à *fortiori*, elle l'est à l'air atmosphérique.

Les éléments constitutifs de l'œuf se rapprochant donc beaucoup de ceux du sang, ils sont très digestifs et nutritifs; mais il est bien entendu qu'ils doivent être frais et que l'œuf dur ne devra être mangé qu'en salade. Les œufs conviennent aux enfants, aux vieillards, aux convalescents et malades, enfin à toute personne adonnée aux travaux de cabinet.

Cuisson des œufs. A 75⁰ centigrades, nos œufs (de poule) se coagulent; pour bien les faire cuire, il faut que l'eau soit bouillante, qu'elle n'ait ni saveur ni odeur marquées; on devra les plonger dans cette eau et les y laisser durant trois minutes, hauteur ordinaire du sol où on est. Cette cuisson n'est pas indifférente, car on sait bien que l'œuf dur est d'une digestion difficile; mangeons des œufs mollets et frais, à notre déjeuner surtout!

Conservation des œufs. Pour bien conserver les œufs, il ne faut trouver que le moyen de boucher hermétiquement les pores de la coquille, nous venons de dire comment il faudrait agir alors; ou bien encore trouver le moyen de resserrer jusqu'à occlusion ceux de la pellicule qui enveloppe ou qui sépare l'œuf de sa coquille : à cet effet, il y a une foule de procédés. Je me rappelle que dans une campagne des Indes orientales (*Zélée*), nous les conservâmes longtemps et très-bien dans de l'eau de chaux renouvelée, ce qui m'a fait penser que le chlore, annexé ou combiné à la chaux, est inutile dans ce but de conservation. D'autres pensent que les onctions d'huile sur la coquille, avant de les plonger dans l'eau de chaux, sont indispensables. La cendre, le son, le sable fin, la terre, la farine, le grain, etc., donnent à l'usage, les mêmes résultats *conservateurs*.

J'ai entendu dire et lu que les Ecossais ont l'habitude, pour conserver l'œuf, de le plonger pendant 30 *secondes* dans de l'eau bouillante; par ce procédé, la pellicule acquiert une densité spéciale qui bouche les pores et met l'œuf à l'abri de toute pénétration aérienne; ce moyen me semble assez bon pour être recommandé.

Somme toute, je désirerais que les œufs à conserver, venant d'être pondus, fussent soigneusement joints avec de la cire, la plus commune et la moins coûteuse, puis plongés dans un lait de chaux *ad usum.*

Si les fermiers et propriétaires, aux champs, suivent nos vues, les marchés ne recevront plus que des œufs frais ; lavés et séchés, nous les pourrons manger à la coque.

Quoique peu usité à bord, nous avons souvent causé du lait ; en voici quelques mots .

Lait

Il représente simultanément un aliment solide et une boisson ; c'est une source d'albumine et de graisse, de sucre et de sels. Il est l'aliment des aliments. Il contient une matière grasse, le beurre ; une matière albumineuse, le caséum ; du fromage, du sucre et de l'eau.

Résultat analytique de différents laits.

	Lait de femme,	de vache,	de chèvre,	d'ânesse.
Beurre.........	8,97	2,68	4,56	1,20.
Sucre de lait...	1,20	5,68	9,12	6,29.
Matière caséeuse.	1,93	8,95	4,38	1,95.
Eau............	87,90	84,69	8,94	90,95.

D'après cette analyse, nous voyons que les laits de brebis et de chèvre se distinguent par une très forte proportion de beurre ; la matière caséeuse qu'on en retire, sert à préparer le fromage de Roquefort. Le lait de jument est très pauvre en beurre, nous savons que les tartares le font fermenter et en préparent le *koumiss,* leur boisson favorite.

. Avec le lait de Renne, les Groënlandais préparent aussi un savoureux fromage qui jouit de propriétés légèrement laxatives.

Pourquoi la cuisson du lait l'empêche d'aigrir.

A la température ordinaire, le lait tourne, et s'aigrit au bout de quelques temps ; ce phénomène résulte d'une fermentation qui s'opère dans ses éléments essentiels, c'est-à-dire de la transformation du sucre en acide lactique, comme l'oxigène accélère la décomposition de la caséine et par cela même, aide indirectement à produire l'acide lactique. La cuisson empêche longtemps le lait de s'aigrir, nos ménagères pratiquent beaucoup, en Provence surtout ! mais elles ignorent pourquoi cette cuisson empêche leur lait de s'aigrir : c'est que la température de l'eau bouillante a chassé l'oxigène qu'il tenait en dissolution.

Lait aigri. Le lait aigri devient épais, parce que l'acide lactique déjà produit, fait coaguler la caséine.

Si l'on sépare du lait épais la caséine qui entraîne une grande partie de beurre, il reste le petit lait, qui est un mélange d'eau, d'acide acétique, de sel, d'un peu de beurre et de sucre.

Petit lait. Nous venons de dire que le lait était digestif et nourrissant ; cependant les laits de vache et de brebis, contenant une grande quantité relative de beurre, ne sont pas supportés par les estomacs débiles ; ces dans ce cas et les analogues, que convient le lait d'anesse. Il peut très bien servir de nourriture entière aux nouveaux-nés.

Les adultes malportans, se trouvent bien, en général de la diète lactée ; plusieurs substances, végétales principalement, passant dans le lait, la médecine en peut tirer un grand parti thérapeutique. **Lait répandu.** Le lait *dit* répandu, bien souvent après les couches , est une erreur malheureusement entretenue par l'inscience, le charlatanisme et la crédulité.

Falsification du lait. Galactoscope. Le lait peut être adultéré ; c'est ordinairement de la cervelle, de la cassonade, de l'eau, de la farine qui servent dans ce but, mais pour reconnaître et constater ces odieuses falsifications, il faudrait être chimiste et avoir un laboratoire bien monté, à sa disposition. Le galactoscope est un instrument fort ingénieux, sans nul doute et qui fait reconnaître assez exactement les proportions de beurre et d'eau que contient le lait ; mais en attendant mieux, nous en conseillons l'usage et surtout celui de la scrupuleuse balance. Les fromages secs : (tels : Gruyère et Hollande tête de mort) sont les seuls dont on puisse faire usage à bord, comme approvisionnement. Tous les fromages mous, fermentent et ne peuvent se conserver ; le Gruyère lui-même moisit. Le Hollande stimule l'estomac comme alcalescent. Le beurre, même salé, s'altère et passe facilement au rance, fond vite et à ce sujet, il a les inconvénients des graisses. Il faut le saler, bien le pétrir, le renfermer dans des pots en terre ou en verre, les fermer et les conserver au frais. On consommera vite, ceux qui sont entamés. On falsifie le beurre avec du suif et de la pomme de terre, on lui donne la couleur jaune et les nuances telles que l'on veut au moyen du safran. Le lait artificiel de M. Liebig, peut-il remplacer le lait de femme ? il nous est très permis d'en douter.

Je regrette d'être inscient et de ne pouvoir ici vous édifier Messieurs, mais à l'impossible nul n'est tenu! Les ressources des marchands et surtout des marchandes de lait, sont nombreuses et variées ; leur bonne foi est très élastique. Jadis le prévôt des marchands eût fait pendre ces voleurs ou du moins les aurait fait *flanquer* au pilori ou carcan, et cela pour servir d'exemple aux autres ; au beau milieu d'un jour de marché ou sur une place convenable.

Pour être alimentaire, une substance doit donc contenir : albumine, fibrine, graisse, chlorures, sels ; enfin, elle est d'autant plus nutritive, qu'elle en contient davantage en se rapprochant de la composition du sang.

La chair de bœuf, type des autres viandes, contient un mélange de corps albumineux, de graisse et de sels amplement imbibés d'eau ; c'est-à-dire, qu'elle contient presque tous les éléments du sang : Seule, cette chair peut suffire, durant un certain temps, à la réparation des pertes de l'économie et à l'entretien de la vie. L'eau forme en moyenne les 3|4 du poids humain.

Chair de bœuf.

Voulons-nous un bon bouillon gras, mettons notre bœuf choisi *ad hoc*, dans l'eau et les légumes voulus, avant son ébullition. Voulons-nous au contraire un succulent et savoureux bouilli ? plongeons notre bœuf, ci-dessus, dès que l'eau sera en ébullition.

Bouillon gras de bœuf.

Pourquoi notre rôti cuit à la broche et saisi par la chaleur incandescente d'un clair foyer, est-il toujours, tout égal d'ailleurs, préférable à celui cuit au four ou à la vapeur très chaude ? pourquoi notre mouton rôti au bord de mer et en plein air, est-il si bon ? Les réponses à ces deux interrogations sont trop faciles, trop banales même, pour nous arrêter ; nous concevons qu'en

Mouton, — rôti.

7

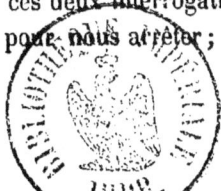

fait de rôti, MM. les officiers de marine regrettent leurs vieilles cuisines !

Chair de bœuf, vache, cheval et porc.

Je voudrais voir en France l'usage du *Rosbiff* plus répandu et nos bons paysans manger davantage de mouton et surtout de celui préparé à la *palikare*.

La chair de vache que souvent nous avons dépréciée injustement, toutes choses égales d'ailleurs , n'est nullement inférieure à celle du bœuf. Repoussons l'erreur.

La chair du cheval nous semble être dans le même cas que celle de la vache, elle est aussi bonne au goût et aussi nutritive.

En en admettant la consommation publique, autorisée, on n'a voulu qu'utiliser la chair de quelques bons, beaux et jeunes chevaux qu'un accident quelconque advenu, met dans l'impossibilité de servir désormais : par cette mesure, il nous est bien permis de penser qu'on n'eut jamais pour but, de faire concurrence à la vente de la chair de bœuf.

N'est-ce pas un service rendu à l'humanité que d'augmenter la consommation de la viande, très nutritive? d'en mettre le coût à la portée des plus petites bourses?... n'est-ce pas un service rendu aux pauvres, aux artisans, au commerce, aux propriétaires de chevaux? D'ailleurs, cette chair du cheval que nous venons de comparer, au point de vue nutritif, à celle de bœuf; est bien plus nutritive, je pense, que celle des moutons et porcs, etc., etc. Bien que la chair de mouton en soit très rapprochée, puisqu'elle ne contient qu'un peu plus de stéarine. La chair de porc est plus riche en graisse, mais plus pauvre en substances albumineuses, elle est d'une digestion assez dure.

Chair des jeunes animaux.

La chair des jeunes animaux est plus pauvre en fibrine et plus riche en albumine soluble, en tissus gélatineux et en eau ; gélatine et gelée de viande, synonymes, étant de digestion facile, elle convient aux personnes convalescentes, fatiguées.

Foie, cervelle, rognons, rate, ris, etc.

Le foie, la cervelle, les rognons, la rate, etc., se rapprochent beaucoup de la viande, par leurs propriétés et se distinguent par leur richesse en albumine soluble qui est d'une facile digestion.

Le foie et la cervelle contiennent aussi une plus grande quantité de graisse phosphorée. Le poumon dont la trame est gélatinoso-fibreuse, nourrit bien moins ; les ris de veau sont beaucoup moins nourrissants que la viande, eu égard à leur gélatine, ils ne conviennent cependant que médiocrement aux fatigués et convalescents, (remarque de bien des praticiens.)

Ce que l'on vend, sous le nom de tablettes de bouillon, n'est autre que de la gélatine, produit peu nourrissant et difficile à digérer ; enfin, leur usage nous semble plus blamable « que digne « d'encouragement. Souvent nous avons remarqué que ce bouil- « lon fait à bord, ne réparait pas les dépenses de l'économie con- « valescente. **Tablettes de bouillon.**

Avis à nos très honorables chefs de gamelle à bord. J'ai passé à dessein les bouillons médicinaux ou faits avec du veau, poulet, poisson, écrevisses et autres crustacées. Les bouillons de colimaçons, de grenouilles, de tortues, etc. ; les bouillons pectoraux ou faits de poulet maigre, de raisins et figues secs, d'amandes, dattes, jujubes, etc., nous les passons, car nous n'en voyons guère l'utilité en médecine.

La chair fait la chair encore plus que le sang, au point de vue nutritif, elle vaut mieux que tous les autres aliments ; aussi avons nous été à même de constater souvent que les peuples qui, en quelque sorte ne vivent que de végétaux : certaines de nos corporations religieuses, les Lazarroni, certains Italiens et Espagnols, etc, manquent de force et d'énergie? Nous ne pouvons comparer à ces gens, les Arabes puisque ceux-ci consomment plus de viande que même, les 3|4 de nos paysans français ; voilà, un des motifs très sérieux, qui nous montrent que les Bédouins ne peuvent être comparés à l'Indien, voilà d'où vient la difficulté de réduire les premiers et la facilité de mener les seconds. **Indiens, bédouins, colonisation.**

Nous avons encore remarqué que, quoique très courageux, nos soldats et matelots, ne se battaient que mollement quand ils avaient faim. Les soldats anglais sont excellents à la guerre, me disait feu le duc d'Isly, mais alors seulement qu'ils ont une bonne **Soldats et matelots à la guerre et aux hôpitaux. Blessés.**

Maréchal Bugeaud. —
Sa manière de voir à
ce sujet.

tranche de biffetech sur l'estomac. J'ai observé enfin, dans les hôpitaux de la marine (colonies françaises,) que les Anglais, Américains et autres étrangers supportaient moins bien que le matelot français, les privations et les douleurs physiques.

Chair des animaux
surmenés, empoisonnés, enragés,
ladres, etc.

La chair des animaux surmenés, a des propriétés malfaisantes et se putréfie facilement.

La viande des animaux empoisonnés peut se consommer sans accidents morbides : Les sauvages ne mangent-ils pas ceux qu'ils ont abattus avec leurs flèches empoisonnées ?

Je ne pense pas que la chair des animaux enragés soit malfaisante et non plus, de ceux qui meurent atteints de météorisme, de Tournis, etc. La ladrerie ne nuit aux nutritions qu'en ce que cette chair de porc, ne contient plus autant de principes nutritifs. Des exemples prouvent que nous pouvons manger de la chair d'animaux morts enragés, et sans inconvénient : que des porcs nourris de chair provenant de chevaux morts malades depuis longtemps, continuent de se bien porter ; que des chiens et des chats nourris de chairs cancéreuses, ont engraissé : que dans l'épidémie de Jaffa, des chiens errants et de nombreux chacals déterraient les cadavres pestiférés, couverts de bubons, et les dévoraient sans que cette nourriture parut les incommoder. (Desgenettes Larrey). A Tintingue (Madagascar, 1830,) notre cimetière situé sur une langue de sable mélangé d'un peu de terre, bordé de piquets, les chacals et loups sautaient par dessus : l'un d'eux, très gorgé de chair humaine y demeura, piqué par le ventre. Ces animaux sauvages très repus de chair de cadavres, suite d'intoxications intermittentes très et diversement compliquées, nous ont semblé se bien trouver de cette nourriture. (D. Ch.*** et moi entr'autres officiers du bord, avons bien remarqué.) En 1789, les indigents de St-Germain, d'Alfort et de ses environs, ne mangèrent-ils pas 7 à 800 chevaux morveux et farcineux, sans en être incommodés ? En 1814, 15 et 16, des animaux morts du typhus, n'ont produit aucun résultat morbide.

Viande putréfiée au
début. — Charbon en
poudre.

La viande qui présente un commencement de putréfaction, offre moins d'inconvénients sanitaires, qu'on ne le pense généralement. Les restaurateurs de 2e ordre sont moins *empoisonneurs* qu'on le dit, mais nous, consommateurs devenus malades, sommes injustes bien souvent, en fait de causes morbides surtout! Cadet de Vaux nous a montré à corriger le principe de putridité, en faisant bouillir la viande dans l'eau, et en l'additionnant d'une certaine quantité de charbon végétal pulvérisé.

Les viandes fumées, sont peu nutritives, bonnes à certains goûts, elles ne sont pas sans dangers sanitaires quelquefois. N'a-t-on pas signalé la vénosité des jambons, saussices et boudins fumés? *(Viandes fumées)*

L'eau, avons nous dit, forme les 3|4 du poids de la chair des mammifères, mais elle forme les 4|5 du poids de celle des poissons; ordinairement, ils sont à chair blanche, ne contenant que peu de sang, bien qu'animal à sang rouge, mais il est presque froid; en revanche, cette chair de poisson contient beaucoup de graisse phosphorée. *(Poissons.)*

« Les poissons dits volants (*exocet volitans*) sont des malacop-
« térigiens que nous connaissons tous. S'élançant quelquefois de la
« surface des mers calmes, croyant franchir le navire qui est devant
« eux; arrêtés dans leur élan, par les basses voiles imprévues,
« ils tombent sur le pont. Deux fois dans l'océan indien cette
« poissonnaille, manne qui ne venait pas du ciel, nous tomba à
« bord et fut bien reçue, il y avait de ces poissons dits volants,
« de 15 à 16 centimètres de long; les matelots pouvant choisir
« ne prenaient que ceux qui n'avaient que 10 à 12 centimètres.
« Nos artistes culinaires en tirèrent un grand parti et nous trou-
« vâmes ce poisson excellent. Il faut dire aussi que nous étions
« un peu restreints en fait de vivres! Feu V. Jacquemont embar-
« qué avec nous, allant de Brest au Bengale, aimait beaucoup à
« raconter cette épisode de sa *longue navigation*. »

Il y a des poissons qui, mangés, causent des empoisonnements contre lesquels sont indiqués *illicò*: vomitifs, purgatifs, puis délayans. Passons les solutions alcalines, les antiphlogistiques, il nous *(Poissons vénimeux.)*

importe, à nous médecins navigàteurs, de savoir à quoi nous en tenir, sur les qualités alimentaires bonnes ou mauvaises des poissons, des coquilles et des crustacées.

Préparation culinaire. Disons aussi que les poissons de mer, plus sapides que ceux d'eau douce, demandent moins de préparation et que, sauf la *raie*, on les doit manger frais.

Crustacés. Les poissons d'une chair dure, tels homards, crabes, etc., etc., sont, dit-on, indigestes ; c'est possible, mais en en ayant mangé beaucoup pendant 11 ans, au sein d'une population qui s'en nourrit, durant deux mois 1|2 de chaque année ; je ne me suis nullement aperçu des inconvénients sanitaires attribués, à tort sans doute, à leur *coriacité*.

Huîtres. « Les huitres de mer venant d'être draguées, sont un peu acres, « goût qu'elles perdent bientôt au parcage : là, en effet, elles « sont plus goûtées ; nos acéphales sont plus grasses et plus « tendres en général ; leur eau salée animale, blanchâtre, fraîche, « est un peu laxative ; elle contient beaucoup de chlorure de so- « dium, de magnésium ; des sulfates de magnésie et de chaux ; « une grande quantité de substance organique azotée, coagulable ; « c'est, dit-on, et je suis du nombre des croyans, au mélange de « ces parties, que nous devons leurs propriétés légèrement laxa- « tives. Eu égard aussi à leurs éléments constitutifs, nous les « devons manger fraiches ; pour moi, je les préfère manger après « 24 heures, qu'immédiatement à leur sortie de l'eau. En mai, « juin, juillet et août, (4 mois sans R.) elles sont plus maigres ; « sans être essentiellement malsaines, on s'abstient généralement « d'en manger, mais c'est dans un but procréatif.

Huîtres saumâtres. « Les huitres saumâtres, (celles de Terre-Neuve) ne m'ont sem- « blé ni excellentes ni gentilles. Généralement elles sont longues, « irrégulières, étroites et grosses. Elles ressemblent un peu aux « bivalves nommés, *marteaux*. Elles ne peuvent être mangées par « les amateurs, que faute de mieux. »

Pendant les saisons chaudes, ces mollusques hermaphrodites, jettent leur frai, nos huitres sont alors molasses, souffrantes, malades et amaigries : on les dit même malsaines ; aussi en consomme-t-on peu alors.

C'est à tort qu'on prétend que le lait en accélère la digestion, en les dissolvant : ce lait n'a sur elles, nulle action, mais il en est autrement des acides faibles ; c'est de l'observation raisonnée, que viennent les usages ou habitudes de consommer, en les mangeant, des vins blancs (préférés aux rouges) légers, peu alcooliques et légèrement acidulés. *Huitres — Vin et lait digestifs des huitres.*

Les moules étant dans le même cas que les huitres, comme comestibles, suivent les mêmes phases de traitement : mais croyons bien que les petits crabes que quelques-unes contiennent, sont innocents du méfait morbide qu'on s'est plu à leur attribuer sur nous. « La moule, dite perlière, de Terre-Neuve, n'est pas moins « comestible que les autres, elle est également nutritive, conte- « nant une même proportion d'albumine... Patelles, peignes et » autres coquilles de ce genre, n'ont que l'inconvénient d'être « indigestes et de nécessiter des condiments. » *Moules et perlières.*

La daurade si estimée des marins à la mer, est un bon poisson, sans doute, mais cependant, moins délicat que tant d'autres sur nos marchés. *Daurade.*

« Le requin, ne vaut pas grand'chose, ni même les requinots, « néanmoins on en peut manger par hasard. En ayant dégusté, « en compagnie d'une quinzaine d'officiers, il m'est bien permis, « je pense, de dire ce que je viens d'avancer (1). *Requin.*

« Les tortues de mer, nous ont semblé plus goûtées que celles de « terre. Plusieurs fois, de ces beaux chéloniens de la Méditerranée, « nous apparurent, comme dormants à la surface des eaux, fort pai- *Tortues de mer et de terre.*

(1) Vaisseau le *Triton* 1845. J'eus l'occasion, très rare, de voir moi-même la parturition entière d'une mère requin, à son terme, je pesai et décrivis 42 requinots, constituant la portée entière; nous en vîmes nager en pleine mer, etc. J'autopsiai la mère, nous conservâmes des requinots durant 3 heures dans une baille remplie d'eau-de-mer, puis, nous en livrâmes au cuisinier qui les accommoda de son mieux, et qui nous les fit servir par le maître d'hôtel ; ils nous parurent assez tendres, mais pas très bons au goût.

« sibles alors, nous parvînmes à en saisir quelques unes ; c'était
« un excellent manger. Venant de Madagascar et de Mozambique,
« retournant en France, nous touchâmes à Bourbon (St-Denis) :
« proportionnellement à l'équipage (75 hommes.) nous avions
« bien des malades, scorbutiques surtout ! nous embarquâmes,
« pour eux, plusieurs tortues terrestres ; après 91 jours de traver_
« sée, sans relâche aucune, nous n'avions plus de malades ; ré-
« sultat heureux, que je dus naturellement attribuer : 1° à
« l'éloignement des causes toxiques paludéennes, des littoraux de
« Madagascar et de Mozambique ; 2° à notre bon air atmosphé-
« rique ambiant ; 3° au régime *chélonien* auquel furent soumis
« nos malades : leurs bouillons étaient analeptiques et la chair,
« excellente. »

Toxicité de quelques poissons. Moyens contre.

Parmi les poissons, crustacées, coquilles, il en est qui empoisonnent, mais pour démontrer péremptoirement l'existence
du toxique, la chose est très difficile, sinon impossible ; l'indice
de la cuillère d'argent, bien que n'étant pas à négliger, ne suffit
plus ici, il est bon seulement pour reconnaître la présence du toxique,
des champignons malfaisants. L'eau bouillante vinaigrée, est
dans le même cas. Nos moyens chimiques peuvent bien corriger
la couleur de l'eau de poisson, son odeur, son mauvais goût, mais
ils ne sauraient l'assainir entièrement, ni augmenter les qualités
nutritives de ce poisson : : « Dans le doute, abstenons-nous,
« et quand nous reconnaîtrons un empoisonnement quelconque,
« n'oublions pas que la première chose à faire, en faveur du ma-
« lade, est de provoquer le vomissement et sans perdre de temps ;
« somme toute, les poissons salés et fumés, constituent de mau-
« vais aliments et donnent lieu, souvent, à des accidents mor-
« bides, les mêmes que ceux des viandes dans un état pareil.
« D'ailleurs, nous ne voyons nul inconvénient sanitaire à faire
« vomir, dans ce cas, un homme sain, bien portant jus-
« qu'alors. »

§ V.

Les céréales, cultivées depuis la plus haute antiquité constituent la base de l'alimentation générale des peuples; avec la viande et le lait, elles représentent l'aliment moyen le plus convenable à notre espèce et doivent cet avantage à leur composition spéciale. Toutes, en effet : froment, orge, seigle, maïs, sarrasin, riz, mil, etc., contiennent les principes alimentaires indispensables à l'entretien de la vie, à la nutrition de nos tissus; c'est : 1° une matière organique azotée et une substance inorganique azotée ou albumineuse; 2° une matière organique non azotée et une substance inorganique minérale. La 1re s'y trouve représentée par le gluten, élément le plus nutritif, et qui sert aussi à mesurer les propriétés alimentaires du pain et sa valeur réelle.

La matière organique non azotée de ces céréales est représentée par l'amidon qu'elles contiennent, dans de très fortes proportions inégales. La soude et la potasse, la magnésie et la chaux, le fer et le chlore, le soufre et le phosphore, avec toutes les substances inorganiques de notre corps, s'y rencontrent dans des proportions diverses.

Le gluten et l'amidon, sont donc les principales substances qui se trouvent en des proportions inverses dans les céréales. Ainsi par ex : on voit que le froment et le seigle, contiennent 11 p. 0|0 de gluten et ils sont les plus pauvres en amidon; le riz et le maïs fournissent moins de gluten, mais plus d'amidon.

« Remarquons ici une des prévoyances de la nature qui plaça
« le riz et le maïs sous la zone torride où les besoins de réparation
« sont si minimes ! »

On peut panifier avec la farine de toutes sortes de céréales, mais pour cela faire, il faut du levain : de tous les moyens de s'en procurer, soit à bord soit à terre, durant les expéditions de guerre, rien ne m'a semblé aussi facile, aussi commode que la levure de bière conservée, emportée, ou moins elle n'offre à l'esprit rien de dégoûtant. A l'imitation des armées en campagne, ne serait-il pas à désirer qu'une petite caisse de 5 à 6 cruchons de *un litre*, fut confiée au maître commis? c'est un *encas*. Ce levain incorporé, même sec, à la pâte, change l'amidon qu'elle contient, en sucre qui, à son tour est transformé en alcool qui s'en va, en acide carbonique qui demeure emprisonné dans le gluten et qui détermine, dans la mie, les trous variés qui rendent le pain plus léger.

Pain bis. Si le pain bis semble plus nutritif que celui de farine blutée, c'est une erreur fondée sur ce qu'il est plus difficile à digérer et, comme le disent nos paysans, « *qu'il tient plus à l'estomac*. Si « j'avais l'honneur de faire de la médecine civile, je le recommen- « derais quelquefois à mes clients, principalement aux dames et « pour raisons! »

Farine, pain. Le pain de farine de froment tient le 1er rang; le pain de seigle, le 2e; il est moins nutritif que le précédent, mais plus que le pain d'orge. On le sait sujet à l'ergot (seigle ergoté *poison*). Le pain d'orge est le 3e.

L'avoine n'a pas de gluten, aussi se panifie-t-elle très difficilement? elle renferme une huile grasse d'assez mauvais goût; en Normandie on en use beaucoup en bouillie, que les habitants nomment *Craüles*. La médecine sait en tirer un grand parti. Presque toujours cette dernière s'adresse à la muqueuse gastro-intestinale et sans cesse à l'absorption, pour arriver au sang et le modifier d'abord, et ensuite arriver à tous les solides; un aliment, un médicament, sont obligés de passer par là pour arriver en un endroit quelconque de l'économie animale, malade ou non.

Le sarrasin constitue la plus mauvaise des céréales; impossible d'isoler le son de sa farine. On en consomme beaucoup en Bretagne et en Normandie: bouillie, galettes et *phare*...

Le maïs nourrit assez bien, mais il ne se conserve guère. Le riz constitue une alimentation assez réparatrice; sa fécule (amidon, *fécule amylacée*) pourrait avantageusement remplacer toutes les autres fécules, telles que: arrow-root, sagou, etc.

La pomme de terre est le produit du *solanum tuberosum*. On ne peut songer à faire entrer *la parmentière* dans le régime de nos équipages marins; mais les chefs de gamelle du bord peuvent en tirer un grand parti, car cet excellent tubercule se peut conserver durant quelques jours en le plaçant et le soignant bien. La pomme de terre forme une des bases alimentaires de certains de nos départements. Elle ne renferme point, en moyenne, plus d'eau que la viande ; mais il s'en faut de beaucoup qu'elle puisse lui être comparée comme nutritive. Tandis que l'albumine soluble qui, seule, dans ce précieux tubercule, représente le corps albuminenx, s'élève ordinairement à $1|100$ de son poids total, l'amidon et la fécule varient de $1|4$ à $1|5$ de ce poids.

Comparée aux légumes, la pomme de terre leur est supérieure en valeur nutritive et en digestibilité, car l'amidon est plus facilement soluble que la cellulose des légumes, et elle contient aussi plus d'albumine que ces derniers. Si nous comparons cette pomme de terre à la viande, aux céréales et même aux légumineuses, nous trouvons que les moins riches de ce groupe sont encore plus nutritifs qu'elle. En résumé, la parmentière appartient aux aliments peu nourrissants, et, comme la proportion d'albumine et d'amidon qu'elle contient est en raison inverse de celle du sang, il en résulte qu'elle ne peut donner aux muscles, ni fibrine, ni *robur*, ni forces, et qu'elle ne donne, en réalité, au cerveau ni albumine, ni graisse phosphorée. Aussi, et par un effet naturel, les populations qui consomment une grande quantité de pommes de terre pour se nourrir, faute de mieux, sont-elles généralement faibles, incapables d'efforts soutenus et sans énergie aucune. Pauvre Irlande! Si l'on te pouvait nourrir, seulement pendant un au ou dix-huit mois, avec une alimentation copieuse (bonne viande et bon vin), bientôt on verrait surgir de ton sein vivace 100 O'Connel par an, et, assurément, ils obtiendraient pour toi, de nos voisins, un meilleur et plus équitable gouvernement. Qu'importe à l'affamé le goût, la richesse et la saveur des principes alimentaires ?

Pomme de terre rendue plus nutritive avec viande, graine, lait, beurre.

La pomme de terre, ajoutée au beurre et au laitage, à l'instar des laboureurs normands, à la viande de mouton, au lard, à la graisse et convenablement assaisonnée, acquiert cependant des qualités nutritives qui la rendent très utile à tous, aux villes comme aux campagnes ; aux riches comme aux pauvres, etc. C'est la pitance du misérable et du malheureux.

Fécule succadanée de toute autre fécule.

N'ayant nullement arrêté le progrès de la culture des céréales, la venue de la pomme de terre eu Europe a été un grand bienfait. Elle sert aussi à la médecine et aux arts ; sa fécule remplace avantageusement l'*arrow-root*, le *tapioca*, le *sagou* et toutes les autres fécules exotiques apportées à grands frais et souvent falsifiées.

Choix.

Rejetons les pommes de terre à épiderme taché de points ou de plaques verdâtres, les gâtées, puantes, pourries et germées en tas.

Commission d'armement.

Il importe que les membres d'une commission de vivres, d'armement de navire, au moins qu'*un* ou *deux* parmi les membres de cette commission, reconnaissent, à l'examen physique des denrées, si elles sont bonnes ou mauvaises, leurs qualités et leurs défauts.

Farine de froment.

La farine de froment est d'un blanc brillant, douce au toucher, inodore, insapide ; elle contient 3|4 de fécule, 1|8 de gluten, presqu'autant d'extrait gomeux et sucré, un atome de résine jaune.

Qualités physiques de la farine et noms de ces insectes.

Sa digestion est facile. Le gluten est l'élément de la fermentation. Le pain mitoyen, cest-à-dire, orge et froment, par moitié, conviendrait mieux ce me semble, aux hommes de travail physique, aux matelots graviers, aux pêcheurs, etc. que tout autre. Il y a 10 ans que je l'ai proposé. Il faut que notre farine d'armement soit récente et bien sèche ; la farine humide se pelotonne, s'altère et fermente vite, à la mer et dans les pays chauds surtout ! la farine est *échauffée* et piquée, si elle a une odeur désagréable, une saveur aigrelette et comme sa vonneuse alors, il faut la condamner.

Les insectes qui altèrent les farines à bord, (blattes, charençons), se voient à l'œil nu et mieux encore à l'œil armé d'une bonne loupe : ces insectes détruisent le gluten et infectent la farine de leurs cadavres. Cette farine peut contenir encore des détritus de la meule a moud.e. (Ce qui n'a pas lieu, dans les moulins à vapeur.) Des moalécules sablonneuses qui la font craquer sous la dent, et le pain aussi, indiquent que ce produit est alors mal et imparfaitement élaboré, Il ne convient pas, nuit aux fonctions digestives.

Plâtre, chaux, céruse, potasse, alun, os calcinés peuvent sophistiquer les farines, mais alors leurs faciles dissolutions et lavages, peuvent aussi décéler la fraude. Les falsifications les plus ordinaires sont : le son, les farines de fèves, de haricots, de vesce et d'autres farines de légumineuses. De tous les moyens de vérification admis, le plus simple et le plus décisif serait ce semble, l'examen du son dans lequel on rencontrerait les débris de semences étrangères, mais comment se le procurer, et être certain de l'identité de ce son ? *Falsifications et moyens de les reconnaître.*

Il faut que notre farine soit bien tenue et tassée dans des barriques hermétiquement closes, convenablement placées à bord, à l'abri de l'humidité, de l'air et d'une trop grande chaleur.

J'ai toujours pensé qu'on la devrait conserver dans des caisses en tôle. *Caisse métallique et farine.*

Le pain de froment est blanc, léger, poreux, à saveur fraîche ; tous, nous connaissons en Europe. ses bonnes qualités. Le pain rassis est plus sain que celui sortant du four, mais il ne nous semble guère plus sec que le pain frais dont il diffère moins en apparence qu'en réalité. Des boulangers, à terre surtout ! remettent le pain sec qu'ils n'ont pu vendre la veille, au four et nous le revendent le lendemain comme frais. On n'est pas sûr de cette supercherie que rien ne peut faire deviner ni décéler. Le goût seul de certaines personnes, peut fournir une présomption. Le pain rassis est plus digestif que le tendre et gonfle moins ; ce qui s'explique par la moindre proportion d'acide carbonique contenu. *Pain rassis et pain chaud.*

Le pain fait des farines dépourvues de gluten, fermente mal, refuse quelquefois même, la fermentation et nos boulangers disent alors qu'il se *boulange mal.*

Le pain *d'orge*, est noir, grisâtre, celui d'avoine est amer ; celui de seigle est lourd ; celui de maïs, offre un goût désagréable et m'a semblé malsain.

Pain mal cuit et comparé à la viande. Mal cuit, le pain est, en général, indigeste et lourd. Le pain ne contient en moyenne, que la moitié des substances albumineuses que renferme la viande de bœuf ; il est donc moins nutritif qu'elle en particulier et partant, que les autres viandes.

Tournure à l'éléphant. Le pain nous donne, généralement peu de fibrine, c'est le motif pour lequel nos paysans, laboureurs surtout ! ont la fibre plus molle que les matelots, soldats et artisans des villes, qui consomment de la viande. L'amidon qui se trouve en abondance dans le pain, ne tarde pas à se transformer en graisse sous l'influence digestive, et voilà la deuxième cause de notre *tournure à l'éléphant* (1).

Farines et fournisseurs. Au point de vue constatations des qualités de la farine, nous sommes pauvres ; sans parler de l'appareil de Donny que nous n'avons pas toujours sous la main et dont il faut savoir se servir; sommes nous dans un port où aux colonies, portons un cornet ou des cornets de farine étiquetés, à nos pharmaciens de la marine, ou allons chez un pharmacien civil : examinons la farine, délayons la dans l'eau, etc., etc Malheureusement nous devons nous borner à signaler *de* nos fournisseurs et marchands cupides pour les stigmatiser, les constatations ne sauraient être conduites à bonne fin que dans un laboratoire de chimie.

Farine et eau de mer. On peut délayer la farine, en grande partie, pour en faire de la pâte, avec de l'eau de mer, ce qui dispensait d'ajouter du sel, ça nous est arrivé fréquemment dans nos longues navigations que ne faisaient pas encore les *Steamers*.

Biscuit. Biscuit, son origine se perd dans *la* nuit des temps, c'est l'aliment fondamental des hommes de mer. Eu égard à son importance, nous en dirons un mot, mais du biscuit français des nâvires de l'Etat seulement et non du biscuit de commerce, des biscuits médicinaux.

(1) Devenir gros, malgré la jeunesse.

C'est un pain non levé, ou très peu. Confectionné de très pure farine de froment, cuit au four et généralement desséché à l'étuve ; pour délayer la farine on se sert d'eau à une température de 54 à 55°. On comprime fortement la pâte dans un moule d'une grandeur variable, et avec les rouleaux, on pique les galettes pour favoriser la cuisson et empêcher de lever.

Le biscuit doit être de cuisson récente, d'une belle couleur jaunàtre, bon au goût *sui generis*. Il contient trois ou quatre fois plus de matières nutritives que le pain ; sonore au choc, sa cassure est nette et brillante, gonflant vite et beaucoup dans l'eau, et cela sans s'émietter ni gagner le fond du vase.

Les insectes et la moisissure le rendent malsain ; la chaleur du four fait disparaître ces insectes avec l'humidité, mais ne l'empêche pas de moisir de nouveau. On le conserve le mieux possible, à bord, dans des soutes bien closes doublées de ferblanc et situées le plus convenablement possible, au point de vue et contre l'humidité surtout ! N'embarquons jamais des vivres humides ni mouillés. (Il en est de même de la houille.) Le biscuit étant d'une digestion difficile, il convient de le faire tremper avant de le manger, ne serait-ce que comme moyen de prévenir l'altération des dents à laquelle il ne saurait être entièrement étranger.

Les haricots (*phoseolus vulgaris*) fayols, les féveroles (*faba vulgaris*) gourganes, *fèves de cheval ;* les pois secs sont d'une digestion difficile en général ; mais les pois sont moins difficiles à digérer que les *fayols* et les *gourganes*. On les conserve bien, mais à la condition expresse d'en avoir grand soin et de les convenablement placer à bord. Ces graines contiennent un corps albumineux très abondant, nommé légumine par les chimistes ; elles renferment aussi de l'amidon accompagné de dixtrine, de sucre, de cellulose, qui forme, en se desséchant, l'enveloppe ligneuse ; on y trouve quelques traces de graisse et presque tous les chlorures du sang. *Verts*, ils constituent un aliment mucilagineux, doux et sucré au goût. Les petits pois *secs*, que nous conservons à bord, font un aliment féculent.

Biscuit.

Biscuit et dents.

Fayols ou gourganes, pois.

Il convient de choisir les légumes récents bien mûrs ; ils doivent avoir été soumis à l'étuve, pour enlever toute leur humidité, sans les trop durcir. On les embarque par des temps secs et on les conserve dans des futailles bien conditionnées, ou mieux encore dans des caisses métalliques ou dans des soutes doublées de plaques de fer minces ; la vétusté les ride et les racornit ; ils gonflent un peu à l'eau et cuisent difficilement. L'humidité les fait noircir, germer et pourrir : ils sont susceptibles d'être attaqués par les insectes (charançons), qui en dévorent la partie nutritive.

Légumine. La légumine est soluble dans l'eau bouillante ; mais l'eau qui contient de la chaux en plus ou moins grande quantité, s'unit à la légumine, la change en corps très dur, et cette eau cuit mal les légumes : on la corrige en y mettant, avec les graines ci-dessus, un petit *nouet* de cendres L'eau de pluie contenant moins de chaux que l'eau de fontaine et de puits surtout ! est plus propre à **Cuisson des légumes.** la cuisson des légumes et à leur tendreté. Pour obtenir des fayols, gourganes, pois et même lentilles, une soupe très-fortifiante, il faudrait user (à cet effet) de l'eau de pluie et les y mettre à froid, autrement une grande partie de la légumine se coagule et demeure improductive. L'enveloppe ligneuse est très indigeste, ce qui rend leur emploi préférable sous forme de purée.

Légumes et viandes au point de vue nutritif. Les légumes l'emportent, en parties solides, sur la viande ; l'eau forme à peine 1|7 de leur poids, et, si elles contiennent moins d'albumine soluble que les viandes, la fécule et les sels s'y trouvent en plus grande abondance. Les graines comestibles contiennent aussi beaucoup plus de phosphore et de soufre, qui entrent normalement dans la composition de nos tissus : à ces titres divers, on les doit considérer comme la nourriture du pauvre, auquel la viande *est trop parcimonieusement départie.*

Oseille, salade, épinards, asperges. tomates, concombres. Un mot des légumes proprement dits et à l'adresse de MM. les officiers de marine : oseille, salade, épinards, asperges. tomates, concombres, etc., etc Ils contiennent environ 9|10 d'eau et très peu de substances féculentes amylacées ; on y trouve plusieurs acides organiques, tels par ex : les acides oxalique, malique, qui aident à digérer les viandes dont l'albumine soluble est tenue par eux en dissolution ; on y trouve aussi des sels de potasse, de soude et plusieurs chlorures ; dans le chou, la salade et l'asperge, la potasse l'emporte beaucoup, tandis que cette dernière est deux fois plus abondante dans l'épinard. L'asperge contient, en outre, un principe azoté, qui lui donne une saveur spéciale.

Tous ces légumes fournissent peu de sang et, partant, sont peu nutritifs ; mais, par les sels qu'ils renferment, ils aident aux digestions, et c'est, je pense, avec raison que l'on dit, vulgairement, que les légumes verts rafraîchissent et rendent le sang plus léger.

L'oseille est un aliment qui convient peu aux estomacs délabrés, aux gastralgiques. L'usage alimentaire et abusif de l'oseille peut même (Magendie) déterminer une sorte de gravelle. Contre l'odeur d'asperge que répand quelquefois notre urine alors, la science ne la peut que masquer ou affaiblir.

Les artichauds crus sont lourds et indigestes ; ils fatiguent l'intestin. Cuits, leur digestion est facile et ils sont assez nourrissants.

Le céleri ou ache cultivée, cru, contient du nitrate de potasse en quantité ; il passe pour être stimulant ; en salade ou en remoulade, il ne peut convenir qu'aux estomacs solides ; cuit, il est très digestible et peut convenir à tous. Le cardon est une variété de l'artichaud ; nous le mangeons cuit au gras, au maigre ou au jus ; très recherché comme aliment, très usité en Provence surtout, il est peu nourrissant et assez agréable au goût. **Cardon.**

1° Le chou vert non pommé, dont on use en Normandie, constitue une soupe exquise ; 2° le chou frisé ou de *Milan*, dans lequel on ensevelit les vieilles perdrix, est très bon ; 3° le chou pommé *cœur-de-bœuf*, est un légume excellent comme assaisonnement de soupe ; 4° le *chou à jets* se sert accommodé au jus ; il contient une grande quantité de fibres végétales qui le rendent d'une digestion pénible, difficile. Il est peu nourrissant et donne beaucoup de gaz ; 5° le chou rouge, haché et confit au vinaigre aromatique, **Choux.**

8

se mange cru ; c'est un hors-d'œuvre que l'on peut conserver et embarquer et plus propre à exciter notre appétit qu'à nous nourrir ; 6o le chou-fleur est un légume d'une saveur agréable et d'une facile digestion alors qu'il est bien cuit, d'ailleurs peu nourrissant; il convient aux personnes jouissant d'une bonne santé et non adonnées aux travaux pénibles. On le peut conserver frais une partie de l'année ; 7o le brocoli ou *chou d'Italie* m'a semblé encore meilleur au goût que le chou-fleur, dont il a l'avantage et les inconvénients.

Quand on possède un bon estomac, on peut en user ; dans le cas contraire, il faut s'en abstenir. Ils donnent lieu à des éructations gazeuzes désagréables. Le raifort ou radis noir que l'on sert dans le Nord, hors-d'œuvre comme les raves et radis, en offre les inconvénients et les avantages ; on en fait des tranches sur lesquelles on met une infusion d'eau salée froide.

Radis noir.

D'après leur composition, les légumes ne peuvent réparer qu'en partie les substances du sang, et leur usage exclusif ne pourrait nous fournir qu'une nourriture insuffisante. Ils rassasient momentanément et sont vite consommés.

Les chefs de gamelle, en rade, en pourront faire servir à nos camarades, mais accompagnés et toujours hygiéniquement.

Sel, viandes et boucanage.

Le sel conserve les viandes, mais en desséchant leur fibrine. Le boucanage, les conserve aussi, mais en enlevant leur eau, leur humidité; les vapeurs en s'en allant, emportent nécessairement de leurs propriétés nutritives solubles, ce qui les rend moins assimilables. Le bœuf boucané de la *Plata*, bien que vendu 60 c. le kilogramme, au consommateur d'Europe, ne me semble pas avoir beaucoup de chances d'être admis, eu égard à ses inconvénients. Remercions cependant la bienveillante intention des négociants qui, par l'exportation et la vente de cette viande boucanée et *insalée*, ont eu pour but, en partie , l'augmentation de la consommation, en livrant cette viande à bon marché.

Bœuf salé.

La chair de bœuf est celle qui prête le moins à ce genre de conservation (salaison). L'action de la saumure la dessèche en la privant de ses sucs.

Notre bœuf salé, se gâte promptement à bord, surtout dans les pays chauds ! il faut donc le choisir de bonne qualité et le consommer *vite*.

Le cochon, soumis à l'action de la saumure, se durcit et se dessèche, mais bien moins que le bœuf ; il est plus savoureux et se peut conserver très longtemps et n'importe où quand il est bien noyé dans la saumure et que l'on prend des précautions pour prévenir sa rancidité au contact de l'air ; arrivons à ce qu'il nous importe le plus de connaître, dans une commission de vivres :

Cochon salé.

Il faut que le lard salé qui nous est présenté, ait un tissu cellulaire blanc et d'une épaisseur moyenne, la couleur jaune ou jaunâtre indique toujours un degré de rancidité; défions-nous en. L'odeur est *sui generis*. La chair musculaire doit être rosée ; le rouge vif étant souvent le résultat du salpêtre ou nitre, (azotate de potasse) mêlé à la saumure ; c'est une adultération, sans doute, mais au moins, elle n'est pas dangereuse : un piquet poli est plongé dans la barrique ou le fût, il doit, étant retiré, nous offrir une odeur de chair fraîche qu'un peu d'habitude nous apprend à connaître.

Lard salé.

Avant de faire cuire la viande salée, il faut, comme toujours nous l'avons vu faire à bord des navires, la mettre à dessaler à l'eau de mer, soit à la *trempe*, soit à la *traîne* : la durée de cette opération varie et doit varier, suivant une foule de circonstances. Pour la faire bien cuire, plongeons la dans l'eau encore froide, car, si elle était bouillante, comme nous l'avons vu pratiquer maladroitement quelquefois, l'albumine se coagulerait et renfermerait, pour ainsi dire, les particules salines, et la soupe serait moins bonne, mais la viande plus nutritive serait aussi plus difficile à digérer. Heureusement que nos matelots sont jeunes et bien constitués !

Cuisson des viandes salées.

La *trempe* et *la traîne*, rendent bien de l'eau à la viande, mais elles ne peuvent lui rendre ses parties, nutritives en dissolution dans l'eau enlevée ou évaporée, nous ne pouvons croire que

Trempe et traîne. Viandes salées et conservées.

cette viande puisse avoir de bonnes propriétés nutritives (1).

Morue salée et séchée. La morue salée et séchée, est une assez bonne provision pour les marins, mais il serait à désirer qu'elle fut préparée dans ce but, et pour cela il faudrait que messieurs les armateurs pour pêche et sécherie, donnassent des ordres en conséquence; la conservation de ce malacoptérigien, à bord, demande beaucoup de soins !

Hareng sec. Le hareng sec et salé, est un autre malacoptérigien dont on ne se peut guère servir à bord; que comme condiment.

Choucroûte. La choucroûte, (sauer-krant) est une préparation particulière du chou commun, *pomme* ou *cabus*, par laquelle ce légume a subi un degré de fermentation qui a détruit une partie de son mucilage et produit de l'acide acéteux. On l'emploie seul ou comme assaisonnement des viandes salées et des légumes secs.

Choux fendus et salés en fûts. La choucroûte se conserve longtemps quand elle est embarquée et placée dans les meilleures conditions possibles.

Nous voudrions aussi qu'on préparât et embarquât, pour nos équipages marins, des choux pommés blancs, (pomme) fendus, en 4 ou 6, salés et conservés dans des fûts. J'en ai observé et mangé souvent à St-Pierre-et-Miquelon ; mon cuisinier m'en faisait, après dessalaison convenable, des potages, que je trouvais

Appert. (1) Les conserves d'Appert, ont fait presque renoncer à l'embarquement (provision) des animaux vivants ; cependant, nous avons bien souvent embarqué des bœufs pour l'équipage, et pour nous (états-majors), des moutons, cochons et volailles.

Conservées dans l'huile ou les graisses, ces viandes sont trop coûteuses et très susceptibles de s'altérer. Je me reprocherai toujours, qu'ayant l'honneur d'être chef de gamelle, nous en jetâmes à la mer, pour 14 ou 1500 francs. (1828 tout près de France).

Nous savons que les viandes cuites et recouvertes de saindoux, sont nommées endobages ; qu'elle reconnaissance ne devons nous pas à Appert, pour le bien qu'il nous a fait !

Les substances alimentaires conservées (végétales), sont préparées, cuites ou échaudées à la vapeur ; séchées, pressées et renfermées dans des boîtes métalliques ; infusés, avant leur emploi culinaire, ces légumes reprennent leur couleur fraîche et leur eau, mais jamais leurs sels solubles partis, elles se peuvent réduire alors de 80 à 90 pour cent. Ces substances se conservent très bien, même à la mer.

très-bons. Les négociants armateurs pêchant et séchant, à Terre-Neuve, excellent dans ce genre de préparation, surtout les Granvillais.

La choucroûte doit être choisie, bien blanche, fraîche, avec odeur et saveur, aigrelettes.

Ayant causé un peu des légumes pressés, causons de ce qui suit ; et n'oublions pas nos intéressants malades à bord. L'oseille confite se conserve bien à la mer, toutes les fois qu'on ne la laisse pas exposée au contact de l'air. Elle constitue un excellent assaisonnement pour tous. Il faut que nos pruneaux soient choisis récents, de grosseur moyenne, charnus et sans moisissure aucune; bien tassés dans des caisses avec lit de feuilles aromatiques très sèches. Evitons l'humidité !

Conserves pour les malades à bord.

Oseille confite et pruneaux.

Nous pensons qu'on pourrait y ajouter : figues et raisins secs, utiles, sinon nécessaires aux malades.

Le raisiné est le suc ou moût de raisin évaporé à consistance de miel, mais ordinairement on le farcit de tranches de pommes et de poires cuites à l'eau ; cette confiture est bonne, mais elle fermente facilement. Il faut donc la consommer dès le commencement de la campagne. L'ordre de consommation de certaines choses n'est donc pas indifférent. Le miel, pour les malades, est dans le même cas que le raisiné farci ou non. On sait que le miel est une substance muscoso sucrée que préparent les abeilles en introduisant dans leur estomac le suc visqueux et sucré qu'elles recueillent dans le nectaire et sur les feuilles des plantes, de certaines particulièrement ! J'ai toujours préféré le miel, au sucre, pour édulcerer les tisanes et ai souvent fait donner aux malades confiés à nos soins, de l'hydromel vineux : ils en étaient généralement gourmands.

Raisiné.

Miel.

Le chocolat est une pâte qui résulte du broiement des semences du *theobroma*, cacao. Préalablement torréfiées, mondées, sucrées et aromatisées avec divers : (choc.-vanillé.)

Le bon chocolat offre une pâte et une cassure fines ; odeur agréable, saveur douce et fondante. Il ne doit être ni âcre ni rance, états dans lesquels il serait plus nuisible qu'utile. Le

Chocolat.

chocolat procure un aliment très analeptique et qui convient aux estomacs faibles. Les fabricants peuvent adultérer ce produit alimentaire, en y ajoutant de l'amidon, diverses fécules ou de la pâte de cacao privé de son huile grasse.

On reconnaît les fécules à ce que la décoction se prend en gelée en se refroidissant; on reconnaît le cacao désséché à la rareté des goutelettes qui surnagent la solution, ainsi qu'au sédiment gravaleux qui se dépose dans le vase.

Sucre, assaisonnement. Le sucre est un précieux assaisonnement et *presque* le pain du pauvre. Il se digère aisément et enrichit le suc gastrique; il aide à la dissolution des aliments.

Loin de gâter les dents, il les fournit de chaux, en dissolvant par l'acide lactique, le phosphate de chaux des aliments. Il est utile à l'estomac en produisant de l'acide lactique. Il devrait être à la portée de toutes les bourses car il ne fait mal, qu'à leur contenu.

Fécule des pommes de terre. Nous avons dit que la fécule de pomme de terre pouvait avantageusement tenir lieu de toutes les fécules exotiques. En avoir d'autres à bord pour nos malades, m'a paru toujours un luxe mal entendu, dispendieux et charlatanesque.

Marrons et châtaignes. Les marrons et les châtaignes pris dans leur saison pourraient, je pense, être conservés longtemps; aussi, en faisons-nous un bon approvisionnement au départ d'un navire.

Carottes, navets, porreaux, aulx, oignons, échalottes, etc. Les carottes, navets, porreaux, etc., m'ont semblé se conserver assez bien dans le sable de mer. Lind nous conseille, dans ses beaux et très utiles écrits, de les conserver dans du sel; j'y crois fort.

L'ail, l'oignon, les échalottes secs et suspendus, peuvent se conserver longtemps, grâce à leur enveloppe. Mêlés dans le même menstrue (vinaigre), ils forment des condiments aussi appétissants qu'agréables au goût; ayant causé du chou rouge, nous n'y reviendrons pas.

Légumes verts embarqués. Les légumes embarqués au départ d'un navire, tels: salades, raves, choux, etc., doivent être placés à l'air libre, suspendus et convenablement arrimés dans un filet; placés comme nous l'avons vu, très souvent, ces légumes renfermés ce pourrissent et infectent les armoires et caissons qui les contiennent.

Fruits (quelques-uns), sont un ou plusieurs ovaires fécondés et réunis, ex^s : poires, framboises, etc., d'où division en fruits simples et multiples ; le fruit se compose d'un *péricarpe*, de graines ou semences.

La propriété rafraîchissante et nourrissante des fruits est bien reconnue de la science ; leur variété est grande, et leurs saveurs diverses ne sont pas encore bien expliquées.

Cellulose, destrine, sucre ou glycose sont les corps que l'on rencontre dans les fruits à noyaux, dans les fraises et les melons, avec un peu d'albumine : on y trouve aussi une substance amère, la pectose, qui se dulcifie par la maturité et se change en pectine qui, par la cuisson, produit l'acide pectique ou gelée végétale.

Le melon d'eau ou pastèque au parenchyme tendre, sucré, aqueux et fondant, est d'un parfum agréable et quelquefois musqué. Froid, une des raisons pour lesquelles il séjourne longtemps dans l'estomac de certains, s'il n'est associé à quelque stimulant (sel, poivre, sucre, vin). Il n'est pour ainsi dire que de l'eau sucrée et aromatisée déposée dans nn tissu très lâche. Il calme les ardeurs de la soif durant nos chaleurs de l'été, mais il n'est pas un aliment.

Différents acides, mêlés à des sels, donnent aux fruits leurs propriétés rafraîchissantes : l'acide malique, par ex : dans les abricots, pêches, pommes, poires et groseilles; citrons, framboises, raisins, ananas, produisent de l'acide citrique ; raisins, figues, donnent de l'acide tartrique ; amandes, noix, noisettes, donnent une émulsion formée d'*oléine* et de *margarine*.

L'acide des fruits est aussi abondant dans les mûrs que dans les verts; mais la quantité de sucre qui augmente à mesure qu'ils mûrissent, en tempère l'amertume et les rend plus digestibles : cet acide est aussi caché par la gelée dans les compotes, dans lesquelles se produit un nouvel acide ; mais ce dernier, que développe

Fruits.

Melon.

Acide des fruits verts et mûrs.

la cuisson, sous la forme de gelée visqueuse, émousse tous les autres ; c'est ce qui fait que les fruits cuits et les gelées préparés au sucre, sont plus digestibles que les fruits crus et, partant, ils sont plus favorables aux estomacs délicats qui redoutent l'irritation des acides contre lesquels la pectose protège la muqueuse intestinale. Les châtaignes contiennent peu d'eau et se distinguent par leur richesse en amidon ; dès lors, elles constituent un aliment très nourrissant.

Figue banane.

La figue banane est le plus innocent et peut-être le plus utile de nos fruits coloniaux : sa consistance butyreuse et sa douce saveur en font un mets agréable et dont l'abus est peu dangereux.

Coco.

La noix de *coco* à l'état frais forme un aliment doux et nourrissant.

Les fruits mucoso-sucrés, tels : raisins. dattes, figues, pruneaux. sont d'autant plus nourrissants qu'ils sont moins aqueux et qu'ils contiennent plus de mucilage et de sucre. Les fruits mucoso-sucrés sont assez rares aux colonies, à moins qu'on y comprenne la banane, la sapotille, le corossole, la mangue, l'avocat.

Fruits acidules, assaisonnement.

Les fruits acidules contiennent en général beaucoup d'eau et demandent à être assaisonnés avec du sucre, du vin et rarement de l'eau-de-vie ; autant de moyens que l'on emploie pour en tempérer l'acidité, La cuisson dissipe l'âcreté et l'acidité de quelques-uns.

Ne mangeons, dans les colonies, que des fruits à propriétés nutritives bien connues et *nimium ne credismus colori*.

Conseils sur les fruits coloniaux.

Les fruits bien mûrs et pris modérément sont aussi salutaires que leur abus est dangereux.

Presque tous rafraîchissent le sang en en dissolvant les matières albumineuses.

Confitures et fruits conservés à l'eau-de-vie.

Les *confitures au sucre* sont des friandises.

Les fruits à l'eau-de-vie sont des douceurs de luxe ; indigestes et irritants, ils conviennent rarement.

Aulx, oignons, échalottes.

Aulx, oignons, échalottes, espèces très variées ; leur huile est soluble dans l'eau presque bouillante et bouillante ; crus, écrasés ou pilés et appliqués sur nos tissus, ils font vésicatoire. Cuits et privés de leur irritante âcreté, ils sont émolliens.

Nous avons employé le mot fécule ou *fécule amylacée*, comme synonyme d'amidon ; insoluble dans l'eau froide, ayant, comme excellent réactif, l'iode qui lui donne une belle couleur bleue violette.

Fécule et réactif.

Les sels (chlorhydrate de soude), poivre, moutarde, modérément employés, stimulent nos propriétés digestives souvent engourdies, donnent appétit. Les saillères garnies peuvent fournir et fournissent en effet aux personnes qui s'en occupent, de bons pronostics d'humidité et de pluie. On ne pourrait guère sophistiquer le sel de cuisine qu'avec du sable, supercherie rare et par trop facile à reconnaître.

Assaisonnement, sophistication.

Saillères garnies. Pronostics du temps.

On nous donne, à l'armement et toujours à bord, le poivre en grains, et cela pour raisons ! Il se peut conserver très longtemps dans sa peau ridée et ne pourrait guère être falsifié qu'avec du chennevis, fraude très rare et d'ailleurs facile à démontrer.

Le sel marin, si usité et si universellement répandu (il n'y a qu'une mine de sel gemme en France), est un composé d'eau, de chlore et de soude (chlorhydrate de soude). Est-ce un aliment, ou un assaisonnement ?

Sel de cuisine, aliment, assaisonnement.

Je crois qu'il est l'un et l'autre ; n'en donne t-on pas à nos animaux domestiques pour les engraisser et favoriser la succulence de leurs aliments, rendre leur chair plus goûtée ?

La moutarde noire est dans le même cas que le poivre ; mais jamais elle ne fut anti-scorbutique, comme on le croit et comme des hommes de l'art l'ont cru ou le croient peut-être. Le vinaigre rouge ou blanc, n'importe, doit ses qualités à ses éléments ; très étendu d'eau, il est rafraîchissant et désaltérant, d'où vient l'acidulage de l'eau potable des charniers du bord. Il est bien entendu que nous ne causons ici ni du vinaigre médical ou acétolé, ni de l'aromatique, ni du radical, ni de celui des quatre voleurs, ni de celui de bois.

Moutarde, anti-scorbutique.

Il doit être d'une saveur piquante, acide et agréable, limpide ; d'une odeur suave et pénétrante.

Il ne peut être frélaté que par des acides minéraux ; on y peut faire macérer des substances âcres dont il serait facile de constater la présence , si besoin était.

Vin. Le vin est le produit de la fermentation du suc de raisin , il est composé d'eau , d'alcool, de gomme , de sels de potasse et de soude : d'une matière huileuse et sucrée , d'une matière colorante analogue au tannin , d'une substance aromatique (bouquet) due à de l'éther.

Les vins rouges , sont ceux employés à bord , pour diverses raisons... Les vins les plus riches en alcool sont ceux : de madère , ils en contiennent 25 p. 0|0. Les plus pauvres en contiennent.............. 6 p. 0|0 seulement.

Le
- Rousillon offre 21 p. 0|0 d'alcool.
- Bordeaux id. 15 id.
- Bourgogne id. 14 id.
- Champagne id. 15 id.

Tous les vins rouges contenant du tannin , doivent être bannis des préparations de vin de quinquina un des plus merveilleux agents de notre thérapeutique. Les vins blancs étant sans inconvénient , choisissons-les.

Comparées au vin , les autres boissons fermentées d'un usage général en Europe , dont nous allons causer , lui sont bien inférieures par leurs qualités hygiéniques.

Vins de France employés à bord de nos navires. En fait de vins de France , nous employons en marine ceux de Bordeaux , dans les arrondissements de l'Océan ; ceux de Provence , dans la Méditerranée ; ceux de la Saintonge supportant mal la mer, ne peuvent être guère employés , sinon en journalier, et s'ils faisaient campagne , il faudrait débuter par eux , pour les consommer avant qu'ils ne fussent gâtés.

Vins mélangés, neutralisation de leur acidité. Les vins mélangés , ne se distinguent qu'au goût. On neutralise leur acidité par l'addition des carbonate de chaux , de potasse et de soude , fraude que l'on peut découvrir par l'évaporation et aussi à l'aide de certains réactifs appropriés. L'addition de la litharge, (protoxide de plomb) change cette acidité en saveur sucrée et communique au vin des propriétés vénéneuses ; l'hydrogène sulfuré qui noircit les vins, est un réactif fort équivoque. L'acide sulfurique donne lieu à un précipité blanc; sa calcination réduit le plomb à l'état métallique.

On colore habituellement les vins avec des baies de sureau, d'hyèble, de troëne et souvent avec du bois de campêche en décoction (1); ou avec d'autres vins plus foncés en couleur, la science ne possède encore aucuns moyens, *certains*; pour constater cette fraude.

On relève les vins *plats* au moyen de l'alcool, ce que le goût seul peut constater.

Les vins se clarifient avec des blancs d'œufs ce que nous appelons (coller les vins).

Le goût de fût s'enlève au moyen de l'huile d'olive fraîche (1 k. par pièce de campagne).

Leur usage surexcite nos cerveaux et nous en subissons les conséquences ordinaires. Le changement de vin, durant les repas est nuisible. La terminaison des repas au moyen de vins doux, peut mener aux indigestions.

Pour être potables, les vins doivent avoir au moins un an ; généralement, ils s'améliorent en vieillissant, sauf quelques exceptions : le *vrai* Lamalgue par exemple, après 5 ans, perd de ses bonnes qualités.

L'alcool est la partie principale de toute boisson fermentée. La bière la plus faible contient à peine 1 p. 0|0 d'alcool, tandis que l'âle, en contient 8 p. 0|0.

Produit de la distillation du vin, l'eau-de-vie est un liquide de couleur ambrée, due à la matière qu'elle enlève aux tonneaux qui la renferment et qui peut aussi résulter d'un moyen artificiel. Son odeur est fragrante, volatile et agréable ; sa saveur est chaude. Elle contient à peu à près un poids égal d'eau et d'alcool. Elle

Coloration du vin.
Vins plats relevés.
Clarification, moyen.
Goût de fût, enlèvement.
Effets sur nous.
Age des vins pour être potables.
Eau-de-vie, bière, etc.

(1) Ce bois vient d'un grand arbre de Campêche (Mexique); il est de la famille des légumineuses.

Provenance de l'eau-de-vie la plus estimée.

doit marquer 15—22° à l'aréomètre de Cartier. L'eau-de-vie la plus estimée des gourmets, nous vient de l'Angoumois, de la Saintonge, du Languedoc. On la clarifie au moyen de l'acétate de plomb, fraude reconnue par les mêmes procédés que ceux employés pour les vins *lithargés*. Elle est ainsi nuisible.

Alcali et eau-de-vie jeune.

On vieillit l'eau-de-vie nouvelle, en y ajoutant quelques gouttes d'alcali et je pense qu'on vieillit le rhum de la même façon. A Rio-Janeiro, un marchand me vendait du vieux rhum à 24 h. de distance (1828).

Quoiqu'on en dise, l'eau-de-vie bien que stupéfiante, bue en petite quantité est très utile aux marins navigateurs, aux hommes qui travaillent physiquement et beaucoup, aux pêcheurs, etc. Dans les climats froids et brumeux surtout ! L'abus en devra toujours être proscrit.

Bière.

La bière se prépare avec la décoction de malt d'orge qu'on fait fermenter en y mêlant du levain et dans laquelle on fait infuser du houblon, j'en ai vu mêlé au spruce pour fabriquer la sapinette ou bière de spruce dans le pays (urticée). « Il pousse et vient « très bien aussi à St-Pierre-Miquelon. La bière constitue une bois- « son assez agréable et nourrissante; ses vertus anti-scorbutiques,

Bière de spruce ou sapinette.

« sont au moins très douteuses. La bière de *Spruce*, sapinette « (de nos marins) est dans le même cas absolument. Je l'aime « par goût, j'ai vu faire cette boisson pure avec des copeaux et « des branches sèches de ce bois résineux, (*pinus nigra*). Je la « préfère à celle faite au moyen de l'*essence de spruce*.

« Les uns y ajoutent de l'alcool, du houblon, du genièvre, « végétaux des montagnes locales, ces personnes se donnent bien « du mal, pour rien.

« Souvent je prescrivais de la bière de spruce (non à l'essence) « à des malades confiés à mes soins, nous nous en trouvions « bien. »

Cidre.

Le cidre est le produit de la fermentation des pommes, comme le poiré est celui de la fermentation des poires. On a donné aussi à ces cidres une vertu contre le scorbut. C'est une erreur, vu que **leur usage n'est nullement anti-scorbutique.**

L'ivrognerie est si naturelle au matelot à terre que, malgré les inconvénients auxquels elle peut et donne lieu, le matelot ivre n'est pas souvent puni à son retour à bord, alors cependant qu'il n'y produit aucun trouble, aucun désordre.

Ivrognerie du matelot à terre.

On pense généralement qu'il est facile de dégriser un homme sur le champ, en lui faisant avaler 8 ou 10 gouttes d'ammoniaque dans une verrée d'eau, sucrée ou non ; ou bien encore, avec 25 ou 30 gouttes d'acétate d'ammoniaque, pris de la même façon : c'est une grande erreur ; ce moyen si prôné n'est bon et ne devrait être employé qu'alors que l'homme commence à être gris.

Dégriser et dessoûler sur le champ.

Toute digestion doit aboutir à la liquéfaction des principes alimentaires. Sans eau, la formation du sang est impossible. Elle est formée de 88,91 d'oxigène et de 11,09 d'hydrogène, sa pesanteur sert de terme de comparaison pour déterminer celle de tous les autres liquides et solides : à $\times$ 4° centigrades, un centimètre cube d'eau distillée, pèse *un* gramme. Un litre d'eau pèse 1000 grammes ; un homme pesant 64 k. 250, déplace 63 k. 500 d'eau, une femme pesant 46 k. 450, déplace 46 litres d'eau, différence qui semble tenir aux dissemblances des seins, bassins, cheveux, etc., des deux sexes.

Eau, digestion.

L'eau n'est jamais pure et peut être altérée par diverses substances solubles ; tiède, elle relâche, bouillante, elle brûle, fraîche, elle stimule, excite, tonifie.

Son action consiste à réparer la partie liquide du sang ; appliquée à tout autre point que l'estomac, elle produit les mêmes résultats, « c'est en partie sur ces données, que j'ai établi mon « traitement rationnel du choléra » traitement dit non *infaillible*, mais cependant le meilleur : eau fraîche albuminée à volonté, 4 ou 5 blancs d'œuf par litre de cette eau, à la température de l'atmosphère, mais non glacée, bains tièdes généraux, puis tous les stimulans à la peau ils ne peuvent être qu'auxiliaires du traitement ci-dessus, mais pour bien faire, il faut traiter hors les lieux toxiques ou épidémiés.

Rien ne peut suppléer l'eau, surtout pour le marin exposé aux fatigues, souvent aux ardeurs d'un brûlant soleil, à la sueur, à une alimentation très excitante : Il calmera sa soif, au moyen d'eau fraîche potable simple, acidulée ou alcoolisée et surtout tonifiée au moyen d'infusion, à froid *de café torréfié*, pilé, mêlé si l'on veut au marc du café de l'équipage, contenu dans des nouets de linge blanc et propre; on boira aux siphons des *charniers*. Après, on pourrait *avantageusement* promener dans sa bouche et sucer faiblement un petit morceau de gomme arabique.

Eau potable, médecins navigateurs, charbon, filtre. L'eau potable est limpide, légère, de saveur vive, fraîche, agréable, froide en été, tiède en hiver; elle doit être saturée d'air atmosphérique, bouillir sans se troubler sensiblement et ne pas former de dépôt, cuire les légumes et les viandes, dissoudre le savon sans former de grumeaux. « après nos toilettes, examinons dans nos cuvettes la dissolution du savon; son degré de caillebottement, nous donne très-approxivement le degré de pureté de notre eau. » Il faut qu'elle n'occasionne, en nous, ni pesanteurs ni troubles dans les digestions. Le médecin navigateur présidant *ordinairement* au renouvellement de l'eau en pays étranger doit posséder à fond, tous ces caractères; partant, il aura soin que l'eau soit puisée dans des endroits aérés, dans un courant sablonneux ou caillouteux. On évitera d'user de l'eau de marais, des lieux tourbeux, crayeux, bitumineux; on évitera de recueillir de l'eau potable, immédiatement après la pluie et les orages. Nous savons que, de toutes les eaux potables, la moins bonne est celle qui tient en dissolution des matières animales et végétales en fermentation putride; que l'usage interne de l'eau croupie et chargée de détritus organiques, mène aux maladies intestinales; que l'eau saumâtre est mauvaise au goût et nuisible à la santé. Nous saurons enfin qu'il faut se défier de l'eau qui a séjourné dans des réservoirs et vases métaliques ou même qui a coulé dans des tuyaux de cuivre ou de plomb, et que le charbon est le plus sûr des filtres et le meilleur des désinfectans.

Eau de pluie, d'orage. « J'ai vu des équipages recueillir avec avidité et soin, de l'eau « de pluie d'orage. On usait, pour ce, des tentes des *gaillards* des

« *prélats* auxquels on faisait faire le sac, au moyen d'un boulet
« de canon : cette eau n'était point bue, elle servait à laver le
« linge de l'équipage » le boulanger en usait pour délayer sa
farine.

L'eau de fontaine ou de source est bonne, mais l'eau de rivière
coulant sur un lit de sable et ayant déjà parcouru un long trajet
plus ou moins accidenté, est encore préférable. L'eau de puits
privée d'air, tranquille et chargée de sels, est *dure*, occasionne
des coliques et cuit mal les légumes : on peut corriger ce défaut
en mêlant aux légumes un nouet de cendres ou de carbonate de
potasse, les eaux de glace et de neige fondues, quoique belles
et pures, sont froides et difficiles à digérer « la plupart du temps,
à St-Pierre-et-Miquelon, elle nous tenait lieu d'eau distillée, pour
les préparations pharmaceutiques ordinaires » ..... Elle constitue une ressource bien précieuse pour les navigateurs des mers
glaciales; les capitaines choisissent ordinairement dans le but de
faire de l'eau, la plus haute glace au-dessus de la surface de la
mer et ont en cela, fort raison.

Les caisses en fer à eau, sont très usitées dans notre marine de **Caisses en fer à eau, inconvénients.**
l'Etat ; nous savons qu'elles sont d'invention anglaise et quelles
ont constitué un véritable progrès auquel nous applaudissons encore, cependant ces caisses ne sont pas exemptes d'inconvénient,
C'est ainsi quelles communiquent à l'eau, une couleur de rouille
un peu répugnante au goût, à la vue et qu'elles peuvent même
occasionner des accidents sanitaires; mais étant un peu tonique,
l'usage n'en peut convenir à bien des matelots. Les divers vernis
employés pour prévenir l'oxidation du fer se détachent; les étama-
ges n'ont pas eu plus de succès ni le métal employé aux caisses,
non plus.

Nous ne causerons ici ni des filtres ni des charniers; il serait à **Eau des charniers tonifiée au moyen du café.**
désirer que, dans certaines circonstances épidémiques, vous fis-
siez tonifier l'eau des charniers, au moyen du café, comme nous
venons de le dire. Voici d'ailleurs à ce sujet le résultat de mes
expériences faites en 1867, au café de la Marine à Toulon.

Café torréfié, pulvérisé ou mieux écrasé, infusé à froid pendant 12 heures : 1° un gramme par litre d'eau, « renfermé dans un *nouet* de linge; » 2° pour plus d'économie, même quantité de café et de plus, le marc du café de l'équipage (renfermé dans plusieurs nouets); 3° si on veut alcooliser, la boisson n'en vaudra que mieux sous tous les rapports.

Cette nouvelle boisson est agréable au goût, plusieurs officiers de marine en ont goûté et m'ont fait des compliments bien encourageants, ce à quoi je tiens beaucoup. MM. de L. M*** T*** officier de marine et L. P***, propriétaire, m'ont prêté leur concours bienveillant, ce dont je les remercie. Veillons à ce que nos filtres soient bien munis de siphons et que leur eau soit toujours fraîche ; simple ou composée, c'est-à-dire, acidulée, alcoolisée ou tonifiée, au moyen du café; qu'ils soient bien tenus à l'abri des rayons solaires et à cet effet, recouverts d'un tissu mouillé d'eau de mer.

Cette boisson (eau du charnier préparée comme ci-dessus) désaltère, on ne peut mieux en tonifiant et raffraichissant tout notre être ; elle est *presque* anti-sudorale et anti-absorbante, son usage dispose nos constitutions à moins absorber; ce qui est très important (1).

Les thés, particulièrement ceux de la Chine et du Japon « théacées » pénètrent, dit-on, l'organisme d'une douce chaleur et disposent au travail intellectuel, à la méditation (qu'il nous soit permis de douter de ces vertus). D'ailleurs, les effets des thés (liqueurs varient comme les tempéramments), les climats, les indispositions censées en avoir besoin ou en réclamer l'usage; l'habitude du thé est une mode ; nos labiées m'ont semblé avoir sa valeur thérapeutique. Néanmoins, voici comment on le pré-

(1) Nos vaisseaux absorbants et exhalants dont les diamètres d'ouverture sont x; demeurent ouverts comme moins x. L'absorption et la sueur sont donc moins considérables et partant, font moins de mal que l'eau seule bue, et préservent beaucoup l'homme des épidémies régnantes.

pare : pour l'usage ordinaire, on fait infuser, par litre d'eau, 9 à 12 grammes de thé et l'on y ajoute 1|8 ou 1|10 de lait (blanchir, nuager). Dans le cas de maladies ou d'indispositions, on ne met point de lait.

Le café, *rubiacées d'Arabie* naturalisé aux îles Américaines; il y a une cinquantaine d'années, l'usage de la liqueur du café était considéré, même à la Réunion, à Maurice, à Madagascar et partout du reste, comme un excitant dangereux, portant le désordre dans notre organisme. De nos jours, le café est un reconstituant extemporané qu'on peut appliquer, comme boisson alimentaire, quelquefois comme médicament et qu'on a introduit avec succès partout où il y a de fâcheuses influences à neutraliser, des épidémies à combattre, des organismes ruinés et chancelants à soutenir, à restaurer. Nous avons déjà causé du café à bord et indiqué une boisson infusée à froid, pour les équipages de nos navires, nous n'en dirons plus rien. Maintenant nous sommes convaincu que la tasse de café que nous prenons, souvent après le repas, n'est luxe et superfluité, « qu'en apparence. Elle nous est « utile en nous épargnant bien des maux, des ennuis et des écus. « Un malade quel qu'il soit, n'importe où et à quel prix, désire se « guérir. On croit que les médecins peuvent *l'impossible* ! Demandons « dons leur seulement de nous bien soigner et ne cherchons pas « très inutilement » cet *impossible* ! ceci explique le changement « d'un bon et savant médecin, pour un mauvais, un charlatan, une « somnambule. Tout malade espérant guérir, demande et cherche « che guérison; n'est-ce pas très naturel ?

« N'essayons point ici de dénouer le nœud gordien qui existe « encore entre l'antique ébullition et la moderne infusion du café « torréfié, moulu; entre le café pris chaud ou froid, tout égal « d'ailleurs; pour moi, je trouve le café bouilli, meilleur au goût « et crois fermement que nous en reviendrons à la méthode an- « cienne; j'aime le café, chaud en hiver, et dans les lattitudes « froides; froid, au contraire, dans l'été et dans les pays chauds. « Le café torréfié, pilé et réduit en poudre fine, tout égal

Le café.

Tasse de café.

Ebullition et infusion

9

« d'autre part, infusé à froid ou à chaud, m'a paru meilleur (1),
« l'effet du café étant, je pense, le même. » Le boire froid ou
chaud, n'est qu'une affaire de palais de bouche.

Tabac (usage). L'usage du tabac en général, faisant plus de mal que de bien,
devrait être proscrit ; il mène les fumeurs au café, au cabaret,
émousse momentanément leur intelligence, relâche et rompt,
quelquefois, les liens de famille et sociaux ; il ruine *l'homme tra-
vailleur* et le pauvre; ces derniers ne dépensent pas moins, en moyenne de la vie, d'une somme de 6 ou 7,000 fr. ! Mais pour le
marin spécialement, l'usage du tabac offre un beau côté. La fumée de ce narcotico-acre, nous plonge dans une sorte d'ivresse,
habituelle aux orientaux, « les Turcs nomment cet état « *Kieff* »
« ça n'est ni le sommeil, ni la veille ; c'est l'indifférence, l'oubli
« des tracasseries de la vie, des petits maux physiques et moraux :
« *Le Kieff* est même un peu mêlé de plaisir, d'une certaine et
« douce jouissance. Aussi, combien de fois, en nous promenant
« n'avons nous pas vu et considéré des turcs accroupis au soleil
« et dans l'isolement, quelquefois à l'ombre d'un mur ou d'un
« arbre ; leur calme, leur sérieux, la sérénité de leur physionomie
« étaient dignes d'envie. Ils avaient un chibouc à la bouche et un
« long tuyau de bois, enfoncé au dos, entre chemise et peau.
« Les turcs recherchent cet état avec amour et non satisfaits de fu-
« mer du tabac, ordinairement de Latakia (ancienne Léodicée,
« Asie Mineure), beaucoup y ajoutent un petit morceau d'o-
« pium (2).

« Au sein d'une célèbre société de médecine française, n'a-t-on
« pas, dernièrement encore ! accusé le tabac en fumée, d'être la

(1) La même quantité de café torréfié, pilée, infusée ou bouillie dans une
même quantité d'eau et pendant la même durée, donne une solution plus
chargée, plus puissante et meilleure au goût, que si l'on agit sur du café
moulu.

(2) Le tabac dit économique (feuilles de pommes de terre, préparées
convenablement), prendra-t-il ? le doute est bien permis, si oui, ça sera
un grand bienfait pour l'humanité, mais aussi une grande perte matérielle
pour les gouvernements.

« cause de diverses maladies, de la cataracte entr'autres, (opa-
« cité du cristallin, de sa membrane ou de celle du corps hya-
« loïde et de l'humeur vitrée !).....

..... « Je crus devoir déclarer alors que MM. les officiers de
« marine ne fumaient, maintenant surtout! que très peu et en-
« core de façon à retirer de l'usage qu'ils font du tabac, plus de
« bien que de mal. J'ai vu beaucoup de cataractés, dans ma vie
« et parmi eux, deux ou trois capitaines de vaisseau seulement
« étaient cataractés et dont un *seul* fumait quelquefois. Rendons à
« César ce qui lui appartient et n'accusons jamais les innocents.

Fumée de tabac.

L'usage du tabac n'émousse-t-il pas toutes nos sensations, souvent vives et pénibles ? n'est-il pas un remède contre la monoto-
nie inhérente au rude métier de marin ? n'est-il pas, pour les médecins, un remède de plus à administrer pour pailler ou guérir
certains maux ? ne nous distrait-il pas un peu partout, en toute
heure et en tout temps ? « Nous n'en condamnons donc que l'a-
« bus ; son usage ne pouvant convenir à toutes les constitutions ;
nous savons son influence sur les glandes salivaires, sur les muqueuses buccale et autres : La salive, le mucus nazal, etc, n'étaient-
ils pas un instant avant d'être crachés, du sang « très pur? il est

*Salive et mucus
expulsés. — Sang.*

« donc facile à comprendre que ce sang métamorphosé en salive,
« mucus expulsés; puisse être utile, indifférent ou nuisible à notre
« santé : donc l'usage du tabac en *fumée, prise, chique,* dentifrice
même ! ne devrait pas être abandonné à l'indifférentisme et bien
souvent à l'ignorance. Nous en condamnons entièrement l'usage en
poudre mêlée ou non, comme dentifrice, ainsi que nous l'avons
vu souvent employer par les Madécasses, et plus parmi les femmes que parmi les hommes (1).

(1) En général, le meilleur moyen, le plus innocent, de fumer, suivant
moi, serait la cigarette faite en papier végétal, non collé, la feuille en
fourreau du maïs ou de tout autre graminée, ou de la feuille de tabac. Le
tabac *lavé, infusé* et séché, a perdu naturellement alors de ses qualités.
On sait que les résultats sur nous, sont principalement dus à l'un de ses
principes constituant *la nicotine,* alcaloïde si puissant et si toxique par
ses effets, qu'on les compare à ceux produits par l'acide prussique.

Le *nicotiana tabacun latifolia*. Le tabac est un mot dérivé, nous pensons, de tabago ou tabaco, et ce mot nous viendrait d'Amérique.

« Pour ma part je maudirais cordialement ce beau pays, s'il ne « portait haut et ferme le drapeau de la liberté et de l'énergie; s'il « n'était pour tout le monde un'phare immense, malheureusement « à éclipse. »

On a prétendu que l'usage du tabac était sans inconvénient, et même anti-scorbutique. Erreur, s'il en fût jamais! Erreur aussi grande que l'admission de la choucroûte, du jus de citron dans les anti-scorbutiques.

Son usage immodéré pourrait produire incontestablement des dégradations physiques et morales ; mais pour le matelot *surtout* il est *presque un aliment*, aussi y tient-il autant qu'à la prunelle de ses yeux.

Desiderata hygiéniques, marins, officiers.

Préserver nos équipages de navires des causes morbides ambiantes, des maux qui les peuvent atteindre, vous est aussi nécessaire, Messieurs, que de les conduire à la mer d'un point à un autre; que d'agir et de manœuvrer au sein des tempêtes, au milieu des écueils; vous est aussi indispensable que de les mener et de les diriger au feu, que de mouiller votre vaisseau sous une batterie de foudroyants canons; veiller hygiéniquement sur eux, est autant et plus de votre compétence que de celle de mes très honorables collègues : vous disposez des matelots en santé; malades, vous les remettez au médecin chargé de les soigner. Faites en sorte que vos hommes, dans toute la durée de leur service légal, ne comptent pas un jour d'hôpital, alors en faisant l'éloge de ceux qui auront bien servi, nous pourrons dire, comme nos voisins d'outre-manche : « *Seldum in hospital*, jamais à l'hôpital. »

Si, étant à l'école de marine, on vous enseignait un peu d'hygiène et de petite médecine pratique, nos équipages n'en seraient que mieux ; nous l'avons demandé dans les temps. Nous avons aussi demandé, sans réponse aucune, à ce qu'il y eût des cours ouverts, à l'instar des écoles d'hydrographie, et facultatifs, où on enseignerait à MM. les capitaines au long cours, en 25 ou 30 leçons d'une heure chaque, à manier les coffres à médicaments délivrés, à remédier chirurgicalement à quelques lésions accidentelles de bord. A l'examen de capitaine au long cours, les candidats, s'ils répondaient d'une manière satisfaisante à quelques questions du cours, tirées au hasard parmi 100 ou 150, ceux-là pourraient avantageusement naviguer, n'importe où et quand, sans médecin ; et ces capitaines au long cours, médecins à bord de leur navire, seraient bien préférables, à mon sens, aux *néophiles* censés examinés et auxquels on donne le titre de *docteur-médecin* du commerce maritime.

En marine de l'Etat, l'hygiène laisse peu à désirer ; cependant il faut bien avouer que nous n'avons pas encore atteint le but. La coiffure du matelot, par ex : dite chapeau du marin, et *vulgò*, chapeau *assiette creuse*, est mauvaise et disgracieuse. N'est-il pas à désirer que la cuve du chapeau étant plus haute, il puisse tenir sur la tête et la couvrir ? N'est-il pas nécessaire que l'air puisse circuler un peu au fond, que l'air chaud s'en aille et soit constamment remplacé par de l'air libre ? N'est-il pas à désirer qu'il soit muni de deux ou trois cheminées ? que les rebords soient moins relevés ? qu'il ait une cocarde, un ruban noir, avec ou sans le nom du navire, que ce ruban soit noué et *poisé* de façon que ses bouts ne dépassent pas le rebord ? Il faut que ce chapeau soit bien garni intérieurement et muni d'une coiffe coton blanc, noir ou bleu, et d'une toile cirée dans sa partie interne en contact avec la tête. *(marginal note: Hygiène, chapeaux marins.)*

Il serait aussi à désirer que chaque marin des compagnies de débarquement fut muni d'un *couvre-nuque* (coton blanc piqué) susceptible de commode et prompte adaptation au chapeau. Si le *garde* ou couvre-nuque, d'une incontestable utilité, n'est déjà en vigueur, faites, Messieurs, qu'il soit réglémentaire. Celui qni est mort duc d'Isly, le regretté maréchal Bugeaud, capitaine né soldat comme on naît poète, faisant de la belle et bonne stratégie variée, suivant les ennemis qu'il avait à combattre, il en faisait aussi de naturelle, et, tout comme les oiseaux volent, chantent ou sifflent ; *(marginal note: Couvre-nuque.)*

comme les poissons nagent ; père adoptif du soldat, il inventa notre garde-nuque, si préventif et dont plus que personne il avait calculé et apprécié les immenses avantages hygiéniques en Algérie. Les Anglais, dans les Indes orientales, l'ont adopté pour leurs troupes, en y apportant quelques bonnes modifications ; officiers et soldats en usent et s'en trouvent très-bien. Demander le *garde ou couvre-nuque* pour nos matelots, c'est aussi le demander pour nos soldats d'artillerie et d'infanterie de marine, de gendarmerie, enfin, nous le demandons pour toutes les personnes appelées au service dans nos colonies intertropicales.

Faux-cols de chemise.   Prévenons beaucoup de maux toujours douloureux, diminuant les forces dont vous êtes appelés à disposer et menant trop souvent aux hôpitaux, à la mort même de nos braves matelots. Souvenez-vous, messieurs, que cent fois vous m'avez dit, ce dont nous sommes persuadé, « qu'il vallait mieux et qu'il était plus facile et plus sûr de prévenir, les maladies, que de les combattre, » comme il valait bien mieux prévenir que sévir ! Veillons donc !

Faux-col.   Le faux-col de chemise est d'une vaste et exagérée dimension ; le vice-amiral, comte de Gueydon, chef de notre escadre méditerranéenne, a eu l'énergie et le bon goût de remédier à cet inconvénient entr'autres, mais son travail laisse encore à désirer, je pense ; les chefs ne peuvent être responsables du mauvais goût du matelot à terre : là, chez l'hôtesse, il se *masque* bien souvent. Il est *flambard!* L'intempérance, impossible à bord de nos navires aussi bien tenus que maintenant, est le plus cruel ennemi des matelots (à terre bien entendu) ; ils aiment à prendre *la goutte* (drams), dont une série le mène à l'ivresse alcoolique ; il ne sait plus alors ce qu'il dit, ce qu'il fait, où il va ; il devient quelquefois querelleur, batailleur, fou, assassin même ! Je l'ai vu ! il titube, vomit et tombe sans mouvement. Souvent les matelots vont ainsi dans de *mauvais lieux*, où ils sont pillés et d'où ils reviennent avec des maux *achetés* ; ils les mènent aux hôpitaux ! Ne soyez donc pas trop tendres pour mesdames les *hôtesses* et messieurs les *cabaretiers*, qui vendent leurs *drogues* à crédit et qui osent réclamer !... Cette engeance fait bien du mal, en général : conjurons-le, autant que faire se pourra.

La chemise de tricot de laine montante est admise pour le matelot ; c'est un grand progrès hygiénique auquel nous ne saurions trop applaudir ; mais, vous, ayez-en plusieurs en flanelle *blanche*. Ce vêtement étant encore plus utile dans les pays et les saisons chauds, qu'en hiver ou sous les latitudes froides ; il ne devrait vous quitter que par mesure de propreté et pour en changer, suivant les circonstances. Les malaises, les souffrances même qu'il peut déterminer, sont courtes et jamais graves.

Chemise de laine.

Les théâtres, comédies, à bord, constituent des récréations bonnes et assez rares ; bien moins goûtées de nos voisins que de nous ; nous les devons encourager ; leur organisation prouve que les chefs apprécient, connaissent et pratiquent au moins de bons éléments d'hygiène.

Comédies nautiques.

Ayons, sous le *pompeux nom* de bibliothèque, 100 ou 150 volumes choisis par navire ; qu'un officier en soit chargé et responsable à bord ; cela pour instruire et distraire, parmi l'équipage, quelques matelots bons sujets, qui désirent apprendre et se désennuyer (1).

Bibliothèques de navires.

Dans les pays et saisons à température élevée, organisons des baignades, même à la mer et en calme, suivant toujours vos précautions habituelles ; agissons dans le même but aussi en rade, deux ou trois fois la semaine ; que personne de l'équipage ne puisse en être dispensé que sur prescription du médecin du bord. La propreté du corps nous est indispensable pour jouir d'une bonne santé. La baignade est donc essentielle ; faisons de la bonne hygiène !

Bains.

§ 5me ET COURTE SECTION.

Voici le nom et le *modus faciendi* des petites opérations, préparations et applications, à notre portée intellectuelle, et que l'on

Acupunture.

(1) Je pense que ces bibliothèques vont devenir ou sont déjà règlementaires.

trouve partout à appliquer, suivant les occurences morbides que nous ferons en sorte de bien vous faire connaître.

Ces petits moyens, employés en attendant le médecin, peuvent calmer bien des douleurs et faire disparaître beaucoup de maux qui nous assaillent brusquement, nous et les nôtres; comme on le peut voir, je n'oublie ni les familles, ni les matelots qui vous sont confiés.

Acupuncture. Acupuncture (*acus pungere*), nous connaissons les paratonnerres? eh bien! de temps immémorial, les Chinois et les Japonais les ont changés en un petit instrument, en un merveilleux remède que l'on nomme *acupuncture*, moyen curatif, suivant moi, trop peu usité en médecine, navale surtout! Il consiste à introduire sous la peau une ou plusieurs aiguilles ou épingles (2-6-8); on fait ordinairement un petit pli à la peau, dans lequel on enfonce l'instrument piquant jusqu'à la tête ou au chat (*sous la peau*); on peut les laisser en place de quelques heures à plusieurs jours, si, toutefois, elles ne gènent pas trop les malades. Cette opération convient dans les anciennes et vives douleurs, les douleurs rhumatismales, les névralgies et les névroses, les goîtres qui ont résisté aux préparations iodées; quelquefois cette opération convient aussi dans les tumeurs internes, etc., etc.

Expériences sur les injections morphinées. Je pense que l'acupuncture est préférable aux ponctions et injections morphinées dont on s'est engoué dans ces derniers temps. Un médecin belge s'est, dernièrement, empoisonné trois fois à dessein, à la suite de ces injections. Soyons prudents!

Ventouse. La ventouse est un petit vase (verre ou gobelet) que l'on applique sur la peau après y avoir fait le vide au moyen de la flamme ou d'une pompe à air; les anciens médecins en usaient beaucoup. Il y avait même des ventouseurs de profession et nous en avons vu souvent aux bains Maures sur la côte de Syrie, dans l'archipel Méditerranéen, dans les Indes Orientales et en Grèce. Sous l'influence du vide opéré, la ventouse s'applique fortement à la peau qui rougit, se gonfle, à noircir quelquefois, alors quelle reste en place; c'est la ventouse simple ou révulsive : si on pique la peau ou qu'on la sictionne, le sang coule sous l'instrument réappliqué comme la première fois. Elles sont dites scarifiées ou révulso-déplétives si après avoir levé cette ventouse, on acupuncture. On les laisse en place durant quelques minutes (20-25). Pour détacher la ventouse, il suffit d'y faire pénétrer l'air en appuyant le doigt sur les bords du vase et de la peau. On peut, venons-nous de dire, en appliquer de une à dix et plus si le cas l'exige.

Elles conviennent dans les douleurs, dans les inflammations des organes *plats*, gouttes et rhumatismes goutteux, apoplexies, etc., etc.

Bains. Les bains sont aussi anciens que le monde et plus pratiqués dans l'antiquité que de nos jours. Ils sont généraux ou locaux ; tièdes, frais ou chauds ; naturels, artificiels, médicamenteux ; de mer, minéraux ; de tous pays, climats et saisons ; ils conviennent dans toutes les maladies sauf dans celles affectant les organes de la poitrine.

N'étant que médiocrement *hydrophile* (eaux minérales), en présence d'excellentes imitations ; je ne prescris pas volontiers les *eaux*, qui du reste ont en général d'incontestables et bons effets, en vue de maladies spéciales.

Cataplasmes. Cataplasmes et non *cataplame* (appliquer dessus) on les fait avec les farines et pulpes cuites à l'eau simple ou émolliente, ou le lait, ou la bière, etc., suivant les circonstances, on y peut ajouter : huile, beurre frais ou saindoux ; on les applique chauds, froids ou frais et plus souvent tièdes, toujours ils doivent déborder le mal de 1 à plusieurs centimètres, ils sont émolliens, calmants, diurétiques, maturatifs, révulsifs, rubéfiants. On les applique à nu ou entre deux linges, on les change deux ou trois fois par jour ; température la même.

Cataplasmes d'omelettes. Le cataplasme d'omelette cuite, *sans graisse*, et appliqué sur des hernies engouées ou étranglées, quoique impirique, a été et souvent suivi, d'heureux résultats ; je ne sais trop à quoi ils sont dus, nous ignorons tant de belles et bonnes choses ! mais il est bien positif que j'en userais, avant d'en venir à l'opération si ça m'était possible.

On peut ajouter des substances calmantes : opium, laudanum, jusquiame, morelle, stramonium, douce amère, etc. On les rend maturatifs en y ajoutant de l'onguent basilicum; irritants, révulsifs au moyen de l'ail pilé, oignons ou ceps, crus ; ceux de pulpes froides, de carottes, navets, betteraves, pommes de terre ; elles conviennent contre les entorses et n'oublions pas ici les lotions et fomentations d'eau végéto-minérale, « acétate de plomb » on fait les cataplasmes sinapisés avec de la farine de moutarde noire délayée dans l'eau ; à cet effet, ne mettons jamais de vinaigre car il neutralise, en grande partie, la puissance de la moutarde. Le cataplasme sinapisé se fait en semant une couche de farine de la même moutarde que ci-dessus, sur un cataplasme ordinaire.

Fomentation. On nomme fomentation les divers liquides que l'on applique froids, tièdes ou chauds, sur nos diverses parties du corps et, cela, à l'aide de compresses, flanelles et tricots de laine, éponges trempées et un peu pressées, renouvelées avec précautions. Pour bien faire et empêcher l'évaporation, il faudrait les recouvrir de toile cirée ; le papier ciré ne pouvant ici convenir.

Onctions, massage, bain. Au moyen des onctions, on oint la partie avec une substance grasse.. on la devrait recouvrir avec un papier ciré Les frictions, toujours excitantes, sont sèches ou humides de divers liquides. Le massage consiste, comme nous le savons tous, à frotter, pétrir et presser avec les mains seules ou garnies de mitaines en laine ou en poil de chameau ou autre convenable, la surface de notre corps, à faire craquer nos articulations et cela dans le but de donner de la souplesse, d'exciter les vitalités cutanées et des tissus subjacents. Nous nommions la *crasse* qui nous était enlevée en rouleaux « *macaroni* » après le bain nous nous semblions plus légers ; c'est un moyen hygiénique et curatif dans bien des cas. Il serait à désirer qu'il fut plus répandu chez nous.

Tisanes. Tisanes, (*olim* ptisanes). Elles constituent un moyen thérapeutique très précieux ; ne sont-elles pas souvent la boisson unique du malade et son seul aliment ? On dit tisane d'orge, panée, de chiendent, de gomme, de gruau, de riz, de tilleul, de fleurs et de feuilles d'oranger, de camomille, de chicorée, etc., etc. Joignons y les limonades et les orangeades les plus usitées ; je préfère l'édulcoration au miel (60 grammes par litre) à celle du sucre quand cela ne répugne pas trop aux malades.

Les lavements ou clystères simples et émolliens sont presque tou- Lavements ou clystères. jours très utiles et presque jamais nuisibles. On les rend adoucissants, narcotiques, purgatifs, irritans, toniques, salés, vermifuges, suivant l'indication à remplir. Le lavement irritant va particuliérement à l'adresse des noyés, on use du *tabac* en feuille, 30 grammes, bouillis dans *eau* commune... 250 grammes...

Sobriété, exercice convenable, bonne nourriture, travail modéré, physique et intellectuel, eau simple ou mieux rougie au vin, pour boisson..... constituent la meilleure médecine et la moins dispendieuse.

« *Sobrius, castus esto et quietus.* » Conseils.

L'indication de l'emploi général des sangsues en thérapeutique, ne saurait être bien déterminé que par un médecin, mais il est des cas si pressés, devant lesquels il serait si dangereux de se croiser les bras et d'attendre un médecin, pour agir, qu'il faut savoir les appliquer. Parmi les cas qui les demandent sont : les *raptus* sanguins ou *congestifs* ! On ne saurait les différencier des apoplexies sanguines et nerveuses. Les *laïques* en cela, en peuvent savoir tout autant que les médecins les plus savants, cependant l'apoplexie sanguine est plus commune que la nerveuse. Nous ne pouvons pratiquer une saignée, mais nous appliquons bien une ventouse, nous ferons bien aussi une piqure ou coupure bien légère ; appliquons donc, le cas échéant, une ou plusieurs ventouses sèches et dérivatives aux extrémités, ou scarifiées, n'importe où ? piquons, coupons un peu, cette opération cutanée est sans danger et coupons d'une façon sanglante à une « partie « de nous même ; imitons le gravier de St-Pierre-Miquelon qui « sauva son père tombé, sous un raptus sanguin, à côté de lui « j'ai vu le malade et admiré l'enfant sauveur de son père. Tirer « quelques gouttes de sang, suffisent quelques fois à sauver un

« homme de la mort. Quelques gouttes *de sang* tirées alors, de la
« masse, désemplissent un peu les vaisseaux et favorisent la cir-
« culation nécessaire à l'état vital et normal. Appliquons des sang-
« sues, nous pouvons faire un bien immense, sans rien risquer.

Application des sangsues.

Tout le monde sait appliquer des sang-sues : on les sèche, on
frotte à rougir la partie, avant d'opérer. On les met en place, on
les couvre d'une compresse par-dessus laquelle on pose la main,
un vase convenable et pour serrer ces sangsues sur la peau, on
tire sur les angles de la compresse de linge simple jetée sur ces
hirudinées en place. Si on agissait sur ou près des ouvertures naturelles du corps, il faudrait préalablement les obturer ; on en ferait tout autant pour une partie quelconque que l'on voudrait
soustraire à leur rapacité.

Causes des maladies.

Point d'effet sans cause ; partant, toute maladie étant un effet,
on en reconnaît une au moins.

Des causes identiques, produisent sur nous (êtres vivants) des
effets dissemblables, bien qu'au fond, le mal soit identique. Suivant notre manière de voir, les maladies désignées avec la terminaison *ite*, ne sont que les symptômes principaux, caractéristiques d'une affection morbide variable x, impossible d'en connaître la nature ; et qu'est une maladie et son siége, si nous ne pouvons
en connaître la cause ? la médecine en combattant le symptôme
principal (maladie), combat aussi l'affection quelle qu'elle puisse
être. Les médecins *peuvent* bien interpréter le symptôme principal des symptômes, et peuvent *seuls*, bien soigner le mal advenu.

La localisation de nos maux n'est point dans la nature, aussi en
avons nous toujours fait bon marché comme nous l'avons émis
déjà, dans une de nos causeries. Tous nos maux sont *primitifs*,
mais ils ne le sont que peu de temps, ce vieux *consensus unus*,
n'est pas une chimère. Outre les symptômes locaux, il en est de
secondaires et généraux.

« Une lésion quelconque, de cause externe et violente bien con-
« nue, détermine un mal local d'abord et bientôt il devient général,
« par la médiation de l'agrégat, sauf quelques blessures ou maux

« .légers qui ne réagissent pas et aussi certaines affections inter-
« nes qui sont dans le même cas ; presque tous nos maux, sont
« généraux.

« Affection — une chose envenimée et absorbée, *ex* : affections
« syphilitiques, rabiques, cancéreuses, etc., enfin tous maux *totius
substantiæ*.

« Les maladies, effets d'une cause *x*. — Symptômes principaux
de cette cause.

« Partant de cette base, peut-être aussi fausse que tant d'au-
« tres ; nous ferons en sorte, malgré cela, de bien traduire les di-
« verses expressions des maux les plus susceptibles d'atteindre
« nous ou les nôtres et de les traiter rationnellement dès le dé-
« but en attendant les secours du médecin appelé : les moyens
« employés en son absence, lui seront généralement détaillés
« auprès du malade. »

L'ordre que nous allons suivre, pour donner les symptômes caractéristiques des maladies (en *ite*), et leur traitement sera, de haut
en bas ; puis viendront les maladies, dites de la peau ou cutanées
que nous appelons *affections* ; ex : varioleuse, scarlatineuse, etc.,
celles qui peuvent se transporter « et se transmettre matériellement,
« seront nommées *contageuses* (variole, vaccine). Celles qui se
« transmettent seulement par infection aérienne ambiante, sont *in-
« fectieuses* (Typhus, peste, choléra, fièvre jaune). Toutes sont en-
« démiques, sporadiques où épidémiques ; en ayant déja causé as-
« sez longuement, nous ne nous y arrêterons plus. Redisons
« pourtant que notre *machine animale* est si compliquée, qu'en
« nous, il y a tant d'organes, qui ne donnent pas la vie sans
« doute, mais qui l'entretiennent par leurs mouvements harmoni-
« ques, disons enfin, qu'il est très difficilesinon impossible d'être
« excellent médecin c'est-à-dire de guérir tous les maux ; dans
« la thérapeutique, on est obligé de tenir compte de la vie quoi-
« qu'étant de l'ordre métaphysique, de sorte que pour être mé-
« decin, il faut être instruit spécialement, avoir étudié et étudier
« beaucoup ; savoir observer et méditer, « etc (*ars, longua, vita*

Ordre suivi pour la symptômatologie.

« *brevis*), cependant, à entendre le jugement du vulgaire, les mé-
« decins sont inscients, *mauvais ;* et personne ne serait aussi grand
« médecin que celle qui ne l'est pas du tout, nègre ou blanc,
« zouave ou paysan, et niais : Aussi, tout le monde se mêle de
« guérir nos maux ; au moins qu'on aille pas demander l'im-
« possible au médecin ?

Causes du mal ayant disparu. *Sublatà causa tollitur effectus,* cherchons donc, trouvons la ou
les causes, détruisons, éloignons, affaiblissons-les, et nous aurons
alors d'autant moins de mal à obtenir des succès sanitaires, que
nous traiterons le mal dès le début et que nous combinerons nos
efforts avec ceux de la nature *médicatrice,* ce que nous ne faisons
pas ordinairement.

Réussir à ramener la santé des malades traités au sein de l'épidémie dont ils sont victimes, démontre une nature médicatrice
bien puissante et parfaitement secondée 1º par les soins médicaux ; 2º par tous les autres ; mais celui-là est imprudent qui,
pouvant faire autrement, s'y fie ! Il est certains maux contre
lesquels il faut agir *illicò,* les hémorrhagies, le typhus, par
ex : , etc.

Forces médicatrices, Le père de la médecine, nous a appris que notre force médicatrice veille à la conservation du système et qu'habituellement elle
guérit les maladies. Il nous faut donc savoir la connaitre, l'apprécier et la seconder alors qu'elle marche régulièrement, et la troubler seulement si elle va ostensiblement mal.

Rougeole. La rougeole, affection rubéolique, que je crois très infectieuse
et non contagieuse, est presque exclusive à l'enfance et à la jeunesse ; sporadique, rarement ; mais souvent elle est épidémique ;
presque toujours bénigne, elle n'advient généralement qu'une fois
dans la vie et dure 7 à 8 jours, elle est précédée de fièvre, d'angine, de coryza, de toux et de larmoiment, tous symptômes qui
justifient l'appellation dont on use et qui font voir que le traitement suivi, convient à la fois à l'affection x et au mal lui-même.

Du 3 au 5e jour, la peau se couvre de petites tàches roses ou
rouges, disparaissant graduellement du 6 au 8e ; alors, la peau
devient farineuse.

Puisque l'éruption caractéristique ci-dessus mentionnée est précédée et suivie de maux auxquels nous ajoutons : saignements de nez, toux ou bronchite, douleurs abdominales suivies de dévoiement, de courbatures, etc., elle ne peut être seulement une maladie locale.

Y a-t-il toujours éruption en temps d'épidémie de rougeole, de scarlatine?

Sans trop oser répondre, nous dirons cependant, avec bien de nos collègues, non.

Le traitement est entièrement de précautions hygiéniques ; il est important que le convalescent garde son appartement durant environ un mois, en été et dans les régions intertropicales ; 45 jours en hiver et dans les régions froides et glacées. A cette règle générale et prudente, j'ai vu beaucoup d'innocentes infractions.

La *roséole* ressemble beaucoup à la rougeole dont elle est une miniature. Souvent nous l'avons vue comme un épiphénomène d'affections internes, cholériques; là elle est grave : dans le 1er cas, le traitement est simplement hygiénique ; dans le 2e, ou lorsqu'elle est épiphénoménale, le traitement est hygiénique et thérapeutique ; celui de l'affection qu'elle accompagne doit être mis en usage. *[marge : Roséole.]*

Le penphigus a pour caractères des démangeaisons à la peau suivies de plaques rouges, variant de la grosseur d'un pois à celle d'un petit œuf de poulette; ces plaques et ampoules se crèvent et se sèchent au bout de 24 ou 30 heures. C'est une affection légère qui ne demande que de la prudence. *[marge : Penphigus.]*

Dans l'urticaire, il y a des élevures sur la peau, précédées de démangeaisons; les plaques qui se montrent tantôt sur une partie cutanée, tantôt sur une autre, pour paraître et disparaître à temps illimité : ces plaques sont semblables à celles que produisent l'urtication accidentelle ou thérapeutique simple. L'urticaire n'est ni plus ni moins grave que le penphygus et il n'a pas besoin d'un autre traitement que celui de cette légère affection. *[marge : Urticaires.]*

L'affection scarlatineuse, bien que plus dangereuse que la rou- *[marge : Scarlatine.]*

geole, doit être soignée par un médecin. Elle peut tuer en 24 ou 48 heures : ses formes légères, variées en apparence, peuvent facilement et vite revêtir la plus grande gravité. Elle est très insidieuse.

Elle est infectieuse (contagieuse, dit-on), durant plusieurs semaines. Les convalescents peuvent même la communiquer. Comme la rougeole, elle est sporadique et souvent épidémique. Simple, elle n'a rien de bien grave; communiquée, elle est moins intense ; compliquée, elle est très grave. C'est encore une maladie de l'enfance et de la jeunesse. Rarement elle attaque les personnes âgées.

Début : tristesse, abrutissement, un peu de douleur à la tête, roideur dans les mâchoires, douleurs de reins, muqueuses buccales et autres supérieures enflammées, frissons, chaleurs, accélération du pouls et de la respiration, toux légère, raucté de la voix.

L'éruption se fait dans les 24 ou 36 premières heures en commençant par les avant-bras et les mains, s'étendant, de proche en proche, sur tout le corps devenu rouge écarlate, ou comme une écrevisse *cuite* ; ces taches disparaissent vers le 4 ou 5e jour et, alors, l'épiderme se détache en plaques larges plus ou moins roulées : quand cette chûte ne se fait pas régulièrement et bien, la fièvre, qui avait disparu, revient compliquée de graves affections de poitrine et quelquefois d'un état typhoïde, trop souvent mortel ; parfois aussi, au lieu d'une convalescence franche, il y a faiblesse, malaise, amaigrissement, suppurations internes, hydropisies variées ; c'est d'un mauvais augure.

En attendant le médecin mandé, faisons coucher le malade dans le lieu le plus convenable; prescrivons : repos, tisane de bourrache ou de pomme, ou de mauve, ou d'orge, ou de gruau, ou de chiendent, éducorées au choix ou au goût du malade ; donnons, toutes les heures, une ou deux cuillerées à bouche de lait doux ou caillé, un lait de poule ; gargarisme de sureau ou autre émollient miellé et acidulé ; faisons onctions au cou avec huile d'olives, saindoux ou autre graisse. Si l'éruption venait à disparaître avant le temps, prescrivons et donnons un bain sinapisé (500 grammes de farine de moutarde noire par bain ordinaire).

Faisons garder le lit 15 ou 20 jours en été ; 25 à 30 jours en hiver ; tenons-nous dans les appartements le même temps ; soyons prudents et veillons aux complications ; tâchons de les prévenir.

J'admire les sages précautions hygiéniques ; celles ci-dessus recommandées m'ayant paru excessives, j'ai dû les négliger. Quant aux bains généraux, tièdes et chauds, je n'en ai point usé ; je les prescrirais maintenant, les croyant excellents.

Erysipèle. Cette affection est presque toujours précédée et accompagnée de symptômes généraux. Quelquefois la peau seule est enflammée en apparence et semble constituer une maladie locale : il peut y avoir, sous cette peau enflammée, un abcès plus ou moins vaste ; c'est alors l'*érysipèle phlegmoneux*, toujours accompagné de fièvre vraie et quelquefois intense. Rien au monde ne saurait produire l'érysipèle ; de cause externe (coup de soleil, vent, neige, glace, substances âcres et irritantes), c'est alors l'érysipèle externe, peu grave. Il est simple ou compliqué, léger ou intense.

Erysipèle.

Repos, diète et souvent abstinence d'aliments. Bouillon de veau ; ça me rappelle qu'à St-P. et Miquelon, en hiver, j'ai mangé avec grand plaisir du bouillon gras conservé depuis 10 jours. A Toulon, madame C.... en avait oublié à sa campagne ; elle y retourna après 9 jours, et ce bouillon était excellent.

Prescriptions.

« Pour le conserver, voici ce qu'il faut faire : retirer la viande « et les légumes du pot-au-feu, passer le bouillon à travers un « tamis fin, le déposer dans un vase en terre, couvert ou non, et « placé dans un endroit frais. Passe-t-il à l'aigre ? ajoutons par « chaque litre de ce bouillon, une pincée (1|2 gramme environ) « de carbonate de soude ; il se forme un acide de bouillon insolu « ble ; l'acide carbonique s'en va. Le lendemain ou les jours sui- « vants, on fait bouillir, on écume et l'on a un excellent et salu- « taire bouillon. »

Saupoudrons 3 ou 4 fois par jour avec poudre de riz, d'amidon,

10

etc. Lotionnons, avec liniment composé : d'huile d'olives ou d'amandes douces, 60 parties, mêlées à 500 d'eau seconde de chaux, ou lotionnons avec eau acidulée ; usons, faute de mieux, en onctions, d'huile, de saindoux, de beurre frais, de crêmes froides. Enveloppons la partie malade avec des compresses maintenues constamment mouillées (toile cirée); graissons l'érysipèle avec la pommade suivante :

$$\left.\begin{array}{l} \text{Sulfate de fer 10 gr.} \\ \text{Axonge..... 40 gr.} \end{array}\right\} \text{mêlez bien.}$$

Fixons l'érysipèle ambulant en appliquant un vésicatoire sur son beau milieu ; on le fera suppurer et sécher ensuite. Voilà de la médecine substitutive.

Je me suis bien trouvé, avec beaucoup de mes honorables collègues et confrères, des vomitifs , il est vrai qu'il y avait embarras gastro-intestinal. (Ery. de cause interne.)

De cause externe, il est peu grave, avons-nous dit?

Compliqué, l'érysipèle est bien plus intense ; sa gravité est variable et varie d'ailleurs , suivant les complications ; elle demande habituellement alors des bains simples, tièdes et chauds, des saignées locales, des pédiluves simples et sinapisés, des vésicatoires aux jambes.

L'érysipèle de la tête, dû à l'insolation, peut être suivi de graves accidents, souvent même mortels. Nos malelots et nos soldats, exposés à de longues marches dans les sables, dans les pays chauds, demandent chacun un *couvre-nuque* préservateur.

Préservez-vous vous-même, messieurs les officiers, souvent à pied, pour conduire nos colonnes, imitez vos preux collègues d'Algérie ; comme eux, ayez un burnous léger, blanc, vous couvrant bien la tête et jusqu'aux épaules ; imitez, enfin, nos Toulonnais, que j'ai vus et vois s'installer un couvre-nuque avec leurs mouchoirs de poche, pour se garantir des douloureux et dangereux effets des rayons solaires.

Suette.

La suette est une fièvre éruptive, dite *contagieuse* (je ne la crois qu'infectieuse), presque toujours épidémique et maligne ; alors, comme les typhus en général, elle est rare à cet état qu'on n'a guère vu depuis le 16e siècle. Quelques cas sporadiques en ont été observés çà et là, durant les désolantes épidémies cholériques du midi de la France et, dernièrement encore, on l'a observée dans le département du Var ; c'est toujours une affection très grave et de cause x. N'ayant jamais vu cette maladie, voici cependant des symptômes de la 2e forme (ou épidémique) malaise général, maux de tête, douleurs lombaires, faiblesse, inappétence, soif, frissons alternant avec chaleur, sueurs visqueuses et abondantes. Langue sale, constipation, urines rares et difficiles, otalgies, irritation du gosier, etc.

Comme je crois cette affection semblable, au fond, aux autres typhus spéciaux (choléra, peste, fièvre jaune), j'userais de mon traitement cholérique ; sûr du succès, le mal étant pris au début et traité hors des lieux épidémiés.

Miliaire, sans doute sympathique d'une affection de cause x ; elle a pour caractères : de petits boutons rouges disséminés ou réunis, par plaques un peu en relief et surmontées, dès le 2e jour, d'une petite vésicule rouge, qui devient transparente et blanche, qui crève et laisse s'échapper un fluide qui sèche en écailles, démange et tombe ; c'est de sa ressemblance avec les grains de millet, que lui vient son nom. Si légère qu'elle soit, cette maladie, n'ayant point de traitement spécial, il doit varier suivant les complications, etc.

Miliaire.

La variole est une affection essentiellement contagieuse, se transmettant par inoculation et infection ; presque toujours elle est épidémique ; c'est un grave fléau qui, avant l'inoculation, attaquait un homme sur deux, en tuait un sur six ; couvrait de cicatrices laides et dégoûtantes, défigurait, estropiait, éborgnait trop souvent les patients. On ne saurait donc prendre trop de précautions, ni s'armer contre elle, eu égard au mal qu'elle peut faire encore.

Variole.

Elle débute par une fièvre qui va en augmentant durant trois jours, fièvre souvent accompagnée d'envies de vomir (nausées), de vomissements, de saignements de nez, de douleurs de tête ; l'haleine, l'urine et les sueurs ont une odeur putride : délire quelquefois, convulsions épileptiformes chez les enfants ; elle est souvent mortelle, chez les vieillards surtout.

En fin du 3e jour, nous voyons la peau du visage se couvrir de petites taches rouges au centre desquelles nous sentons un petit nœud dur ; vers le 5e jour, les mains portent des taches semblables ; vers le 6e, nous les remarquons aussi aux jambes et par tout le reste du corps ; alors, si l'éruption marche régulièrement, la fièvre cesse, mais non l'affection ; il ne faut pas s'y méprendre !

Les boutons varioliques grossissent, leur base s'entoure d'un cercle rouge, leur sommet présente une vésicule remplie d'un liquide limpide qui passe au jaunâtre ; le centre se déprime ou s'ombilique ; la fièvre reparaît et elle est dite *fièvre de suppuration*; la peau est tendue, rouge et gonflée.

Les paupières se boursoufflent et se ferment ; le malade est stupide, hideux ; il ne voit plus ! La figure et la tête, suivant les mêmes phases, donnent au patient de la ressemblance avec un vieux mannequin. Le pus s'épaissit et blanchit graduellement ; le 11 ou 12e jour, on distingue un point noirâtre au sommet de chaque pustule. La vésicule se rompt ; le pus sort, se dessèche et se convertit en croûtes qui tombent petit à petit. La convalescence arrive vers le 14e jour. Telles sont les phases de la variole, divisée elle-même en simple ou compliquée, en bénigne et maligne.

Parmi les symptômes saillants, nous avons omis le délire, quelquefois furieux, l'odeur cadavéreuse du malade, des abcès simples et gangréneux, etc., etc.

Prescription hygiénico-médicale au début de l'affection :

Chambre plutôt froide que chaude (15 à 16° centig.), en renouveler l'air le plus souvent possible et suivant les circonstances *intrà* et *extra* individuelles.

Durant la première période, le malade restera levé le plus qu'il pourra ; on lui lavera la face, plusieurs fois par jour, avec de l'eau fraîche légèrement acidulée avec citron ou vinaigre. Prescrivons : limonades pour boisson ; diète ou même abstinence alimentaire : au lit, le malade sera peu couvert ; oreiller en paille ou en crin ; sa tête et sa poitrine seront plus élevées que ses pieds et jambes.

Quelque soit le sexe, on coupera ou du moins on éclaircira les cheveux ; lavements et demi, émollients (1 ou 2 par jour). Lotions fraîches au front, à la face, à la tête.

Le malade est-il jeune, sanguin et fort? quelques sangsues derrière les oreilles sont bonnes. Tisanes de chiendent, de réglisse ou d'orge, etc.; limonades et orangeades, au choix du patient. S'il y a apparence de pustules aux yeux, instillons-y fréquemment de l'eau de goulard (eau blanche), mêlée avec moitié d'eau fraîche commune.

Nous ne causerons point ici saignée générale ; rarement elle est indiquée, et sauf complication. En fait de traitement des maladies, la saignée est le *knout* de notre thérapeutique.

La vaccine est aussi inséparable du nom de son inventeur *Vaccine.* (Genner), que l'est celui de Harvey, au point de vue circulation du sang. Tout le monde civilisé sait que la vaccine est une affection traduite par une éruption du pis de la vache ; affection légère qui, inoculée aux hommes, les préserve de la variole ou petite vérole.

On peut vacciner les personnes à tout âge et n'importe où.

« J'ai fait beaucoup d'accouchements (650 environ dans la « même localité, en 11 ans), et j'ai souvent regretté de ne pas « avoir eu, sur moi, les moyens de vacciner les enfants *illicò*, c'est-à-dire immédiatement après l'accouchement. L'affection légère « qui naît de la vaccination ne préservant qu'un certain temps illi- « mité, que l'on estime de 10 à 12 ans par ex : mais souvent elle « préserve toute la vie ; il est important et prudent de revacciner « après ces diverses périodes de temps. « J'ai revacciné avec succès *Revaccinations.* « deux sœurs, jeunes et belles demoiselles, en même temps que « l'un de mes amis, lieutenant de vaisseau, commandant alors et « maintenant capitaine de frégate distingué, officier de la Légion « d'honneur, chef d'état-major général, etc. (M. P...). Il n'a « nullement besoin de mes éloges. »

Les parents qui, par incurie, sottise, préjugés, refusent de faire vacciner leurs enfants (comme j'en ai vu), sont bien coupables ou bien stupides pour assumer sur leurs têtes une pareille responsabilité !

On vaccine n'importe où et comment. N'ai-je pas vu une demoiselle se vacciner elle-même, à la cuisse, avec une de ses aiguilles à coudre.

On vaccine de bras à bras ou au moyen de vaccin conservé de plusieurs façons et délayé au moyen d'une goutte d'eau ou de salive, sur deux plaques de verre que l'on presse entre les doigts.

« Chargé du service de santé de St-Pierre et Miquelon, et man-
« quant de vaccin (1850), j'en demandai sur la côte anglaise ; un
« confrère m'envoya une lettre très obligeante et courtoise, con-
« tenant 4 ou 5 croûtes de bon vaccin à vrac, qui, humidifiées et
« pressées entre deux plaques, me permirent de vacciner, d'ob-
« tenir une excellente vaccine et un vaccin qui se transmet pro-
« bablement encore. Ce moyen de conservation nous semblant
« précieux, à raison de sa simplicité, de sa facilité et de son inal-
« térabilité, nous l'avons indiqué. »

Varioloïde.

La varioloïde, n'étant qu'une variole modifiée, est d'une durée courte : son intensité est peu grave ; sur 300 hommes qui en furent atteints à bord d'un vaisseau, dont j'avais l'honneur d'être chirurgien-major, je ne perdis qu'un seul malade, encore mourut-il des suites d'une péripneumonie.

Le traitement de la varioloïde ne se compose guère, sauf complications graves, que de sages précautions hygiéniques, et le mal est réputé *varioloïde* toutes les fois qu'il atteint un vacciné ou un variolé, l'affection alors est sans gravité.

Varicelle.

La varicelle ou petite vérole volante et la varioloïde constituent presque toujours une affection fort bénigne ; à leurs pustules pyriformes, qui commencent à se dessécher dès le 5e jour, succède la convalescence au 7e ; puis, enfin, la guérison radicale. Cette légère affection, disons-nous, ne réclame, pour tout traitement, que des précautions hygiéniques.

Les clous ou furoncles sont le résultat d'une affection générale aussi *x* dans sa nature que tant d'autres; ils sont internes ou externes. Simples ou compliquées ; de causes externes, rares et peu graves; presque toujours de cause interne et plus grave rlors; quelquefois ils sont critiques. Ils se succèdent habituellement à la peau, où ils ont des endroits privilégiés.

Au début, appliquons des cataplasmes maturatifs (pulpe d'oignons de lis cuits ; principalement cataplasmes émollients), petits emplâtres de diachylon, en temps voulu, pressons le furoncle pour en faire sortir le bourbillon (petit corps vermiculaire gris, consistance, aspect forme variés). Les moyens contre les ci-catrices ne m'ayant pas paru d'une haute importance, nous les avons négligés. Puis, prescrivons bains locaux et pansements simples, légers. Tisanes émollientes ou tisanes amères. souvent vomitif ; toujours, grande propreté et doux régime.

Le charbon ou entrax n'est qu'un furoncle à plusieurs bourbillons séparés ; l'affection qui produit l'antrax (1) est plus grave que la tumeur elle-même. Une grosse tumeur rouge et noire, très douloureuse et chaude caractérise le charbon *malin*.

Alors sangsues, cataplasmes émollients, incision profonde et cruciale, sont indiqués ; pressons la tumeur à chaque pansement ; il se fait au moyen d'onguent digestif, de cataplasmes toniques. Cette tumeur est livide ; à son milieu se produisent une ou plusieurs *ampoules* qui crèvent, se vident et sont remplacées par une plaque noire gangréneuse.

· Cette affection est grave sans nul doute, et, dès qu'on la reconnaît, il faut recourir au médecin ; en l'attendant, agissons, le temps est si précieux! Faisons une incision cruciale et profonde ; cautérisons hardiment avec un fer *quelconque* rougi à blanc ; pansons avec des poudres de charbon de bois, camphre et quinquina ; faisons des fomentations de vin miellé rendu aromatique

(1) Je ne pense pas que ces deux affections, quoiqu'inconnues dans leur nature, soient semblables : à coup sûr la première est bien plus grave, bien plus dangereuse que la deuxième.

Clous ou furoncles.

Charbon on entrax.

par diverses plantes bouillies dans ce vin. Prenons en haute considération l'état général morbide ; le charbon pansé, opéré, c'est bien, mais ce n'est qu'un symptôme. Là n'est donc nullement la gravité de l'affection.

Diète ou abstinence ; repos ; tisanes variées, amères et froides. Quand nous verrons l'escarre se détacher, ce sera un bon signe ; favorisons la nature ! pansons alors avec huile ou cérat, onguent styrax, Egyptiac ; donnons des bains généraux et locaux, évitons autant que nous le pourrons la résorption.

Pustule maligne. La pustule maligne virulente, est très grave ; elle n'a été encore observée que chez l'homme ; non-seulement je ne la crois pas *inoculable*, c'est-à-dire *contagieuse*; mais je pense que celle qui ne peut être transmise « par *inoculation* » aux animaux, ne devrait pas porter le nom de *pustule maligne* ; d'ailleurs, elle m'a semblé avoir tant d'analogie avec l'antrax, que je crois que le même traitement doit lui être appliqué.

Gale. La gale est une affection contagieuse attaquant de préférence les gens malpropres ; elle est caractérisée par de petites pustules séreuses, se développant ordinairement, entre les doigts, sur les mains, les poignets, la face palmaire des avant-bras et pouvant s'étendre à tout le corps : elle occasionne beaucoup de démangeaisons, surtout par la chaleur du lit. C'est une affection légère et peu dangereuse alors qu'elle est simple. Les boutons de gale sont le produit d'un insecte (acare) (1) qu'on peut extraire, voir et examiner. Pourquoi ne pas remplacer le mot *gale* par *acarite?* Ce dernier n'indique-t-il pas cause et effet?

Tout moyen pouvant extraire ou tuer cet insecte est bon. Faisons des lotions souvent répétées, avec eau de savon grossier, eau chlorurée ; prescrivons bains savoneux et tièdes, onctions avec huile simple ou corps gras ; pommade sulfureuse, pommade d'helméric, etc., etc ; poudres diverses ; enfin, pour peu qu'on enlève ou qu'on tue les insectes, tout moyen thérapeutique est bon. N'ai-je pas vu

(1) L'acare vivant est la matière inoculée.

des matelots galeux se guérir en faisant des frictions de pâte de poudre à canon, des lotions de tabac bouilli, de poudre à canon délayée avec de l'eau-de-vie, etc.?

Nous aurions dû parler engelures en causant des maladies *quasi* spéciales à l'enfance et à la jeunesse ; réparons notre oubli · ce sont des maux venant des saisons froides, des régions glacées. Elles attaquent nos extrémités, surtout les doigts et les mains de nos jeunes filles, qu'elles déforment quelquefois pour le reste de la vie.

On les prévient en faisant, dès le commencement de l'automne, un usage quotidien de lotions vineuses, vineuses miellées, alcooliques, camphrées, albumineuses, etc.

« Dans nos courses en pays froids, neigeux et venteux,
« nous avons vu des parties gelées, nous usions alors *illicò* de
« boules de neige en frictions répétées (nez et oreilles gelés). Une
« jeune scrophuleuse basquaise, mademoiselle T..., à St-Pierre
« et Miquelon, en décembre ou janvier, m'importunait depuis
« longtemps, pour des engelures que je ne pouvais guérir : im-
« patient, je lui dis : laissez-moi tranquille et frottez vos enge-
« lures et scrophules avec du *jus des fraises* de la colonie. La
« pauvre fille courut toute notre colonie, habitée par des gens né-
« cessiteux, mais obligeants et généreux ; elle se procura un demi-
« litre de liqueur du fruit ci-dessus dénommé et s'en frotta bien
« inutilement ; survint un petit collègue des navires pêcheurs de
« morue — ces jeunes médecins du commerce (morue) ne doutent
« de rien ! — notre pauvre fille, bien malade, le fit appeler ;
« malheureux jeune homme ! il n'avait rien oublié, je pense ! il
« lui incisea ses doigts rouges, noirs, douloureux et gonflés, fit
« couler beaucoup trop de sang... ce qui ne produisit à la scro-
« phuleuse dumoins, ni bien ni mal ; cependant, cette pratique du
« jeune médecin était, dans ce cas, deux fois blâmable. Elle
« mourut en fin de printemps, mal soignée par inscience et aussi
« peut-être par les mains qui, l'avaient si maladroitement tail-
« ladée, sous l'influence d'une intelligence *diagonale.* »

Engelures.

Les engelures sont-elles ulcérées ? pansons avec du cérat de saturne, de l'onguent styrax ; prescrivons des bains locaux et de bonnes mitaines *surtout !* là on les doit préférer aux gants.

« A St-Pierre et Miquelon, au sein d'nn beau jour, mais glacé
« de février, un ancien braconnier, sur rade et en canot, mouil-
« lait à chaque instant ses mains abritées de gants de laine tricot.
« Un de ses compagnons, M. A. Duh., lui demande en plaisantant
« le motif qui le déterminait à mouiller ainsi ses mains gantées.
« Feu M. Dib.., l'ancien braconnier, répondit : c'est pour avoir
« moins froid et aussi pour mieux ajuster mon gibier. Je trempe
« mes mains gantées, l'eau se glaçant à mesure, empêche ainsi
« le vent de pénétrer jusqu'à mes mains. M. D... n'était-ilpas
« dans le vrai? »

Pous.

Pou, *pediculus,* aptères ou sans ailes : est aussi rare à bord, parmi nos équiqages, qu'il y était fréquent il y a une vingtaine d'années, et ce que nous allons dire est à l'adresse de quelques matelots pouilleux, salles et insouciants, qu'on rencontre encore quelquefois à bord. — Les pous sont divisés en ceux de tête, de corps; pubis (*vulgò morpion*). Les lentes ou œufs de pou éclosent en sept ou huit jours. Une couple de pous peuvent produire en deux mois, 18,000 individus environ.

On peut facilement et vite se débarrasser de cette dégoûtante vermine, et, pour cela obtenir, est bon tout ce qui tue presque sur le champ ces parasites. Prescrivons donc propreté personnelle et matérielle ; tout corps gras les tue et par asphyxie : ainsi, employons huile, onguens et graisse simples et surtout mercurielles; essence de térébenthine, doses innocentes, bien entendu! lotions alcalines, décoctions de tabac, onctions ou mieux frictions de poudre à canon délayée à consistance pâteuse ; fumigations sulfureuses, bains simples ou savonneux. Faisons tremper les effets et hardes ayant servi aux pouilleux à l'eau bouillante, douce ou de mer, laver, savonner et sécher avant d'en user.

Cheveux.

Aujourd'hui, avec le microscope ordinaire, qui grossit 12 ou 1500 fois ; il y en a eu même, dit-on, à l'exposition universelle (1867) qui grossissaient 5 ou 6,000 fois ! à leur aide, on peut disséquer un cheveu aussi facilement qu'on dissèque un bœuf, cheval, éléphant, etc. N'est-ce pas cette opération anatomique qui a fait abandonner l'incertaine construction des poils, au moyen de petits *cornets* imbriqués l'un dans l'autre? Cette comparaison très ingénieuse et bonne, malgré la boutique d'où elle vient, cette manière de voir est abandonnée pour celle plus vraie, des tubes à moëlle pigmentaire ou colorante. L'anatomie microscopique, si en vogue maintenant, a-t-elle fait progresser la science? Oui. Mènera-t-elle à des moyens sûrs, contre les affections qui semblent plus intimement connues? On en peut douter. Révèlera-t-elle quelque chose de la vie? Non. Quoi qu'il en soit, les cheveux blonds sont plus fins que les autres; leur finesse diminue jusqu'au noir. Un pouce carré contient 147 cheveux noirs, 162 châtains, 182 blonds : la grosseur moyenne d'un cheveu est de 6 |100 de millimètre. Câble, grelin, aussière, une corde quelconque en cheveux serait bien plus forte que la même, construite en chanvre. « Que « de fois avons-nous ri en voyant, pour notre argent, de malheu- « reuses femmes saltimbanques qui suspendaient à leurs belles « *nattes* des enclumes, boulets, gueuses et saumons métalliques? « Pauvre humanité! tristes moyens d'existence! *Vir pilosus aut* « *fortis*... J'y crois avec le grand Bichat et tant d'autres, avant « et après lui. »

Souvent, messieurs, je vous ai entendu accuser notre innocente casquette d'uniforme, d'être cause de nos *calvities* et même de nos *canities*... Erreur!... Incriminons plutôt nos âges, nos constitutions spéciales et la nature, de ces désagréments (calvitie et canitie). Quoiqu'on dise, ces désagréments ne sont pas plus communs en marine qu'ailleurs, que dans l'armée de terre, par ex : Tout le système pileux, les cheveux, les sourcils et la barbe, blanchissent les premiers, pourquoi? Le plein air, la lumière y seraient-ils pour quelque chose? En voyant un bel animal domestique, poisson, oiseau, etc., je me suis souvent demandé pourquoi des taches irrégulières de poils blancs, rouges, fauves, noirs, sur un fond gris, par ex : Mais... *opium facit dormire*. Après la

Casquette et chûte
des cheveux.

mort, les poils ne poussent pas, mais alors il y a toujours rétrac-
tation des tissus charnus; voilà la cause de notre erreur.

Faux cheveux, toupets, perruques. Point de teintures d'aucune façon ; leur usage offre des inconvénients sanitaires. Ni perruques, ni faux toupets ; leur usage ne
peut être sans dangers. « Je connais plus d'une charmante dame,
« qui doit à ses faux cheveux, dont elle abuse, les cruelles migrai-
« nes, névralgies et maux de dents qui empoisonnent son existence;
« mais la coquetterie, la tyrannique mode avant tout !.. Souffrez
« donc, puisque telle est votre volonté! Les ressorts plus ou moins
« élastiques des perruques, les onguents plus ou moins plastiques,
« qui servent à coller les faux toupets, sont-ils donc et peuvent-ils
« être sans inconvénients ?

« Le plus sûr moyen pour quiconque tient à sa santé, à ses che-
« veux comme à sa denture, est de renoncer à tout prétendu
« remède contre l'alopétie et la canitie ; de s'habituer à la perte et
« au blanchiment de ses cheveux et autres poils ; il se fera en gé-
« néral nettoyer, gratter, limer, extraire, placer des dents mais alors
« que l'urgence s'en fera sentir seulement. Ne cédons jamais au stu-
« pide et affreux charlatanisme; pour notre maigre chevelure, usons
« de temps à autre de corps gras frais (huiles, graisses végétales
« ou animales) simples ou aromatisés, à notre convenance, puisque
« aromatiser ainsi n'a aucun inconvénient sanitaire. Nos besoins ne
« sont-ils pas assez nombreux naturellement, pour que nous allions
« en augmenter encore le nombre? Les annonces curatives que
« nous lisons très souvent à la 4me page des journaux sont trop
« charlatanesques. Passons, et, pour cela, ne délestons plus nos
« *porte-monnaie.*

Inflammation cérébrale. L'inflammation cérébrale ou encéphalite comprend celle de toutes
les parties renfermées dans le crâne (nous ne sommes guère loca-
lisateur). Ainsi, inflammation cérébrale, pour nous, peu crédules et
peut-être inscients tout ensemble, est la *cérébrite*, la *cérébellite*, la
méningite et l'*arachnoïdite.*

Comprenons-nous bien !

Hypérémie. Surabondance du sang dans un organe ou parte
quelconque. Un organe est alors hypérémié ou *fluxionné.*

Hipnotique. Narcotiques à petites doses.

Narcotique. — Substances qui ont la propriété d'assoupir en agissant particulièrement sur le cerveau; il ne faudrait pas en abuser, l'assoupissement étant un mal.

Disons que cette affection (de cause interne ou externe), est plus l'apanage de la vieillesse. Nous pensons que nos matelots y seraient même peu exposés sans l'intensité et la fréquence des causes occasionnelles qui les entourent à terre et à bord, telles que : chûtes, coups, contusions, exercices violents, insolations (préservons-nous-en au moyen de notre coiffure et, à l'occasion, au moyen de nos couvre-nuques), intempérance, hypocondrie, tristesse; cette maladie nous advient aussi durant les inflammations viscérales, les empoisonnements miasmatiques et autres.

Le plus souvent, le mal se développe subitement ; quelquefois des désordres fonctionnels précèdent sa venue. Il y a étourdissements, bluettes et autres troubles de la vue; malaise, faiblesse, inappétence, secousses convulsives, ordinairement d'un seul côté (ce dernier symptôme est différentiel de la ményngite), irascibilité : quand le cervelet se prend, il y a, dit-on, *colapsus*, paralysie des mouvements, pouls inégal, respiration raréfiée, râlante, pâleur de la peau qui se refroidit sensiblement. Outre tous ces symptômes, l'inflammation du cervelet en aurait de spéciaux, tels : érection, d'ailleurs ce symptôme est une erreur bien démontrée; troubles dans la progression et l'équilibration, etc., etc. Attendons des documents plus positifs que ceux que nous possédons, pour nous prononcer.

Disons seulement que l'arachnoïdite (inflammation de la plus mince des trois membranes qui enveloppent l'encéphale) est la forme la plus fréquente que les irritations encéphaliques puissent affecter chez nous (marins); c'est elle qui nous a toujours semblé constituer, en grande partie, la gravité de l'encéphalite, dans les pays chauds principalement!

Soyons sobres de saignées générales et locales ; employons dans ce cas et suivant les progrès du mal, la prescription suivante ou analogue :

Repos, obscurité, abstinence, tisanes et autres moyens débili-
tants ; usons des dérivatifs et des toniques, etc. Appelons un
médecin (1).

On guérit rarement de la gastro-entérite chez un homme affecté
de nostalgie ; à *fortiori* de la méningyte.

La calenture, dont nous avons si souvent entendu parler, devrait, ce m'a semblé, être rattachée à l'histoire des irritations encéphaliques; nous observons, en effet, un délire frénétique avec accompagnement de puissance musculaire, de riantes hallucinations.
« J'ai vu un excellent matelot malade de cette affection (calen-
« ture) se lever de son hamac, bondir sur le pont d'une corvette,
« sauter sur le bastingage pour se précipiter dans de prétendues

(1) Nos succès en médecine, dans nos opérations sanglantes ou non,
nous paraissent évidemment dus à une modification du sang et autre
humeurs, viciés par une cause quelconque souvent très complexe, quelques
fois même inextricable, aussi difficile à trouver et à annihiler, qu'elle est souvent impraticable ; les hommes sont viciés soit dans leur crasse ou juste mélange des quatre humeurs (sang, bile, pituite, atrabile), soit dans leur quantité anormale *(corpora non agunt nisi saluta)*. L'absorption ne saurait
instantanément se faire, avoir lieu et modifier *illicò* l'économie vivante et,
partant, l'une de ses parties ; ce n'est que par l'absorption cependant
qu'on peut ramener nos humeurs à leur état normal vital ; ces humeurs en
circulant, qui, liquides et modifiées, arrosent tous nos tissus, les régénère
en quelque sorte, gonèse seule compatible avec notre santé animale et
même avec la santé végétale. Nos humeurs sont des parties liquides ou
quasi liquides, dans un mélange et dissolution réciproques des principes
immédiats et tenant ordinairement en suspension des éléments anatomiques
(v. hygrologie) de nos humeurs, très nombreuses et variées, nous n'indi-
querons en passant que les suivantes : *h.* de constitution ; sang, bile,
chyle, lymphe, blastème ; *h* sécretées récrémentitielles ou excrémentitielles,
normales ou morbides. De tout temps la médecine s'est adressée à l'absorption et au sang pour les modifier, puis prévenir, pallier ou faire disparaître d'une façon quelconque nos maux. Ne demandons pas l'impossible
à ceux qui ont l'honneur de diriger habilement notre vaisseau vital et anor-
mal, au sein des tempêtes, au milieu des écueils, admettons au moins pour
lui le bénéfice des circonstances atténuantes ! Pour un médecin opérant
ou non, ce n'est pas tout de retirer ou d'enlever une ou des pierres en-
tières en petits morceaux ou fragments de la vessie ; de retirer ou d'enlever un corps étranger insaluble, d'où qu'il vienne, des voies aériennes,
etc.; de plus, pour atteindre son but complètement il faut qu'il ait modifié
le sang et qu'il l'ait mis dans l'impossibilité de reproduire de pareils
corps étrangers.

« prairies émaillées, fraîches et vertes ; il fut saisi alors par
« notre commissaire, feu C. D...., et sauvé au moment où il
« allait sauter et se précipiter dans les vraies embarcations
« flottantes le long du bord (rade de Tintingue, Madagascar.) »

La dure mère est une membrure fibreuse et avons nous dit, **Mal de tête, rhumatisme cérébral.**
la plus extérieure des trois qui enveloppent l'encéphale
toutes les parties contenues dans la cavité du crâne ; cette dure
mère est sujette à un mode d'irritation, connue sous le nom de :
rhumatisme cérébral, mal de tête ; tout le monde sait ce qu'il faut
employer alors ; nous ne nous arrêtons pas là. Cependant nous
dirons un mot de l'eau de Cologne ou alcool aromatisé agréa-
blement et qui, frais répandu sur une partie quelconque du corps
endolori, névralgié, enlève en s'évaporant sous un soufflet (pour
plaisanter on dit de *pucelle.*) La chaleur et la douleur, au moins
en partie ; c'est ainsi qu'on frotte le front, les tempes dans les cé-
phalalgies et autres névralgies. On obtiendra le même effet, avec
de l'alcool, de l'eau-de-vie, *fortiori* de l'éther sulfurique ou de
parties égales de sulfurique et d'alcool distillés : ou encore, avec
de l'eau *sanspareille* ou variété d'eau de cologne.

Par apoplexie cérébrale, on exprime une hémorragie cérébrale **Apoplexie cérébrale.**
ou une infiltration sanguine dans le tissu cérébro-spinal.

Nous la divisons en : *coup de sang, attaque, raptus ou congestion* cérébrales ; *forte ou foudroyante, nerveuse, séreuse, sanguine.*

Bien que par leur âge, nos matelots soient peu disposés à ce
genre de maladie ; ils sont entourés de tant de causes, telles : irritations encéphaliques, insolations, (*garde-nuque préventif.*) Con·
tusions, percussions et colères, «n'ai-je pas vu, rade de Smyrne ; un
« bon matelot, recevoir un léger soufflet, pendant le lavage du
« matin ; s'appuyer contre le grand mat, s'y affaisser et mourir
« *illicò*? (colère non assouvie à cause de la discipline), débauche,
« intempérance alcoolique principalement ; les hypertrophies du
cœur, ou de ses vaisseaux, etc., y peuvent mener.

Il y a coup de sang, attaque, congestion ou raptus, alors **Coup de sang, composition ou raptus sanguin.**
que ce liquide, sans sortir de ses vaisseaux, fait irruption,

comprime le cerveau et il simule l'apoplexie réelle. Dès lors, il y a chute, perte subite de connaissance, flaccidité des membres et ensuite paralysie d'un côté du corps. Pouls plein et fort, respiration stertoreuse et plus rare que dans l'état normal, etc. ; cet état inquiétant (lorsqu'il n'y a que coup de sang), se dissipe en quelques instants, après quoi, le malade reprend *de ses facultés*, qui ne se complètent qu'au bout de quelques jours. On dit et nous le croyons bien, qu'une première attaque, mène à une deuxième ; celle-ci, à une troisième et dernière, car elle est mortelle (hygiène sévère).

Apoplexie foudroyante. Dans l'apoplexie dite foudroyante, il y a perte immédiate et plus ou moins complète du sentiment et du mouvement ; hémiplégie, (paralysie qui affecte toute une moitié du corps), lorsque le malade veut tirer la langue, la pointe de celle-ci, se dévie toujours du côté non paralysé et la bouche demeure contournée, dans certains mouvements ; les prunelles sont dilatées ; la face est stupide, bouffie, pâle, rouge, violette ; l'expiration gonfle la joue ; ce qu'on nomme *fumer la pipe* ; il y a retention ou incontinences d'urines et d'excréments ; la mort est très rarement subite ; les morts subites sont attribuées à d'autres accidents, tels :

Embolie. rupture d'une anévrisme du cœur, embolie (caillot fibrineux, obturant la circulation sanguine) ; passé sept jours, il y a de grandes chances pour que le malade vive, mais il est infirme ordinairement !

Il y a aussi des apoplexies séreuses, et d'autres dites nerveuses, en vue desquelles je recommande mes ventouses acupunturées... Impossible de différencier ces appoplexies durant la vie ; d'où, même traitement (tirer *illicò*, au moins, quelques gouttes de sang), révulsifs après.

Saignées promptes, on les conseille même abondantes, « ayant « vu bien souvent les symptômes conjurés par l'évacuation de « quelques gouttes de sang, je suis de ceux qui croient peu à « *l'abondance*, dans ce cas ; partout disons : saignées générales, « ventouses aux tempes, cou, oreilles, en arrière. Section sanglante à une partie, dans le cas où nous serions seuls près d'une personne en état d'apoplexie, imitons, sans perdre une seconde, l'enfant de St-Pierre-Miquelon, faisant une coupure sanglante à l'oreille de son père, tombé comme mort à ses pieds ; quelques gouttes coulèrent et le père fut sauvé entièrement ! réfrigérants sur la tête, pédiluves irritants, sinapismes et vésicatoires, purgatifs. L'accident advient-il à bord ? couchons le malade dans un cadre bien suspendu et dans un endroit frais et ventilé.

Le malade demeure-t-il fou, imbécile, paralysé ? prodiguons lui tous les soins possibles ; n'essayons pas même de le guérir. Mais faisons lui observer une bonne hygiène.

La prophilaxie de l'apoplexie, nous la connaissons tous puisquelle est entièrement renfermée dans ces mots : *sobrius, castus esto et quietus.*

Nous n'avons rien à dire ici, des maux suivants :

1o Epilepsie ou haut mal, mal sacré ou caduc, St-Jean ;

2o Mal de gorge ou angine, angine des prédicateurs ; angine glanduleuse, granuleuse.

3o Mal de mer, immodifiable par des médicaments et ceintures, etc.

4o Mal St-Antoine ou érysipèle de la tête.

Contentons nous d'avoir énuméré les maux ci-dessus.

Le coriza est l'inflammation catarrhale, aigue ou chronique avec augmentation de la sécrétion muqueuse nazale. La médecine nomme ça une (rhinite), n'est-il pas aussi facile que commode, d'ajouter la désinence *ite* au nom de la muqueuse enflammée et d'acquérir vite une haute réputation de savant?... *parmi les niais* ; s'il en était vraiment ainsi, on serait même reçu docteur en médecine, à trop bon marché.

Rhume de cerveau ou coriza.

Quelquefois notre coriza *ou rhume de cerveau,* est l'effet d'irritants émanés du froid, du vent ; du froid limité aux pieds, etc. ; c'est une maladie sans importance, qui passe en 4 ou 5 jours, seule ou au moyen de simples médications hygiéniques, tels : chaud et sec, diète et tisanes émollientes miellées ou sucrées, qui passe

11

en suçant : gommes, extrait de réglisse ou pâtes diverses ; tous moyens inutiles, mais consolants ! les pédiluves chauds, vapeurs émollientes dans les fosses nazales, cravates, laine, tricot ou révulsives, etc., font marcher plus vite la résolution du mal. Le soir, graissons le nez et le milieu du front avec du suif : quoique remède de *bonne femme*, il n'en est pas moins alors très bon, et nous pouvons facilement nous rendre raison de ses salutaires effets. On se pourra aussi boucher le nez avec du coton, durant 1 à 2 heures chaque fois et à plusieurs reprises, le jour et le soir avant de s'endormir ; respirations ammoniacales (200 grammes d'ammoniaque dans 500 grammes d'eau). Eau de cologne étendue d'eau. Aspersions dans la chambre du malade, avec le mélange ajoutez à l'eau des *respirations* ammoniacales, 18 à 20 grammes suivant : d'eau de cologne ; conservez dans une bouteille et usezen, pour asperger, chaque fois, employez de 3 à 4 cuillerées à bouche de ce mélange.

N'oublions pas que souvent le rhume de cerveau est le commencement d'affections de poitrine acquises ; que les rhumes négligés, peuvent devenir très graves. Dans les occasions, tenons une conduite en conséquence !

Inflammation de la moëlle, rachialgies, spinites.

« L'inflammation de la moëlle épinière, est une maladie très
« rare à bord puisque je ne l'ai soignée (sans succès) qu'une seule
« fois ; elle était la suite d'une chute sur le dos. Ses causes, sont
« les mêmes que celles de l'inflammation de sa membrane d'en-
« veloppe. (Ményngite rachidienne.) Les causes et le traitement
« de ces deux maladies sont analogues à celles et à celui de l'en-
« céphalite, à quelques modifications près : le pronostic en est
toujours très grave : l'inflammation occupe-t-elle la partie supérieure de la moëlle ? il y a trismus (mal de mâchoires), grincements de dents, difficulté d'avaler (dysphagie), hydrophobie,
« pourquoi ce mot *malheureux*, symptôme si commun parmi
« les symptômes des maladies et affections ; indiquant cause et
« effet pourquoi a-t-il remplacé le *substantif rage ?* »
On dit aujourd'hui : *affection rabique*.

L'inflammation est elle fixée, au cou ? Il y a rigidité de la nuque et les membres supérieurs sont quelquefois agités de mouvements convulsifs ou d'autres fois ils sont paralysés. La respiration est toute diaphragmatique : le diaphragme est un muscle respirateur, au centre aponévratique, formant cloison entre la poitrine et le ventre

Est-ce la région dorsale qui est atteinte? Il y a secousses convulsives du tronc, palpitations, respiration courte, précipitée et souvent entrecoupée.

Est-ce la région lombaire qui est malade ? Nous voyons, spasmes, membres inférieurs paralysés ainsi que les sphyncters du rectum et de la vessie (un officier de marine, M. P***)me désignait la paralysie du rectum par le mot très employé en ma-
« chines à vapeurs, *stoppeur*. »

Le cas échéant, il faudrait faire coucher le malade, appliquer des ventouses acuponcturées, lui donner une tisane quelconque émolliente et attendre le médecin mandé.

L'ophtalmie désigne le plus souvent toutes les maladies inflammatoires du globe de l'œil, avec rougeur de sa membrane extérieure (muqueuse ou conjonctive) et bien qu'une inflammation puisse attaquer toutes les membranes de l'œil, ensemble ou séparément ; nous causerons particulièrement de la première ou *conjonctivite*.

Ophtalmie.

Les causes, partout, sont des corps étrangers sous les paupières, le contact de certaines substances gazeuses irritantes ; poudre, fumée de houille et la vitesse apportées par les vents des *wagons*, sur les voies ferrées ; contusions, lésions directes, lumière trop vive, neiges réfractées (rayons), brouillards continus, etc.

Est-elle compliquée, vénérienne, scorbutique, rhumatismale, etc. ? elle demande un traitement spécial. « Les habitants de Po-
« dor, (bords du fleuve du Sénégal 1834), avaient presque tous
« les yeux rouges ; cette ophtalmie (conjonctivite) était due aux
« contacts sempiternels des sables très fins enlevés par les vents
« et déposés par eux, dans les yeux. Cette ophtalmie m'a semblé
« analogue à celles observées en Egypte.

Avons-nous un corps étranger dans l'œil ? Il est soluble ou non; adhérent ou non ; libre ou enfoncé dans ses membranes ?

Dans le premier cas , au lieu de frotter fréquemment et fortement cet organe , comme nous le faisons habituellement : pinçons la paupière supérieure aux coins de l'œil souffrant, tenons la , environ une minute, abaissée en dehors et un peu au-dessous du bord libre du voile inférieur ; en largant tout , les larmes que retenait la paupière coulent et entraînent avec elles , le corps étranger insoluble ou en dissolution ; il est entraîné par elles, (pesanteur et vitesse , différence) et le but est atteint.

Le même résultat sera obtenu en baignant notre œil dans un vase , une cuvette par ex , à moitié remplie d'eau fraîche ; qui peut plus , peut moins; un verre à boire suffit souvent pour faire atteindre le but proposé ; ouvrons l'œil dans l'eau, comme si nous piquions une tête. La durée de cette manœuvre est illimitée, il en est de même de sa fréquence , elle est sans danger.

Le corps étranger adhère-t-il un peu à l'œil? Roulons en pointe, un petit morceau de papier, mouillons-le , ouvrons les paupières, cherchons, trouvons et avec cet instrument de papier si flexible et si doux , enlevons-le. Un crin ou tout autre corps semblable, produirait le même effet, quoique moins bon.

Ce corps étranger est-il solide , pointu , coupant et insoluble ? Est-ce une paille de fer, ou un morceau de bois , de pierre quelconque, un bout d'épine ? Enlevons-le au moyen d'une pince fine, de la pointe d'une aiguille ; adhère-t-il trop ? Allons chez le médecin ou appelons-le... mais en attendant, couvrons l'œil malade , d'une compresse quadruple mouillée d'eau fraîche.

L'ophtalmie est-elle peu grave ? Couvrons l'organe avec un linge comme ci-dessus mais il vaut mieux qu'il soit imbibé de la préparation suivante :

Eau de fleurs de sureau......   40   grammes } mêlez.
Alun en poudre............   00,50 id. }

Il y a bien des moyens contre l'ophtalmie , même chronique , nous ne citerons cependant que l'eau de roses et les pommades de la veuve Farnier (1), de Carron du Villards, de Sichel, de Desault, etc., bonnes quelquefois.

Albugo, *leucoma*, *ptérigion*, *staphylome*, sont les noms divers, des inflammations des diverses parties constituantes des yeux, ce langage nous peut être ici étranger et nous le pouvons passer sans inconvénient aucun. L'ulcération de la conjonctive, se voit et cède ordinairement à l'application réitérée de la pierre infernale.

Albugo, leucoma, ptérigion, staphylome.

Héméralopie (vue de jour) c'est une maladie trop commune parmi nos matelots et officiers, sur la côte d'Afrique; quelquefois elle y est même, comme épidémique. On l'attribue là, au froid des nuits succédant à la chaleur des jours, à l'humidité nocturne, *nescio*. Prescription : exemption de service, obscurité! Dépend-elle d'un embarras gastrique? donnons vomitfs; ici, comme partout, il faut commencer par annihiler, éloigner ou diminuer les causes présumées, soit dans leur intensité, soit en nombre; annihilons-les si c'est possible, prescrivons : excitants et toniques, ils sont bien souvent indiqués, si elle est simple; mais compliquée, il faut agir suivant l'occurrence.

Héméralopie ou cécité nocturne.

Nyctalopie, *vue de nuit* ou mieux à une lumière très faible. Agissons comme pour l'héméralopie, en fait de traitement. Des complications peuvent avoir lieu, d'où aussi, traitement de ces dernières.

Nyctalopie ou cécité diurne.

Otite ou inflammation de la muqueuse de l'oreille. Elle est externe quand elle ne dépasse pas la membrane du tympan; interne, si elle est dans la caisse du tympan, le conduit *osso-membraneux*, nommé trompe d'Eustache « commence au tympan » s'avance et se termine à la partie supérieure et latérale du pharynx, ce canal est au commencement de la *rue aux aliments*, rue qui seule, mène à l'estomac. Les causes sont nombreuses et variées; nous ne citerons que l'humidité, marine surtout! les courants d'air frais ou froid; les coups, chutes, bruits violents, malpropreté, soufflets, etc., etc.

Otite.

(1) Cette pommade de la veuve Farnier semble bien être une propriété commerciale; d'ailleurs elle est bien connue.

L'otite externe, peu grave en général, ne demande que des soins hygiéniques et une grande propreté. *Sublata causa, tollitur effectus.* L'otite interne, aux douleurs excessivement aiguës et dont l'anatomie explique l'intensité; elles sont encore augmentées par les bruits, les secousses. L'otite est souvent accompagnée de mal de gorge, de tète, de surdité, de fièvre, d'hallucinations, etc., etc. Après huit ou neuf jours de souffrances, la membrane du tympan se rompt et laisse passer une matière purulente, puante, qui, s'établissant par le canal dont nous venons de parler, provoque la toux et donne lieu à de nombreux crachats d'un goût fort désagréable. Conviennent alors, les moyens suivants : saignées générales et locales, ventouses *poncturées*, ouate de coton, bourdonnets huileux ; cataplasmes simples et calmants ; injections émollientes et anodines, anodines et quelquefois hypnotiques ou déterminant le sommeil ; purgatifs réitérés, tisanes, pédiluves, etc., etc. Passe-t-elle à l'état chronique? Appelons un médecin.

Les enfants introduisent quelquefois dans leurs oreilles, de petits cailloux, des noyeaux de cerises, des petits pois ; il faut les extraire *illicò* au moyen de pinces fines à dents de souris si l'on peut s'en procurer. Puis après l'extraction, il sera bon de pratiquer quelques injections émollientes et de placer, dans l'oreille, un léger tampon de coton ou de charpie molette. Les corps étrangers introduits dans le nez et autres ouvertures naturelles, demandent à être enlevés ; le plutôt sera le mieux.

Souvent l'otite passe à l'état chronique, alors elle est très souvent incurable. Si elle désorganise, petit à petit, la cavité du tympan, elle mène invariablement à une incurable surdité.

Corps étrangers, oreilles.

Les oreilles se remplissent de cire (cérumen) fermant le tympan ; cette cire se durcissant de plus en plus, ne laisse plus passer les ondes sonores et alors nous sommes *sourds*, ce qui advient aussi, sous l'influence de petits roulots de coton que les vieillards distraits, oublient quelquefois de retirer.

Tenons-nous les oreilles propres, au moyen d'une curette (bois ou métal choisi), injections, retirons d'une façon quelcon-

que et le plus tôt possible, le corps étranger. « Visitons bien le
« conduit auditif externe des anciens sourds; la bonne fortune
« m'est advenue, d'enlever des corps étrangers (cérument
« durci et mêlé à du coton) et de rendre ainsi instantanément l'au-
« dition. »

Un insecte s'est-il introduit dans l'oreille? quelques gouttes
d'huile d'olive ou d'amandes fraîches, suffisent à sa mort, puis
au moyen de quelques injections tièdes, on fait sortir le cadavre
de la bête. Veut-on l'en retirer vivante? on enfonce un petit tampon de coton sec dans l'oreille, cette bête s'y prend par les pattes,
et on retire le tout ensemble. Est-ce un corps dur ou mort? usons
pour le retirer *illicò* de pinces appropriées, usons aussi de petites
secousses de tête.

Le saignement de nez est un écoulement de sang par l'une ou
les deux narines, il est dû à la rupture ou à la déchirure de quelques-uns des vaisseaux de la membrane interne du nez (muqueuse pituitaire). Disons quelques-unes de ces causes si nombreuses : coups de poings, contusions, égratignures, chûtes,
exercices violents, insolations, jeunesse, intempérance, etc.
Lorsque ce saignement est le résultat d'une cause physique, égratignure par ex : il est peu inquiétant et les secours du médecin
sont rarement demandés à l'effet d'arrêter cet écoulement quelquefois utile.

Épistaxis
ou saignement de nez.

Faisons alors renifler de l'eau froide et acidulée, appliquons des compresses ou des mouchoirs, trempés dans cette eau,
et tordus un peu sur le front, les tempes, le nez; la tête du malade penchée et baissée, avec nos doigts, rapprochons les narines;
ce que peut faire le malade lui-même en les pinçant, cette espèce
de tamponnement antérieur, suffit généralement. Prescrivons:Tisa-
nes et limonades, pédiluves, manuluves, enfin, tamponnement et
pour cela, appelons un médecin ; bien que l'opération ne soit ni
difficile ni dangereuse, demandons-le.

La clef dans le dos, agissant comme réfrigérant, est bonne : les
bras élevés aussi, dit-on.

Tétanos.

Tétanos, veut dire tendre. Il semble démontré, d'après espé-

riences et résultats , que le siége de cette affection est dans la
moëlle vertébrale ou ses annexes, mais le tétanos pouvant exister
sans lui, nous n'y croyons que d'une façon très *diagonale.*
D'autres pensent, et nous sommes de ce nombre , que ces lésions
peuvent exister sans tétanos.

Ses causes sont : plaies de tout genre ulcérées ou non; piqûres,
contusions, brûlures , etc. Le tétanos peut donc bien faire partie
du vaste domaine de la médecine navale ; divers symptômes le
caractérisent : rigidité générale de plus ou moins de muscles soumis à l'empire de notre volonté. Le plus souvent, nous voyons la
rigidité de la mâchoire inférieure serrée et comme collée entièrement à la supérieure, c'est à tel point que les efforts les plus
grands , ne les peuvent écarter; il reste cependant fréquemment
entr'elles , un léger intervalle par lequel s'écoule la salive , par
lequel on peut , sans casser une ou deux dents, faire parvenir des
substances alimentaires liquides et pâteuses claires dans l'estomac.
(Nous savons que le bouillon est d'autant plus nutritif qu'il est plus
concentré ou plus chargé d'osmazome; que l'eau grasse, saturée,
qu'il contient est seule absorbée, que ses matières organiques sont
précipitées et digérées comme si elles avaient été prises isolément
et à l'état solide.) C'est ce que la médecine nomme, *trismus.* La
rigidité s'étendant aux membres, au cou , au dos et au ventre ,
de façon que le corps entier se trouve raide , douloureux et in-
flexible , nous indique le tétanos *tonique.* Recourbé en arrière, il
y a *opisthotonos,* et *emprosthotonos,* lorsqu'il est incurvé en avant.
Point de fièvre sensible, mais chaleur âcre et brûlante ; pouls naturel mais dur et fréquent ; face animée , œil brillant avec prunelles (pupilles) dilatées , sueur, déglutition (*avalement*) toujours
difficile et quelquefois impossible. Respiration pénible , laborieuse; des accès de crampes et d'horribles douleurs se réveillent aux
moindres impressions. Facultés intellectuelles , intègres ; le délire
indique toujours une complication cérébrale. La maladie est presque toujours grave , et quand la mort survient , c'est ordinairement du 2 au 5e jour ; il est rare que le malade ne soit pas sauvé,
après le 8e.

Il y a, contre cette funeste affection, une foule de moyens au nombre desquels se trouvent les suivants : ceux qui m'ont paru les plus rationnels sont : sang-sues, mouchetures (légères et superficielles, scarifications), ventouses scarifiées et surtout *acupuncturées*, le long du rachis. Topiques émolliens et anodins, *loco dolenti*. Opium, on l'a vu administré graduellement jusqu'à la dose énorme de 120 grains par jour (24 grammes); la quantité moyenne à administrer est de 6 à 12 grains d'extrait, dans les 24 heures. On a vanté l'ammoniaque (10 à 12 gouttes par verrées d'eau sucrée), frictions sur le rachis avec l'iniment volatil; repassage aux mêmes endroits avec le fer chaud ; carbonate de potasse en lavements, bains généraux simples et alcalins; assa-fœtida, arnica, castoréum, *mercure doux, calomel, calomelas*, (proto-clorure de mercure;) frictions mercurielles, vésicatoires, sinapismes, morphine, lavements simples et composés : je me défie de ceux de tabac, conseillés dans cette occurrence.

Le mal de dents est commun, même à bord; « si nous avions voulu en croire les matelots, nous aurions extrait une multitude de dents car ils couraient au poste dans le but de s'en faire arracher une ou deux et pour le moindre mal dont ils ignorent la source. Les dents étant des organes d'une haute importance, nous les devons conserver le mieux et le plus longtemps possible (1). Maux de dents.

(1) Nos dents sont d'un beau blanc à reflets bleuâtres et cela, depuis l'enfance jusqu'à la maturité de la vie et sans nulle distinction de races, de couleur de peau ; leur émail est plus ou moins épais, elles lui doivent leur éclatante blancheur, il s'en va graduellement à mesure que nous viennent les années. Il jaunit et noircit sous la puissance destructive de la salive, des aliments et boissons. L'émail est étendu sur la couronne de nos dents comme les placages et les mollsages d'or et d'argent, sur d'autres métaux, avec cette différence cependant dans les deux opérations, que la première est *vitale* et la deuxième *physique*, on ne saurait pas plus *émailler qu'ivoirer, dentiner* les dents, tenons-les propres! rien après cela ne les peut empêcher de changer de couleur : les milliers de poudres ou les liqueurs *prétendues* dentifrices, non seulement ne valent rien, mais vont trop souvent à l'encontre du but proposé. Si nos dents semblent s'allonger par la vétusté et s'écarter les unes des autres, c'est que la grandeur de leurs alvéoles s'efface peu à et peu qu'il y a rétraction du tissu gengival, que nos dents

Dents, bouche
et digestion.

Si tant de personnes souffrent de l'estomac, c'est la plupart du temps parce qu'elles n'ont eu ni assez, ni de bons soins de leur denture, c'est parce qu'elles avalent gloutonnement leurs aliments sans les bien macher et insaliver avant de les livrer à leur estomac, d'ou, digestions pénibles, longues et difficiles.

sont plus minces au collet qu'ailleurs : une fois poussées, elles ne changent point sensiblement dans leurs dimensions si toutefois elles ne deviennent malades, usées, cariées.

Chaque dent présente une couronne émaillée et extérieure à la gencive, de 1-5 racines, quelquefois se recourbant en dedans l'une, en dehors l'autre et formant ainsi une sorte de croc ; ce qui constitue ce qu'on nomme.

Dent barrée.

vulgairement, une dent *barrée :* c'est une fâcheuse disposition anatomique que nul ne peut assurément prévoir. Le col ou collet des dents est un rétrécissement horizontal circulaire et intermédiaire à la couronne et à la racine, en dehors de l'alvéole et légèrement recouvert par la gencive. Nos dents sont creusées depuis une partie de la couronne jusqu'au sommet de chaque racine, d'un petit canal contenant les nerfs et vaisseaux dentaires; c'est ce qu'on nomme *germe pulpe, noyeau, bulbe.* Le cément de la dent ne différant pas essentiellement des os, nous ne faisons que le citer ici. L'ivoire qui constitue les dents lanières de l'éléphant sert à faire des dents artificielles, des sondes, des pessaires, on en a même fait des préparations officinales (surannées).

Les alvéoles dentaires sont creusées en haut sur le bord inférieur des os maxillaires supérieurs, celles d'en bas le sont sur le bord supérieur du maxillaire inférieur

Tartre, inconvénient,
moyen préventif.

Le tartre est un enduit limoneux gris ou jaunatre qui commence au collet et sur la partie inférieure de la couronne des dents pour s'étendre quelquefois jusque sur les racines, c'est une incrustation composée d'acides divers, de terre, de chaux, de mucus et de matières salivaires. C'est alors un corps étranger qui sert à déchausser les dents à les enlaidir, à les rendre branlantes, à les gâter, à les faire tomber en partie, ou en totalité; enfin, il agit sur nos organes d'une façon malfaisante qui s'étend sur les intestins digestifs et trouble leurs fonctions. Il est donc urgent, dans cette circonstance, de l'enlever et toujours de prévenir son action adventice, ce que l'on obtiendra en se lavant la bouche au moins une fois par jour et en usant d'une brosse molle trempée dans de l'eau simple ou légèrement aromatisée, comme déjà nous l'avons dit. Citons cette maxime bien que très connue de tous : *pierre qui roule n'amasse pas de mousse.* Souvenons-nous que quelques gouttes d'eau, perpétuellement chutant sur un endroit quelconque d'un corps si dur, si solide qu'il soit, l'use graduellement et le creuse. Le frottage avec ou sans poudres insolubles usant comme 1 le frottage des dents avec poudres insolubles et eaux préparées les use comme 2. C'est l'émail qui s'use, il ne croît plus à une certaine époque de la vie, et alors, pour avoir de belles dents, bien blanches, les frictions vont à l'encontre de notre but qui ne devait être que l'exquise propreté de la bouche. *L'asticage* n'est pas de la propreté ; tout ce qui brille n'est pas

Pour conserver nos dents et nous préserver des douleurs
qu'elles peuvent nous occasionner, tenons les propres au moyen
d'une brosse molle et d'eau tiède fraîche aromatisée si l'on veut.
Souvent elles sont subites ou bien adviennent en mangeant, un
corps étranger en contact dans le creux de la dent malade, les détermine. Curons nos dents après manger, si besoin est; rinçons-nous
la bouche et pour enlever le corps étranger, cause des douleurs,
usons, s'il le faut, de la brosse molle déjà indiquée.

Avons-nous des dents malades par le tartre? (enduit limoneux
qui s'étend du collet de la dent et se durcit, c'est du phosphate
terreux, du mucus salivaire, une matière animale soluble dans
l'acide chlorhydrique ; il n'y a point de *glandes tartariques*,) faisons les nettoyer, évitons les boissons froides, glacées, pendant
que nous mangeons chaud ; les différences brusques de température agissent sur leur émail d'une façon malfaisante tout comme

or. De ce que les boulets en fer, les cabillots métalliques reluisent à la lumière, ils n'en sont ni plus propres ni plus forts, au contraire. Eh ! ne comp-
tons-nous pour rien les forces, le temps et la patience de nos matelots? J'ai vu
frotter les ponts, c'était une question de *propreté*, ils devenaient blancs mais
moins épais, moins forts : n'importe ! j'ai vu user artificiellement et à dessein, des voiles pour les blanchir, on aimait mieux le blanc que le gris,
mais ces voiles ne tenaient plus la force du vent et étendues, elles par-
taient en lambeaux au moindre mauvais temps, on me pardonnera cette
petite digression faite à propos de dents N'en est-t-il pas du tartre dont
nous causons comme des incrustations salines de nos chaudières à vapeur ?
on prévient le dépôt du tartre sur les dents par les moyens que nous venons
de dire, mais on nettoie les chaudières par des moyens très coûteux.
Tout corps très fin et insoluble dans l'eau commune qui le contient, est
bon Usez d'argile ou de boue préparées injectées dans l'eau de vos chaudières, voici ce qui advient nécessairement : des molécules boueuses, argi-
leuses s'interposent comme un coin enfoncé dans du bois qu'on casse, et les
molécu es salines ne pouvant plus se réunir pour former des sels, par leur
propre pesanteur, tombent au fond de la chaudière d'où on les peut extraire
comme de la boue, au moyen d'une *brosse-balai*. Feu M Chaix de Maurice,
aussi intelligent que hardi, grand de caractère et fort ingénieux, en faisant cette belle découverte a agi, non scientifiquement mais bien expéri-
mentalement et il a réussi bien au-delà de nos espérances ; m'étant occupé
de cette haute question, je me permets de vous la recommander. Je dois
encore vous dire que la rétraction inégale par la chaleur du fer de la
chaudière et de son moule pierreux, constituent des fentes inégales, irrégulières que les fentes qui en résultent et que remplit le corps étranger
signalé ; le refroidissement advenant soulève les concrétions déchirées et

le fer chaud et dilaté, puis rétracté, agit sur les concrétions calcaires de vos chaudières à vapeur, par la différence du métal et de la pierre adhérente, aportée par le colorique rend facilement raison du nettoyage des chaudières encroûtées.

Poudres dentifrices. Choisissons parmi celles qui n'altèrent nullement l'émail.

Contre les douleurs de dents, après propreté voulue, prescrivons : bains de jambes chauds, alcalins, sinapisés, acidulés (usons du vinaigre), substances aromatiques, narcotiques ou narcotico-âcres, de quelques gouttes d'huiles essentielles, girofle par ex : recommandons des lotions buccales d'eau-de-vie, de rhum, de lait simple ou miellé ; usons de quelques bouffées de fumée de tabac seul ou mêlé au datura stramonium ; faisons un vésicatoire grand comme une moyenne pièce de 2 à 5 francs, avec :

Poivre, demi cuillérée.

Sel de cuisine, id.

Farine, une cuillerée.

Eau-de-vie, quantité suffisante pour réduire le tout en une pâte que l'on étend sur un linge et que l'on applique le soir, sur la

---

détruit forcément les adhérences des sels qui tombent et s'en vont. Ne disait-on pas que l'eau de tel ou tel pays, nettoyait les chaudières incrustées ? le fait est vrai, mais cette eau contenait beaucoup de fine argile.

Les dents artificielles se font avec les dents d'hippopotame, les lanières de l'éléphant ; on use aussi, pour le même but, de dents humaines vieilles ou récentes, de la pâte de porcelaine. Les dents minérales ont, au moins, l'avantage de ne pas s'altérer aussi promptement que les animales. sous l'influence de notre salive.

Pour les porter belles, les dents artificielles doivent être changées tous les 18 mois ou deux ans ; ainsi le veulent l'usage, l'habitude, la coquetterie féminine et masculine ; elles font supporter tant d'incommodités et de douleurs, elles mènent souvent même à de graves accidents morbides ! Isolées, les dents tiennent en place par des moyens divers (liens animaux, végétaux, métalliques). Les dents Osanores sont fixées par leur concavité emboîtant les gencives Les râteliers ou dentiers effacent bien quelques rides, notre sourire montre de belles dents et notre parole mieux articulée est beaucoup moins *crachotteuse* ; mais sans compter le coût, que d'inconvénients et de maux n'avons-nous pas à supporter alors! Je pense qu'il y a plus de dents artificielles et de dentiers chez les femmes que chez nous, bien que la coquetterie soit des deux sexes.

joue, côté douloureux, on le lève le matin ; après qu'il y est demeuré la nuit en place.

Pour faire tomber une dent cariée : mettons dans la carie, une parcelle d'encens ou liban (gomme résineuse), une goutte de lait de figuier ou de titimale. Il faut autant que possible, ne pas faire extraire ses dents, ne s'en pas faire placer de fausses, ni un râtelier non plus, et cela pour raison.

Cautérisons au fer rougi à blanc, nettoyons bien et plombons soit avec un métal fusible, soit avec du coton trempé dans un liquide *durcissant vite* le tout bourré dans la carie. Usons de créosote et de chloroforme ou de tout autre anesthésique s'il le faut ; mais nettoyons bien auparavant.

Cautérisation et plombage des dents.

Les maux de dents sont-ils sympatiques d'une autre affection, scorbutique, syphilitique par ex ? que les gargarismes soient variés: charbon végétal, mercure, quinquina ne doivent pas manquer.

Angine, de *angere*, suffoquer, étrangler. Les latins appelaient *angine*, toute maladie dans laquelle il y avait lésion des organes de la déglutition et de la respiration, ensemble ou séparément, et pour peu que cette lésion eût son siége au dessus de l'estomac et des poumons.

Angine.

Maintenant on nomme angine, toute affection inflammatoire de l'arrière bouche du pharynx : nous ajoutons ici les rétrécissements de l'œsophage *vulgò* (nommée rue aux aliments) et l'inflammation de la langue ; *pharynx et œsophage* constituent le canal alimentaire, postérieur à celui de l'air, au cou... Ainsi nous réunissons les angines tonsillaires (amydatite) du voile, du palais (palatite) du pharynx (pharyngite), de l'œsophage (œsophagite), de la langue, (glossite), des gencives (gengivite).

L'angine attaque particulièrememt les individus jeunes, sanguins et parmi eux, ceux qui ne se peuvent abriter contre les vicissitudes atmosphériques, surtout froid et la chaleur humides ! le long séjour dans nos entre-ponts de navires durant les temps ci-dessus dits ; enfin, toutes les variations brusques de température peuvent être accusées.

Les signes manifestes de l'angine sont : rougeur, tuméfaction, chaleur, douleur de la partie atteinte, déglutition difficile, douloureuse et même impossible quelquefois.

L'angine des voies alimentaires, présente : gêne de *déglutition* ou *d'avalage* : et celle des voies respiratoires, a pour caractère symptomatique différentiel, gêne de la respiration, etc...

La durée de l'angine franche est courte, elle se termine le plus souvent par résolution et quelquefois par un abcès ; « je ne sais « plus combien j'en ai ouvert soit à bord, soit à terre. » (1) Le mal peut se dissiper de lui même. Les moyens contre, sont pré_servatifs et curatifs, on recommande le sec et le chaud aux pieds. La laine sur la peau, la cravate en laine, un bon bonnet....... Gargarismes émolliens et miellés, opiacés en temps et lieu, boissons tièdes et fraîches, vin coupé ou eau rougie de vin ordinaire, diète, pédiluves simples et irritants. Coton rame recouvert de papier ciré, cataplasmes *rares*, sangsues, ventouses, vomitifs et purgatifs quand la cause est un embarras gastro-intestinal ; ouvrons les abcès. Les amygdales sont elles causes d'incommodité, d'angines fréquentes et dangereuses ? il faut les faire enlever ; l'opération est facile et la perte de ces organes ne constitue pas un grand mal. Le pronostic n'est pas grave mais il en est autrement dans la diphtérite. Soins ordinaires, le cas est-il grave ? demandons un médecin, il usera du calomel et de la belladonne (2).

Le voile du palais présente au milieu de son bord inférieur, la luette : quand elle est relachée, (fort incommode par ses titillations et sans angine gutturale) relevons-là au moyen de bains émolliens et acidulés, de 3 ou 4 minutes de durée et pris dans une cuillère, gargarismes frais, acidulés, aluminé, (payan) sinapisés, (Joseph. Fleury), miellés.

Luette.

« L'un de nos amis et collègues, le docteur L. C***, reçut à

(1) L'opération est plus facile chez les hommes, que chez les jeunes enfants
(2) La diphtérite membraneuse est une maladie *totius substantiæ*, une affection spéciale, grave.

« sa clinique un matelot anglais, depuis plusieurs jours il étai t
« atteint d'un relachement considérable de la *luette.* Soit pour s e
« donner du *cœur. comme on dit,* ou de la *hardiesse.* Ce matelot
« avait fait d'amples libations alcooliques : il titubait, sa langue éta it
« très épaisse : il voulait, *bredouillant* sa volonté impérieuse, se
« la faire relever par le docteur qui aurait tiré en l'air, sur une
« mèche de ses cheveux. L. C*** importuné et même en colère,
« lui lança son pied botté dans un certain *département,* en le
« mettant à la porte. Le matelot, heureux et content, disait sur
« son chemin à qui voulait l'entendre, que le singulier moyen
« dont on venait d'user pour son mal était prompt, excellent,
« sans douleur, très économique et qu'il ne pouvait provenir que
« d'un savant *médecin français.*

« *Coup de pied curatif* des relachements de la luette. On pourra
« désormais placer ce remède au rang des plus *stupides.* »

On conçoit bien que l'æsophage, (grande partie de la rue aux
aliments), puisse être rétréci et même obturé par la présence d'un
corps étranger quelconque, une pièce de 5 franc par ex : comme
je l'ai vu 3 fois.

On devra dans ce cas ou ses analogues arrêter ce corps étranger   Œsophagie.
et le retirer avec les doigts ou une pince, un instrument propre à
enlever tel ou tel corps Ne peut-on le retirer? veut-on le pousser dans
l'estomac ? il faut voir si ce corps est soluble ou non et savoir que,
bien des corps insolubles par la chimie ordinaire, le deviennent, dans
les liquides de notre intestin vivant et qu'il y a autant de différence entre les propriétés de la chimie vivante et ordinaire, qu'il
y en a entre la vie et l'électricité, entre le dynamisme physique
et la puissance de réaction des sels, les affinités chimiques, etc.
Avalons du pain, de la bouillie de farines diverses ; enfin, imitons les *avaleurs de sabres* ou de *lames d'épées* ; usons pour cela
ou pour dilater le canal, pousser le corps étranger, de la sonde
æsophagienne moins dangereuse, ou de tout autre instrument
flexible et garni d'une éponge bien fixée au bout. La cure ne peut
elle être obtenue alors? l'opération (æsophogotomie) est elle
nécessaire? appelons un médecin.

Inflammation
de la langue.

L'inflammation de la langue (glossite) n'est nullement spéciale
aux marins ; elle peut advenir, n'importe où, n'importe à qui ;
disons que le gonflement de la langue peut être énorme, qu'il la
peut faire saillir quelquefois hors de la bouche et qu'il pourait
même amener l'asphyxie. Gargarismes, moyens antiphlogistiques
et profondes scarifications, etc., sont indiqués.

Hémorragie
de la bouche.

Y a-t-il hémorragie? voyons le point d'où elle provient, puis
comprimons sur ce point : gargarismes acidulés, pédiluves, etc.

Y a-t-il ébranlement de dents, par scorbut par ex? prescrivons
gargarismes toniques, de jus de pommes de terre, pâte de pulpes
des mêmes tubercules. Y a-t-il ulcération? touchons les plaies et
souvent, avec nitrate d'argent fondu, prescrivons gargarismes
émoliens; à part le traitement local, usons du *général*.

Laryngite.

La laryngite, est l'inflammation ou mieux la phlegmasie de la
muqueuse du larynx et du tissu sous-muqueux de cet organe.

Cette maladie reconnait pour causes toutes celles de l'angine,
plus celles qui naissent des fonctions des organes de la phonation
et de la respiration; froid, vent, cris prolongés, chaleur humide,
commandements de l'officier de manœuvre, des maîtres et quar-
tiers-maîtres de cette manœuvre répétant et faisant exécuter,
sont les causes les plus saillantes de cette laryngite : aussi,
l'enrouement est-il commun parmi eux, il est d'ailleurs le signe
constant, pathognomonique de l'irritation du larynx qui, parvenue
à l'état inflammatoire, fait éprouver un sentiment de déman-
geaison et de gêne, simulant la présence d'un corps étranger
dans la gorge; il y a toux rauque, déglutition et pression du
larynx, douloureuses ; inspiration sifflante et gênée, le plus souvent cette maladie n'est que le prélude d'une bronchite.

Elle a rarement une fàcheuse terminaison, nous ne l'avons
jamais vue passer à l'état chronique à bord. Quoique le plus
souvent elle guérisse seule, il ne faut point cependant négliger de
prendre pour s'en débarasser ou pour s'en préserver, des précautions hygiéniques. N'oublions pas qu'elle peut s'étendre aux divisions
des bronches, devenir bronchite capilaire, *galloppante*, tubercu-

leuse, mener aux suppurations, aux cavernes, au catarrhe chronique, à la phthisie acquise et à la mort.

1° Supprimons, n'importe de quelle façon, la ou les causes du mal ; faisons un plus long séjour au lit, ayons des vêtements de laine sur la peau, une cravate attractive ou de laine tricot, bas (idem) ; diète d'aliments ; prescrivons infusions tièdes de tilleul, de fleurs d'oranger, de violettes, pectorales, laudanisées et miellées. Lait de poule, inspirations légèrement ammoniacales ; extrait de réglisse ou pâtes, sont généralement de bonnes prescriptions.

Quoiqu'il n'y ait qu'une petite toux, sans embarras ni gêne réelle, défions-nous-en et prenons des mesures hygiéniques.

La trachéite ou l'inflammation de la trachée, est une maladie rare ; Trachéite.
à l'état simple, je ne l'ai jamais vue que coexistante avec les bronchite et croup, affections généralement graves et absorbant toute l'attention médicale, nous passerons !...

Mais avant de causer pathologie des organes pectoreaux, disons encore un mot des respirations animales et végétales diverses.

Respirer et vivre, sont synonimes. Les poumons, organes de Quelques généralités
sur la respiration.
notre respiration, sont composés de tuyaux parcourus par l'air atmosphérique ambiant; lorsqu'il entre, c'est l'*inspiration* durant laquelle l'oxigène de l'air introduit, se combinant avec le sang vaineux, noir, non oxigéné, en forme du sang rouge, oxigéné vital. *L'expiration* est le 2e temps de la respiration par laquelle les poumons se débarrassent de l'acide carbonique, produit de la combinaison ci-dessus indiquée. Il y a aussi dans l'expiration, de la vapeur, ce qui fait la transpiration pulmonaire. Notre respiration a lieu par un mécanisme vital, analogue à celui artificiel du soufflet ; des muscles (cordes), des os, servent de points d'attache à ces cordes ; poumons, muscles et os en sont donc les agents, aidés par les poumons eux-mêmes qui se trouvent dans le vide lors de l'inspiration. Ils se resserrent ou se dilatent, d'où leur jeu respiratoire aussi nécessaire à la vie extra-utérine, au sein de l'air atmosphérique, que l'étincelle de feu l'est à une incendie, ou qu'un soufflet quelconque est utile pour ranimer une flamme

qui s'éteint graduellement. Les éléments anatomiques des poumons et des glandes animales, n'ont ni analogie de tissus, ni de fonctions; les *testiculi* par ex, produisent la liqueur qui féconde l'œuf des femmes.

1o La respiration *pulmonaire* existe chez tous les mammifères, les oiseaux et les reptiles ; 2o c'est un appareil, dit *bronchial*, chez les poissons, presque tous les mollusques, les crustacées et beaucoup d'annelées ; 3o ce sont encore des poumons qui fonctionnent chez quelques mollusques et arachnides; 4o les insectes, les myriapodes et divers arachides, ont des *trâchés* ; 5o chez les larves, les invertébrés, beaucoup de radiaires et d'infusoires, l'appareil respiratoire manquant, est remplacé par les actes physiques *d'endosmose* et *d'exosmose* ; ils ont lieu par toute la surface du corps.

Les milieux respiratoires (terre, eau, air), étant différents entr'eux, n'était-il pas très naturel que les organes de leurs habitants, fussent aussi différents pour atteindre le même but ? 6o Les végétaux sont munis d'un véritable appareil respiratoire, le produit excrémentitiel de notre respiration, es tleur aliment; (ac. : carbonique) celui de la leur, est le notre (oxigène).

Rhume, bronchite, catarrhe bronchique, coriza.

Rhume, rhume de poitrine ; bronchite, catarrhe bronchique. On nomme ainsi, toute maladie et affection causant de la toux, voire même, des laryngites, des phtisies ou *rhumes négligées* ; les anglais distinguent le coriza du rhume par les mots suivants : *cold in the head.*

La fluxion de poitrine (sanguine): est aux poumons :: le flux de sang : l'intestin (J^h F.). La fluxion en général est l'afflux ou venue d'un liquide sur une partie où l'appelle une cause excitante, tandis que l'inflammation pathologique, est un état spécial des tissus, bien différent de nature et d'effet, Comme la bronchite, la fluxion de poitrine est le résultat de plusieurs causes réunies ou séparées, telles : le refroidissement, une sueur *rentrée*, un courant d'air, etc., etc. La fluxion de poitrine est aux poumons comme le flux de sang est aux intestins digestifs..... ce que nous venons d'énoncer.

La bronchite ou catarrhe pulmonaire, est l'inflammation de la muqueuse des bronches (il y a rhume, alors que la bronchite très légère, constitue à peine, une maladie). La bronchite est souvent le résultat de l'impression du froid... Intense, elle nous offre 3 périodes dans son cours, les voici : 1° vives chaleurs, douleurs dans la poitrine, toux sèche et fréquente un peu douloureuse, toujours incommode ; crachats muqueux très liquides, oppression plus ou moins violente, peau sèche et pouls dur ; 2° peau plus humide, crachats graduellement plus épais et moins blancs ; 3° plus de chaleur locale ni de difficulté de respirer ; la toux se raréfie, la fièvre disparait et la peau reprend son état normal.

Bronchite ou catarrhe pulmonaire.

Y a-t-il pleurésie ou pleurite ? la douleur est superficielle et augmente par la pression, la respiration est forte et lente (pleurite costale). Avons nous affaire à une fluxion de poitrine ? à une inflammation du tissu pulmonaire ? nous observons une douleur profonde au-dessous de l'un des seins (cette pleurésie est rarement double), toux et expectoration sanglante, pure ou non, rouillée, séro-muqueuse ; mais la maladie peut exister sans ses symptômes : alors, elle est difficile à reconnaître. Appelons un médecin, il saura lever toute incertitude à ce sujet très important pour quelques personnes du moins; ne confondons pas cette maladie avec le rhumatisme aigü de la plèvre costale et pulmonaire, comme j'ai eu occasion de le voir et de m'y tromper moi-même, de prime abord : la bronchite est simple ou compliquée ; primitive ou secondaire. La pneumonite existe d'un seul côté ou des deux ; partant, elle est double ou unique.

Pleurésie.

Le traitement de la bronchite consiste dans l'usage des boissons adoucissantes ou pectorales, telles : infusions de fleurs d'oranger, des quatre fleurs, de dattes, figues, jujubes, gomme, mauve, etc., édulcorées, tièdes en hiver, saisons et pays glacés ; fraîches, autrement.

Le mal est-il intense? se prolonge-t-il? antiplogstiques et rubéfiants, sangsues et vésicatoires. La bronchite est-elle *capillaire*?

fibrineuse? pseudo-membraneuse? membraneuse? appellons un médecin.

Arrivons-nous au début d'une fluxion de poitrine ou d'une pneumonie? le traitement varie peu entre ces deux maladies! mais si leur traitement général varie peu, il n'en est pas de même du local.

Prescrivons : repos, silence, décubitus dorsal au lit, température moyenne, tête élevée ; diète ou mieux abstention alimentaire ; tisanes tièdes comme ci-dessus ; la saignée du bras convient quelquefois, bien que nous ayons dit et que nous pensions qu'elle est très souvent le *fouet* de la médecine française ; sangsues, ventouses scarifiées, cataplasmes émollients et narcotiques, *Loco dolenti…* Donnons aussi émétique à doses rasoriennes (Rasorisme, *doctrine italienne*).

Y a-t-il saburres ou amas de matières mal digérées, embarrassant la muqueuse gastro-intestinale et gênant ou empêchant ses fonctions? faisons vomir, et, après chaque vomissement, avalons une petite tasse d'eau tiède et prescrivons, pour le lendemain ou le surlendemain, 30 ou 40 grammes d'huile de ricin ou de sel de sedlitz dans un demi-litre d'eau tiède, de bouillon maigre, de veau ; un verre tous les quart d'heure. On aura été par *haut* et par *bas.* Prescrire l'un ou l'autre (huile ou sel), ne nous est pas indifférent.

La pneumonie, comme toute autre maladie, peut être compliquée d'un état *typhoïde* ; c'est alors une des plus dangereuses affections morbides. Elle peut devenir même pernicieuse, elle est alors dans le même cas que ci-dessus; le quinquina ou le sulfate de quinine sont très indiqués. Appelons *vite* un médecin.

Pleurésie, Le traitement de la pleurésie étant, comme ce dernier, entièrement antiphlogistique et révulsif, nous ne nous arrêterons pas là, encore!

Croup. Voici le croup, non pas à notre adresse, ayant dépassé les temps; mais bien à celle de nos enfants et petits enfants, accidentellement plus ou moins éloignés d'un bon médecin.

Le mot croup, d'origine écossaise, est usité chez nous pour désigner une espèce de laryngo-tranchéo-bronchite, caractérisée par une tendance trop tenace à la formation d'une fausse membrane, tapissant la face interne de la muqueuse des voies aériennes. C'est même quelquefois une membrane réelle, analogue à une *pelure d'oignon*. Elle s'épaissit, obstrue les canaux aériens et tue par asphyxie ; elle s'étend promptement de haut en bas ou de bas en haut, ce qu'il est bien important de reconnaître, au point de vue du traitement...

Cette affection, x dans sa nature, dont les symptômes, comme partout ailleurs, sont les cris partant du lieu où le mal ravage le plus, est ou : 1o *épidémique* et grave. « J'ai combattu ce mal dans « trois épidémies et je ne sais que trop à quoi m'en tenir sur sa « gravité variable. » 2o *sporadique* et bien moins grave qu'alors que l'affection est épidémique.

Est-elle contagieuse ? Je ne le crois point.

Cette affection croupale est-elle susceptible d'incubation ? Oui (1).

Est-elle infectieuse pour les enfants exposés dans l'atmosphère épidémiée et ambiante d'un malade ? Oui, mais comme d'autres maladies ; dans ce cas, c'est-à-dire contractée à dessein, elle est plus bénigne.

Non-seulement nous avons été à même d'observer de fausses et de vraies membranes dans le cours de ces épidémies ; mais il a existé, une seule fois et, chez un malade seulement, j'ai vu parmi les débris de fausses membranes, des insectes vivants, gros comme des *pediculi capitis* et analogues, phénomène vu et examiné ; mais il fut très rare, puisque sur des centaines de petits malades, nous ne l'avons vu qu'une fois (St-Pierre de Terre-Neuve, 1854).

Les pays chauds ne connaissent guère le mal ci-dessus ; il tue cependant tant d'enfants en Europe ! En revanche, « je l'ai vu

---

(1) Mais une incubation *latente* serait un *pléonasme*. Voici donc ma pensée. Le croup n'est point contagieux, mais bien infectieux, et pour les enfants seulement.

« très fréquent, fort intense et souvent épidémique, dans les pays froids, où il n'atteint guère les enfants que jusqu'à 8 ou 9 ans, et plus les garçons que les filles ; il sévit peu et rarement dans les pays chauds, où il se montre quelquefois, mais léger et peu intense très généralement(1). Rassurons-nous, à Toulon surtout? et ne soyons point trop crédules en en entendant causer même par des *collègues* et confrères.

Les lieux bas, humides et froids, sont ceux qu'aime cette malheureuse affection.

Son début est varié, souvent il est subit : quelquefois il est précédé d'un état fébrile avec alternative de chaleur et de frisson ; il y a dureté et fréquence du pouls, bouffissure de la face plus ou moins rouge, œil larmoyant et vif, langue blanchâtre, tristesse, paresse, accablement ; souvent le fond de la bouche est rouge, les amydales, le voile du palais et la luette aussi ; fréquemment ces parties se recouvrent de petites plaques grises ou jaunâtres ; la première période est de 4 ou 5 jours. La toux et ses quintes commencent la deuxième période : ces quintes se rapprochent, la toux prend un ton métallique que l'on a mal comparé au *chant du coq*, car elle manque souvent ; la respiration est bruyante, la peau brûlante, l'anxiété extrême ; le petit malade porte la main à sa gorge, comme s'il voulait arracher l'obstacle qui l'étouffe, puis il meurt asphyxié.

« Je me souviens que, appelé en toute hâte pour un enfant de
« 5 à 6 ans (temps d'épidémie), en 11 ou 12 minutes j'étais rendu.
« Le petit malade était allé glisser sur la glace voisine ; je ne le
« vis pas, deux heures après, il était mort ! »

Tout à coup le mal se fixe, il marche de haut en bas, (préférable), ou de bas en haut (plus grave) : ces deux circonstances sont bien importantes et principalement au point de vue de la pratique de l'opération *admise généralement* Souvent *la voie* aux aliments

(1) Nous pouvons dire, avec certitude, que, comme l'affection goutteuse, le croup est rare dans les pays chauds ; cette certitude peut même donner quelques indications sur les causes et le bon traitement de la goutte.

demeure libre et toujours les facultés intellectuelles, persistent intactes.

Cette affection exige une médication très active; donc, point de pertes de temps! bien des remèdes ont été préconisés contre; malheureusement, pas un n'est immanquable,

D'abord, recourons aux moyens antiphlogistiques ordinaires : sangsues, vomitifs, onctions mercurielles au cou, ventouses, applications d'alun en poudre (insufflations....) solution de nitrate d'argent, d'acide chlorhydrique fumant, d'acide sulfurique étendu de plus de moitié eau, gargarismes miellés; révulsifs aux pieds, aux jambes; lavements ou fractions. Si..., mais par hypothèse, et avec nos familles, nous demeurons aux champs, loin de tout secours médical, que faire en attendant le médecin? voici :

Prescrivons :

1° Température douce, chaude et sèche.

2° Douches de vapeur toutes les heures; durée de chacune, 15 à 20 minutes. Ouate de coton au cou, après onctions mercurielles. Le malade sera mis au lit. Vomitif, (10 centigrammes d'émétic, dans eau sucrée, 400 grammes), un peu d'eau tiède après chaque vomissement dont 3 ou 4 suffisent. On suspendra pour recommencer sans doute, après l'arrivée du médecin. Je me suis bien trouvé de provoquer le vomissement *illicò* et je préférais, sans trop savoir pourquoi, la poudre d'ipéca. En fait de *provisions morbides*, voici ce que nous devrions emporter avec nous aux champs (avec des enfants surtout)!

1° Une petite fiole d'éther sulfurique.

2° Une petite fiole de l'audanum liquide de Sidenham, ou vin d'opium composé (5 à 6 gouttes, enfants; 12 à 15 gouttes, adultes dans eau sucrée, 140 ou 150 grammes.)

3° Emétique. 4 paquets de 5 centigrammes l'un, ou poudre d'ipéca, dans le même but, (vomitif,) 2 grammes en 6 paquets bien étiquetés. Nous ferons mettre au besoin, deux de ces paquets dans un verre d'eau sucrée que nous ferons prendre en 3 fois, à 10 minutes de distance; puis aussi, après chaque vomissement, un peu d'eau tiède devra être bue, pour le favoriser.

Provisions pharmaceutiques en vue du croup surtout.

Pendant toute la durée du traitement, nourissons bien l'enfant.

Le meilleur moyen de tous est sans contredit l'éloignement des malades des lieux épidémiés et où ils ne devront rentrer qu'après l'épidémie. Sommes-nous forcés de demeurer là? faisons pour le mieux hygiénique et appelons un médecin.

Maintenant, permettez-moi de vous dire ma manière de voir snr l'efficacité de l'opération, (moyen ultime contre le croup.) « Elle « consiste à ouvrir la boîte laryngienne et à y établir une respiration « artificielle. Bien que peu grave et peu difficile, je ne saurais l'ad- « mettre *en aucun cas*, et voici mes motifs : nous croyons que « l'opération est inutile et nuisible même! en ce que cette opéra- « -tion appelle l'inflammation sur le point piqué et coupé de la « muqueuse blessée. Est-elle déjà enflammée? Cette opération tend « à rendre le mal plus intense. *Ubi dolor, ibi fluxus.* Je la repous- « se, soit que le mal marche de haut en bas ou *vice versa*. Le mal se « fixe-t-il sur un point de la membrane? Ça doit être prodigieu- « sement rare; en tout cas, là n'est pas l'affection si inadmis- « sible par moi. Je ne la puis conseiller, et laisserais mourir un « enfant qui me serait cher; il nous quitte au moins sans avoir « subi un inutile et effrayant *égorgement* (1). »

Coqueluche.

La coqueluche est une affection peu grave et non contagieuse sévissant spécialement sur les enfants, comme le fait le croup. Comme lui, elle est infectieuse dans les lieux épidémiés, Que ce mot nous vienne de *coq* ou de *coqueluchon*, peu nous importe? le mal n'en est pas moins caractérisé, par une toux violente, sifflée, baveuse et par accès revenants à intervalles fort irréguliers, la figure est convulsée, rouge, violette, noirâtre; souvent il y a vomissements, saignements de nez, contraction des membres et du tronc pendant la quinte qui est d'*une* à quelques *minutes* de durée; les intermittences sont d'une fraction d'heure à plusieurs.

Somme toute, les accès reviennent d'autant plus souvent que l'affection est plus aiguë et qu'ils sont plus près du début.

---

(1) J'ai soigné bien des enfants atteints de cronp sporadique, sans en avoir vu mourir un seul.

Durée , elle varie de quelques semaines à plusieurs mois ; toujours plus *effrayante* que *dangereuse*, elle peut cependant avoir des suites graves et mener à la consomption ou hectisie, au catarrhe bronchique, à la phtisie acquise.

Elle est simple ou compliquée. C'est une affection morbide de l'enfance, non contagieuse mais infectieuse pour eux. On ne peut *guère* l'avoir qu'une seule fois durant la vie, sortons nos enfants de la zône épidémiée ; ces malades seront mieux, la maladie sera moins longue, plus légère et plus facile à vaincre, aux champs.

1re *Période*, précautions hygiéniques ; boissons, cataplasmes, fomentations émollientes, régime doux et modéré ; ne point renfermer les malades ; ces moyens suffisent pour calmer les premiers accidents. Faisons vomir de temps en temps au moyen de l'ipéca ; l'intervention d'un médecin est presque toujours nécessaire.

2e *Période*, elle dure 15 à 25 jours, alors que les accès se montrent avec les caractères ci-dessus ; les quintes étant rappelées et augmentées par toutes les émotions de tristesse ou de joie et les exercices, tels : sauts, courses, nourriture, humidité, froid, etc., il faut les éviter, autant que faire se pourra. Donnons les poudres suivantes :

Racine de belladone, 5 centigrammes.

Sucre pulvérisé, 4 grammes.

Mêlons et faisons *huit* ou *neuf* doses dont une sera donnée le matin et l'autre le soir (2 par jour) ; café à l'eau, une ou deux cuillerées à bouche, 3 ou 4 fois le jour, après le repas surtout, deux grammes de café torréfié ou moulu, dans eau sucrée ou miellée par litre d'eau (tisanes.)

Dans la 3e *période*, il n'y a plus ni suffocation, ni vomissements ; le datura stramonium est utile.

« J'ai vu bien des commandants et quelques officiers de marine, souffrir cruellement durant leur accès d'asthme, aussi, allons-nous en causer un peu. Chacun de nous sait avec quelle peine, quels efforts les malades respirent alors et l'obligation pour

Courte haleine ou asthme.

certains d'entr'eux, de demeurer continuellement assis durant leurs accès; d'ouvrir, de tenir leurs fenêtres ouvertes et même de s'y exposer par les temps les plus rigoureux : nos camarades, pris de nuit dans leurs petits réduits à bord, se lèvent et montent sur le pont, au grand air ou dans la grande chambre, aux sabords ouverts; ils se soulagent ainsi!

L'affection sous laquelle les accès se développent, se manifestent, a pour causes entr'autres; le défaut d'action de la peau, une affection rhumatismale, une maladie du cœur et des gros vaisseaux, des nerfs, un catarrhe pulmonaire chronique, des poussières avalées, inspirées; un emphysème pulmonaire ou *pousse*, etc., etc.

C'est une affection, dite *nerveuse*; quand la toux devient humide et l'expectoration facile etc., nous pouvons dire *assurément* : voilà la fin de l'accès.

Jamais de fièvre, c'est tout ce qui empêche de la confondre avec des maladies organiques du poumon. Prescrivons : bon air, température fraîche; le malade prendra la position qui lui plaira et qui lui sera la plus commode, durant l'accès. Toujours flanelle sur la peau, pédiluves résolutifs; appliquons fomentations et cataplasmes émoliens et quelquefois narcotiques, sur la poitrine; la saignée générale est rarement nécessaire, mais il en est autrement des sangsues et des ventouses, scarifiées même et poncturées *loco dolenti*; rendons l'atmosphère ambiante légèrement ammoniacale, conseillons un changement d'air. « J'ai vu de ces messieurs qui se seraient plutôt embarqués sans *chemises* que sans une provision de *datura stramonium*, mêlée à du tabac, ils en fumaient des cigarettes ou des pipes bien bourrées. Prescrivons donc : *datura stramonium*, sept ou huit centigrammes en prises diverses, le jour. » C'est un mal peu grave, mais qui revient par accès fort douloureux et plus ou moins fréquents.

Crachements de sang. Le crachement de sang venant de la poitrine, constitue toujours une affection, une maladie assez graves pour nécessiter l'intervention d'un médecin : en l'attendant, indiquons les précautions hygiéniques à prendre : repos horizontal, silence complet et régime sévère; boissons aqueuses froides, sucrées et un peu acidulées avec citron, orange, vinaigre, acides sulfurique, nitrique; ou encore et à défaut de mieux, prescrivons eau fraîche rougie de vin ordinaire, sucrée, si l'on veut.

Les crachements de sang rouge viennent quelquefois compliquer les inflammations aiguës ou chroniques des poumons; nous en avons déjà causé ailleurs ; disons que je les ai vus et combattus souvent chez les femmes, suite de l'accidentelle suppression de leur *flux cataménial*, et chez les hommes, suite de la guérison inconsidérée d'hémorroïdes fluantes : dans ces deux cas, le crachement de sang n'est que le produit, effrayant pour les malades et les inscients en médecine, d'une simple transsudation sanguine à travers la muqueuse bronchique, ce qui n'est pas très grave alors, et ici l'indication est facile à remplir ; indépendamment des moyens hygiéniques ci-dessus, prescrivons : pédiluves irritants, bains de siége et de vapeur, ventouses à l'intérieur des cuisses : consultons un médecin qui nous dira les autres moyens à mettre en usage.

Un vaisseau sanguin vient-il à se briser dans la poitrine? il y a hémorragie très grave, toux, respiration gênée, expectoration de sang rouge et écumeux (disons, entre parenthèses, que l'aspect de ce fluide dans l'état normal, varie partout : les artères, les veines, les lymphatiques, et qu'il varie aussi dans le même ordre de vaisseaux).

Etendons le malade sur son lit, couchons-le de préférence sur le côté malade ou souffrant; prescrivons et plaçons nous-même des ventouses sèches et nombreuses; usons pour ce, d'un verre à boire, de gobelets; aux champs, où nous sommes et par hypothèse, il n'y a pas de grandes ressources. Plaçons-les sur le dos, sur le ventre, les cuisses; recourons à l'acupuncture; appliquons des ventouses acupuncturées le long du sternum (os du milieu de la poitrine où s'attachent les côtes) et sur la région du cœur.

L'ulcération pulmonaire peut donner lieu aux mêmes accidents, lesquels réclament les mêmes moyens en attendant les secours d'un médecin mandé.

Asphyxie, de *a* privatif et du grec *pouls* ; privation du pouls ; maintenant, c'est la suspension des phénomènes de la respiration et, par suite, des fonctions circulatoires, intellectuelles, etc. Il y a bien des variétés d'asphyxies, mais nous ne parlerons que de celles par submersion, strangulation, etc. ; nous dirons un mot seulement de celles produites par les gaz non respirables : hydrogène, acide carbonique, et aussi de celles par gaz délétère ou vénéneux, tels : plomb des fosses d'aisances, etc., asphyxies par congélation.

A elles seules, les asphyxies déterminent plus de morts que les typhus réunis.

Je n'ai vu et soigné que des noyés, des étranglés, des pendus et des gelés ; des hommes ivres et abattus sous un brûlant soleil, cela malgré toutes nos précautions, notre immense sollicitude, nos dévouements et nos moyens, j'ose dire les mieux entendus. Il meurt en France, et chaque année, un grand nombre de personnes asphyxiées, noyées surtout ! On ne sait peut-être pas encore assez, que bien des gens que l'on retire de l'eau comme morts, vivent encore : agissons donc en conséquence et persévérons dans les soins réclamés par l'asphyxié.

Nous ferons remarquer que ces soins ne sauraient être identiques pour tous : le noyé, par exemple, ne peut-il pas ne l'avoir été qu'atteint de syncope, *par peur*; de raptus, d'apoplexies cérébrale ou pulmonaire de même cause, d'indigestion, etc.? Dans tous ces cas, qu'un médecin doit savoir reconnaître à l'aspect scrupuleux du noyé et des renseignements qu'il se pourra procurer, le traitement ne doit-il pas être mixte, au moins?

« Il y a bien des années, c'était au commencement de ma na-
« vigation ; étant instantanément dans la Charente, un bon ma-
« telot tomba à l'eau ; nos recherches, longues et bien dirigées,
« ne purent nous faire retrouver cet excellent nageur, disait-on; ce
« que nous expliquèrent les divers courants et remous du
« fleuve. N'avons-nous pas vu plusieurs bons matelots tomber
« d'une vergue ou même par un sabord, à l'eau, temps beau
« quelquefois et calme, navire en rade, au mouillage, et des

« disparitions? Insuccès dans nos recherches ; les cadavres n'é-
« taient trouvés que 24, 36 ou 48 heures après l'accident funeste
« et nous expliquions ce phénomène par une syncope précédant
« l'asphyxie, ce que nous pensons toujours. »

On nous affirme dans beaucoup de livres très estimés, qu'on a
rappelé à la vie des noyés qui avaient passé plusieurs heures sous
l'eau ; cependant, d'après les nombreuses expériences pratiquées
sur les animaux, il nous semble impossible qu'un homme puisse
passer plus de deux ou trois minutes submergé, sans mourir (1),
et nous en aurions conviction, si la raison suivante ne venait quelquefois nous plonger dans le doute : Est-ce qu'un refroidissement
graduel du corps ne pourrait pas nous mener à la température
des poissons, des reptiles? nous donner accidentellement la per-
sistance dans l'irritabilité, si élevée chez les animaux?

Une grenouille ne passe-t-elle pas huit mois dans l'eau en hiver, tandis qu'en été, ce reptile batracien y meurt en peu
d'heures?

Grenouilles, bouillons, aliment.

Autrefois les médecins ne prescrivaient-ils pas, comme rafraîchissant sous le nom de *sperniole* ; le frai de grenouilles? La
chair de ce batracien, analogue à celle du poulet, ne constitue-
t-elle pas encore de bons bouillons médicinaux? ne savourons-nous
pas cette chair cuite et préparée? Je me suis souvent demandé le
motif pour lequel on n'en use pas en Provence comme aliment.
Les ulcérations nommées *grenouilles*, des interstices des doigts et
sises aux talons, n'étant pour nous ici, qu'une affaire de curiosité... nous les passerons.

Quoiqu'il en puisse être, n'oublions pas l'histoire ci-dessus ;
les anciens y voyaient en tout aussi clair que les modernes comme médecins, ils nous valaient donc bien ; conformons-nous à
leurs prescriptions pour les noyés et continuons nos soins, pendant deux heures au moins. Nous ne devrions abandonner la partie, qu'alors que nous sommes certains de la mort et pour bien

(1) Je croirais plutôt à un *enneigement* très souvent imparfait.

s'en assurer, je ne vois, pour ma part, qu'un moyen positif : *ri-gidité cadavérique.*

Dès que le noyé est sorti de l'eau, enlevons, ou, pour aller plus vite, coupons ses vêtements avec un instrument tranchant quelconque (ciseaux rasoir, couteau); comme disent les américains, le temps *is money*, c'est très vrai, mais la vie est bien plus précieuse encore ! Essuyons, puis enveloppons le corps, dans une couverture de laine. Couchons le noyé sur le côté droit en inclinant un peu sa tête, seulement pendant 12 ou 15 secondes, pour débarasser sa bouche et ses narines de l'eau qui aurait pu s'y introduire et y séjourner : il n'y en a pas, il ne peut y en avoir ailleurs. Banissons toute suspension par les pieds, la position sur le ventre, le *roulage* sur une barrique; ces moyens sont quelquefois dangereux et toujours inutiles. Exerçons sur le ventre et la poitrine, de douces pressions alternatives tendant à imiter les mouvements de la respiration, surtout pendant les insufflations, elles doivent toujours être pratiquées avec discernement, exerçons des frictions sèches, ou mouillées de liquides stimulants, frottons (massage) avec la main seule ou mieux, armée d'un gant, mitaine, tampon en laine ; agissons sur le dos, les membres, sous la plante des pieds de l'asphyxié. De temps à autre, introduisons dans le fondement à une profondeur de 4 à 5 centimètres, un tuyau quelconque (de pipe par ex.) et insufflons dans l'intestin 5 ou 6 bouffées de fumée de tabac. Rejeté par beaucoup de mes honorables confrères et collègues comme moyen inutile, admettons-le cependant, puisqu'il ne peut être dangereux. Autrefois il réussissait souvent, nous ne voyons pas du tout pourquoi il serait sacrifié *maintenant* à des idées théoriques. En attendant des expériences authentiques et à l'occasion, usons en donc. Repassons le noyé, au fer chaud, promené surtout ! le long de la colonne vertébrale, interposons quelque chose, entre (le fer et la peau). Rechauffons graduellement le noyé en attendant le médecin, qui agira durant la période de réaction. En thèse générale, ne faisons inhumer ou immerger un asphyxié, qu'autant que la rigidité aura commencé les signes sensibles de la putréfaction. Plaçons l'asphyxié dans un lieu, à une température convenable et dans une bonne position. Ayons l'œil !... n'oublions pas les vues que nous venons de relater et agissons en conséquence. N'oublions pas non plus, dans les moyens usités en pareil cas, l'odoration pratiquée avec le vinaigre, le camphre, l'ammoniaque, quelquefois avec l'éther sulfurique et avec ces deux derniers moyens il faut de la prudence.

Pendaison.

Quand nous trouverons une personne pendue, coupons vite la corde quelconque de *pendaison*, rien de plus naturel que ce mouvement : ne pas le suivre où y résister, serait une erreur qui pourrait nous rendre complices d'homicide par imprudence.

Si fausse qu'elle soit, l'opinion vulgaire ci-dessus vient d'un vieux souvenir de l'époque ou la potence était un des supplices infligés ; couper la corde d'un pendu, était alors un attentat aux droits du Roi, du Seigneur. *In illo tempore* le peuple était taillable et corvéable à loisir : temps affreux dont, pour ma part, je maudis jusqu'aux souvenirs historiques !... Coupons donc la corde d'un pendu et faisons de plus, tout ce que nous pourrons, pour le rappeler à la vie. Pour ce..... agissons comme pour les noyés en général.

Asphyxie par les gaz, acide carbonique et oxyde de carbone.

Des personnes folles ou désespérées usent du gaz acide carbonique pour se tuer, bien que ce soit par une combinaison de ce gaz avec l'oxide de carbone, 10 fois plus puissant que lui, qui tue ; mais cela advient quelquefois sans que la volonté ait la moindre part dans cette mauvaise action. Il suffit de fermer la clef d'un poêle où il y a beaucoup de braise incomplètement allumée ; alors le gaz toxique, sortant, remplit l'appartement où nous dormons, souille l'air que nous respirons, il est absorbé peu à peu ; d'où asphyxie et empoisonnement des personnes d'abord les plus rapprochées du sol, et graduellement. Elle advient aussi dans les lieux d'où il sourd ; qui ne connaît certaines grottes, celle entr'autres dite du Chien, à Naples ? qui n'a vu et qui ne s'est rendu compte des phénomènes des malheureux chiens, en cela, comparés aux hommes asphyxiés ?

N'entrons pas dans les lieux publics alors qu'ils sont par trop remplis de monde; fuyons les salles de spectacle, les églises, etc.; évitons les gaz de la fermentation, les fours à chaux en activité : ils sont dans le même cas relativement à nous ; ne mettons point de fleurs, de fruits verts, de linge au sec, dans nos cabines, ni à terre, dans nos chambres à coucher; tout cela souille et nous ravit de l'air, qui nous est, souvent très nécessaire; ici l'égoïsme est permis.

Sommes-nous témoins d'une personne asphyxiée par ces gaz, toujours combinés alors? faisons-la étendre au grand air et, si nous ne la faisons porter dehors, faisons du moins ouvrir portes et fenêtres ; agissons aussi promptement que faire se pourra; le temps est très précieux! Frictions, repassages au fer chaud, titillations au moyen des barbes d'une plume, sont de bonnes façons d'agir. Faisons des aspersions d'eau glacée, puis fraîche, puis tiède; exerçons une respiration artificielle; faisons desinsufflations pulmonaires au moyen d'un clysopompe, d'une seringue, d'un soufflet; insufflons de la fumée de tabac dans le rectum, comme chez les noyés.

La réaction demande des soins particuliers : les saignées peuvent être trop faibles ou trop fortes ; le médecin appelé, guidera alors.

L'asphyxié est-il tombé dans une cave, un puits! enlevons-le aussi vite que possible, tout en prenant les précautions voulues ; pour cela faire, armons-nous en conséquence du premier morceau de fer venu auquel nous imprimerons une forme propice; usons d'une branche fourchue, d'un grapin pour pouvoir saisir l'asphyxié par ses vêtements et le sortir rapidement du sein de l'atmosphère empoisonnée ou il est. Saisissons au moyen d'une corde, d'un nœud coulant, d'une sangle, celui qui se dévoue et qui descend dans le puits; à l'occasion, faisons *feu* de toute arme ! Si nous avions une échelle, la personne qui descendrait dans la fosse devrait tenir une lumière à bras tendu devant elle et avec la consigne bien positive de s'arrêter dès qu'elle la verrait pâlir, et d'agir alors suivant les circonstances : pour plus de sécurité encore, attachons, avons-nous dit, le descendant dans le puits ou la cave avec une corde, une sangle sous les bras, afin de pouvoir le retirer au moindre signal d'alarme.

J'ai engagé MM. les officiers de marine à faire précéder d'une lumière celui des matelots qui se charge d'entrer le premier dans une soute ou cabine dont on aurait oublié, en traversée, de faire renouveler l'air : cette précaution, lumière, est très importante.

Dans les puits, les caves, les soutes, etc., on peut être asphyxié, empoisonné, non-seulement par les gaz acide carbonique et oxide de carbone, mais aussi par l'hydrogène sulfuré, et nous savons que ce dernier est un poison d'une grande violence.

Hydrogène sulfuré, poison.

Avons-nous l'asphyxié sous les yeux ? pour tâcher de le ranimer, comportons-nous comme nous l'avons indiqué en causant *noyés*, et de plus, faisons respirer un peu de chlore.

Pour les vidangeurs, employons les mêmes moyens; faisons vomir si, surtout, nous supposons qu'ils aient pu avaler de la *matière*.

Asphyxie des fosses d'aisances ou plomb.

J'ai vu et soigné de trop nombreux asphyxiés par le froid, toujours suite d'excitations alcooliques, paris, gageures ou bravades : nous savons qu'un froid vif et prolongé, alors, suspend les fonctions de la peau, engourdit et dispose au sommeil ; nous savons que la circulation se ralentit, que le sang épaissi, alors, ne peut plus pénétrer dans les petits vaisseaux ; qu'on perd connaissance et que viennent tous les symptômes de la mort. (MM. Banks et Solander).

Asphyxie par le froid.

Nous avons en présence, en quelque sorte, un cadavre *vivant encore* ! Agissons et conservons l'espérance de sauver un pareil asphyxié ; soignons le longtemps, agissons comme nous l'avons dit et écrit (noyés); donnons des bains d'une courte durée ; glacés, frais, puis tièdes et chauds. N'oublions pas qu'il est des asphyxiés qui ont été rappelés à la vie après avoir été 24 heures, sous la neige, *dit-on*?

13

L'asphyxie est-elle partielle comme souvent nous l'avons vu? (nez, oreilles, doigts, etc.) Usons de boules de neige, de morceaux de glace pilée, d'eau fraîche, tiède et puis chaude, en frictions locales.

SECTION 5.

Localisation morbide. Je crois avoir dit au commencement de cet imparfait résumé du plus grand nombre de nos causeries médicales (hygiène, maladies, chirurgicales, etc., etc.) que pour ma part, je faisais bon marché des localisations morbides admises, que nous faisions une différence entre l'affection et la maladie; la contagion et l'infection, la fluxion de poitrine et la pneumonie; la dyssenterie et le flux du sang (1).

La variole, la vaccine, la syphilis, les typhus, ont-ils un siége? L'affection de nature x, fixe son siége principal sur tels ou tels tissus qu'elle lèse ou détruit même et c'est presque toujours un organe essentiel à la vie, qu'elle atteint : tel est la maladie avec la désinence *ite* annexée au mot grec indiquant l'organe malade qui se révèle à nous, par ses symptômes locaux et généraux (*cris de douleurs*) et que nous combattons, quelquefois avec succès. Cette maladie n'est donc que le symptôme positif (pathognomonique), de l'affection x, qui y mène? la médecine ne saurait connaître la nature intime de l'affection, mais le traitement qui convient à la maladie, paraît convenir aussi à l'affection, quelle qu'elle soit. La médecine ou mieux, les médecins traitent très bien les maladies, mais malheureusement, ils ne peuvent tou-

(1) Souvent j'ai entendu un certain public, en parlant de quelques-uns de mes très honorables collègues et confrères, dire : M. le docteur X*** n'a pas reconnu le mal, ou bien il l'a reconnu trop tard !... En admettant que ce dire soit la vérité, ce fait d'ignorance aurait-il un grand inconvénient, une conséquence funeste, nécessaire ? Nous ne le pensons pas. Dans tous les cas demander à nos médecins, comme à un autre, l'*impossible* serait chose éminemment absurde. Il ne faut pas que le public admette, qu'une affection morbide sera sûrement guérie par ce que le médecin a bien reconnu, elle, et son siége ? Personne ne devrait entretenir cette erreur.

jours les guérir. Le siége d'une maladie bien reconnue, ne mène, ne saurait mener sûrement au but proposé.

Dans l'affection morbide, les effets divers que nous combattons, sont toujours précédés de *signes* qui conduisent à la localisation des symptômes principaux ; dans la maladie, c'est le contraire (panaris), les symptômes généraux suivent toujours la cause première et très appréciable du mal. Alors seulement, nous avons affaire à une fonction pathologique acquise. Affection morbide et fonction pathologique, me semble synonymes, bien souvent. Que l'antique *consensus unus* soit donc toujours présent à nos mémoires ; il nous semble être aussi pathologique qu'il est physiologique.

Dans la rage que l'on a si maladroitement dénommée *hydrophobie*, mot bien plus scientifique ; où est le siége? Dans les intoxications intermittentes; les typhus, peste, fièvre-jaune, suette, choléra morbus, etc.; où est le siége ?

Presque toujours nous faisons la médecine dite du symptôme ; c'est une nécessité absolue. *Lex, sed dura lex !*

De notre air atmosphérique ambiant, une partie est absorbée à travers nos muqueuses pulmonaires et la peau, notre économie est insensiblement incubée! alors, les propriétés morbides varient en effets sur notre organisme comme les matières plus ou moins nuisibles d'où nous proviennent les émanations qui souillent l'air que nous respirons et qui nous empoisonnent en produisant en nous divers douloureux accidents. D'où l'on peut conclure que notre air atmosphérique en général est bienfaisant ou pur, innocent ou indifférent : malfaisant, épidémique ou graduellement ou subitement toxique, fatal ou malin. Aucune muqueuse n'est mieux, ce nous semble, disposée pour l'absorption, que la pulmonaire ; partout, les effets toxiques de cet air ambiant!

Tel est l'air toujours transportable, n'importe où et par quelle voie et sa longueur. Respiré, incubé, inoculé, cet air empesté ne devra-t-il pas produire en nous, les effets morbides qu'il produisait au lieu du départ? Mêmes causes, effets semblables, mais *non identiques en médecine*, nos constitutions étant différentes, mais analogues entr'elles.

Aussi et suivant moi, on devrait nommer les typhus tels : peste, fièvre-jaune, choléra morbus, etc.; *empoisonnements typhiques.* Mais nous ne reviendrons pas ici sur notre manière de voir relative aux contagions et infections morbides, aux traversées nautiques, aux quarantaines, aux lazarets, aux risibles cordons sanitaires (terre et mer.) Aux séquestrations, ilots de maisons, de quartiers d'une ville, etc., quoique nous soyons ici dans la mino· rité, restons y, en attendant des preuves du contraire, persistons !

Les inflammations aigues de la membrane muqueuse gastro-intestinale et celles des autres viscères de l'abdomen, vont être le sujet de nos causeries. Nous dirons un mot de l'helminthologie, plus à l'adresse de nos enfants qu'à la notre; *faute de mieux*, nous userons des dénominations morbides actuelles qui nous paraissent exemptes d'inconvénients thérapeutiques.

Les inflammations dont nous causons, peuvent se montrer primitives ou secondaires, aigues ou chroniques, sporadiques, endémiques ou épidémiques, mais avons nous dit : *épidémie* et infection locale, ne sont elles pas *une?* y a-t-il d'autre différence, que l'intensité et la gravité du mal? bénignes ou malignes, simples, composées et compliquées; ex : (*gastrite*), *gastro-entéro-colite, gastro-encéphalite, gastro-entérite typhique, etc.*)

L'inflammation de la muqueuse gastro-intestinale peut s'étendre de haut en bas ou de bas en haut, si donc ces maladies peuvent se réunir, de même ne peuvent-elles se montrer séparées et se guérir bien souvent?

Nous allons causer ici, en outre de l'indigestion et de l'embarras gastro-intestinal, des gastralgies et disphagies, des dyspepsies, constipations, vers, *miserere* de la colique, des diarrhées, des constipations, des gaz ou vents. Ayant souvent déjà, causé empoisonnements typhiques « choléra, peste, fièvre jaune, intoxica-

tions intermittentes, anémies, » abstenons-nous en, pour nous
entretenir un peu des maladies du foie, (hépatites); des reins,
(organes urinaires); de la vessie, (cistite).

Il est bien entendu que, dans notre esprit, *colite* et *dyssenterie*,
ne sont pas identiques; *colite, dyssenterie* et *flux de sang gastro-intestinal*, ne sont pas synonymes.

Dysenterie : à flux de sang :: fluxion de poitrine : à poumon.

Gastrite; la manière d'être du marin pourrait nous dispenser d'é-
numérer les causes de la gastrite : régime alimentaire, assaisonnements, boissons, intempérance occasionnelle, hygiène mal comprise
et mal suivie; travaux? chutes, coups etc., ne la déterminent-ils pas
n'environnent-elles pas toujours le marin à bord? peu sujets à la
goutte et par raisons connues, nos matelots ne peuvent être victimes de sa rétro-pulsion, mais il en est tout autrement de celle
des divers exanthèmes. Les symptômes de la gastrite diffèrent
suivant qu'elle est aigue ou chronique, intense ou légère, etc. etc.

Est-elle légère? l'appétit change, diminue souvent, augmente
quelquefois, demeure rarement le même c'est-à-dire, bon; après
l'ingestion, le malade éprouve, à la région de l'estomac, un sentiment de pesanteur, de tension et de douleur avec soif, sécheresse de la bouche et de la gorge, rapports acides, brûlants, nausées, maux de tête et insomnies, pouls *vite*, peau chaude et sèche,
lassitudes spontanées.

Dérive-t-elle de l'intensité croissante des phénomènes ci-dessus?
Il y a frissons, inappétence, dégoût, vomissements de matières
bilieuses vertes ou verdâtres; toujours, douleur à l'épigastre, maux
de tête et fréquemment dans la région frontale; agitation, pouls
dur et fréquent, etc.; telle est la gastrite ou fièvre bilieuse, à laquelle feu, l'illustre Broussais a voulu, mais en vain, rattacher
toutes les fièvres dites *essentielles*.

Entérite, est l'inflammation de la membrane muqueuse intestinale.
Celle-ci avec la première, est la gastro-entérite et si nous y ajoutons l'inflammation de la muqueuse du gros intestin; nous avons
la *gastro-entéro-colite*. Les membranes muqueuses sont : la peau

*Entérite, muqueuse
et peau, ressemblance.*

interne ressemblant à la peau externe dépourvue de son épiderme : elles tapissent tous les organes creux; communiquent ou se
continuent avec la peau par diverses ouvertures du corps ombra-
gées de poils. La surface libre de ces membranes muqueuses, est
habituellement humectée d'un fluide muqueux excellent dans l'état
normal.

Variétés d'entérites. Il y a diverses variétés d'entérites mais qui, ici, nous intéressent
peu. Sont de ce nombre : l'entérite couenneuse ou *pseudo-mem-
braneuse*, la cholérique, la *folliculeuse* synonyme de *dothienenterie*,
de fièvre *typhoïde* ou *typhique* et que beaucoup, parmi nous s'en-
têtent à vouloir considérer comme une simple inflammation...
mais... *errare humanum est.*

Ayant quelqu'affinité avec l'indigestion, nous dirons un mot de
la *dispepsie.*

Dyspepsie. C'est une suite de digestions lentes, laborieuses et pénibles;
tandis que l'indigestion est un accident passager, au tribut duquel
peu de gens quelque soit leur milieu social, sont arrivés à 40 ans
d'âge, sans lui échapper.

Causes. Ses causes nombreuses peuvent ainsi se résumer, Messieurs :
débilitation stomachique ou générale de l'organisme, excès de
tout genre, régime alimentaire du bord quand vous êtes en sta-
tion dans un lieu ; emprisonnés, sur petit ou grand navire, en un
endroit offrant, peu de ressources culinaires, repas mal préparés
(malgré les gages payés aux cuisiniers, 120 à 150 francs par
mois) uniformes et pris avec une régularité obligée et grande,
écarts de régime, irréguliers services, séjour à bord et toujours
ennui; enfin, hygiène physique et morale, bien souvent, mal appliquée. Telle est l'énumération presqu'entière des causes détermi-
nantes et prédisposantes.

Les dyspepsiques se plaignent de digérer lentement et péniblement. En effet, leurs aliments séjourneront plus longtemps dans
l'estomac et y détermineront : pesanteur, malaise et douleur. Les
baillements et les éructations sont fréquents, gaz haut et bas, borborigmes, (bruit gazeux de l'abdomen), nausés et rarement vo-

missements. Tête lourde, envies de dormir, après le repas surtout! engourdissement, constipation alternant avec diarrhée;
appétit capricieux tantôt bon, tantôt mauvais. Voilà les principaux
symptômes du mal éprouvé,

Dans une dispepsie qui ne se rattache à nulle autre maladie ou
affection morbide, tout annonce une affection dite *nerveuse gastrique*, une atonie de l'intestin.

Intermittente, elle est compatible avec un certain degré de
santé, mais la maladie étant grave, il en est tout autrement,
au reste; la gravité de la dyspepsie dépend toujours de la cause
qui l'a produite.

La première chose à faire contre, est de rechercher la ou les
causes qui, trouvées doivent être anéanties autant que possible
et n'importe le moyen; là est le nœud de la question. Tel mangeant
trop, s'indigère tous les jours; tel autre mangeant trop vite et
n'insalivant pas assez bien ses aliments, inconvenables quelquefois, les digère mal; ceux qui ne font que *tordre* et *avaler*, et dont
les dents manquent, sont dans le même cas : ils deviennent *dyspepsiques*.

Que notre nourriture soit bonne et variée, associons la aux
amers pris avant les repas, (extrait de quinquina, 1|2 gramme, de
ce précieux végétal infusé dans une ou deux cuillerées à bouche, de
vin blanc), prenons un peu de fer, évitons de trop boire. N'ingur-
gitons, ni spiritueux, ni vins, ni thé, ni café sauf les cas rares ou
ce dernier est devenu habitude excessive; dans ces conjonctures, il
faut nécessairement le couper avec de l'eau et beaucoup. Il y a une
foule de recettes stomachiques dont nous pouvons très utilement
user. Les bains tièdes, frais et froids, ceux de rivières et de mer
sont d'excellents auxiliaires. Il en est de même des lotions froides
quotidiennes, elles sont de tous lieux et saisons. Toujours elles
sont néanmoins un *faute de mieux*. Enfin, observons une bonne
hygiène et traitons nous aux champs, c'est le moyen de rétablir
plus sûrement notre santé délabrée tout égal d'ailleurs.

› Enfin, n'ayant jamais apporté une grande et soutenue atten-

« tion à la différence radicale qui peut exister entre embarras
« *gastro-intestinal* et *dyspepsie*, je ne vois pas ici d'inconvénient.
« puissant à confondre ces deux dénominations en une seule. »

Si ces maladies succédaient à la suppression des hémorroides
habituelles, d'un flux cataménial, d'une sueur quelconque, d'un
ulcère suppurant, rétrocédées, rappelons ces lésions disparues
n'importe comment et tout en traitant la maladie de *l'affection*,
c'est-à-dire affection et maladie.

Dans l'entérite aigue toujours douloureusement augmentée par
la pression ressentie au dessous de l'épigastre ou de l'estomac; le
ventre est chaud, sec, balonné, tympanisé de temps à autre; il est
gros de gaz, vomissements bilieux, muqueux et parfois, mais rarement vomissements de matières stercorales, hoquets etc., etc.

Dans la colite, inflammation de la muqueuse de l'intestin *colon*.
(La dyssenterie n'est qu'une colite très intense). Cette maladie et
souvent cette affection semblent n'être qu'une diarrhée à un plus
haut degré. Dans tous les cas, la diarrhée ne constitue qu'un
symptôme; toujours elle n'est pas le signe d'une inflammation;
D'autre part, la dyssenterie n'affecte pas seulement la muqueuse
du gros intestin.

Simple ou compliquée, bénigne ou maligne, endémique, sporadique et épidémique, typhique quelquefois.

Contagion et infection
de la dyssenterie.

La dyssenterie est-elle contagieuse? Non, jamais.

Est-elle infectieuse? *Souvent*, mais non *toujours.*

Feu M. F***, premier médecin en chef de la marine, etc., etc,
médecin opérant fort distingué et praticien très remarquable,
M. F*** a dit : La dyssenterie n'est contagieuse que dans la condition de typhus ; ce qui n'est autre chose, suivant moi, que l'effet
de l'infection et de l'épidémie par encombrement humain, animal
sain, à plus forte raison, malade.

Est-elle susceptible (la cause) de transportation? oui, comme
nous l'avons déjà dit en causant contagion et infection; mais on ne
le ferait que pour constater un fait. En attendant ce contrôle, continuons à proscrire les lieux communs, aux non dyssenteriques

et alors nous agirons au moins très sagement et avec circonspec-
tion. A la mer sous voile, sous vapeur, cette précaution serait
inutile à prescrire, bien entendu !

Il y a de cela un demi siècle, la dyssenterie était commune à
bord, puis elle s'y est *raréfiée* sous l'influence de l'incessant progrès hygiénique ; aujourd'hui, elle y est donc plus rare et aussi
moins intense qu'alors. Les marins de ces temps déjà reculés, ne
ressemblent guère aux nôtres, qu'au physique. Ils étaient courageux et vaillants matelots, ils sont toujours cela maintenant, et
de plus ils sont soldats et mécaniciens. Personnel et matériel naval, *us* et *coutumes*, ne se ressemblent pas d'avantage.

Marins anciens et nouveaux us et coutumes.

Les épidémies dyssentériques et scorbutiques sont aussi rares à
bord de nos navires de guerre maintenant, qu'elles y étaient communes autrefois. Le pourquoi est facile à dire...

Le début de la dyssenterie a lieu par des coliques plus ou moins
aiguës, des vents ou gaz haut et bas, une diarrhée bilieuse, fièvre ;
incessant besoin d'aller du corps, selles petites, bilioso-muqueu-
ses, blanchâtres ou grises, noires et sanglantes, analogues à de la
lavure de chair. Le mal est-il continu ? La fièvre ne cesse pas. Y-
a-t-il des intermittences ? nous voyons : cessation de la fièvre.
Selles nombreuses ayant une odeur fade particulière ; la face est
altérée ; le front est verticalement ridé, il exprime la souffrance, l'in-
quiétude, il y a soif continuelle ; chaque selle renouvelle les
épreintes ; nous nous présentons au siège, 100-150 200 fois dans les
24 heures, d'où fatigues excessives. Les matières évacuées sont variables en quantité et *les besoins* aussi ; ils varient en intermittence
ou mieux en intervalles ; les maigreur, faiblesse, pâleur, décomposition des trais, viennent à vue d'œil. La dyssenterie dure-t-elle déjà
depuis longtemps ? Nous voyons dans les selles, du pus, des débris
de fausses membranes, du sang plus ou moins décomposé, des concrétions sébacées qui font dire au malade qu'il rend du *suif* ; nous y
trouvons aussi fréquemment des noyaux de matières fécales endurcies (cibales), et chez les enfants, dans le temps des cérises, des
noyaux avalés recouverts de mucosités. La langue est rouge et

pointue, l'appétit capricieux, conservé, médiocre, vorace : pour tel malade, l'abstinence alimentaire prescrite, est un martyr.

« N'ai-je pas vu un de mes ex-chirurgiens majors, le docteur « S***, atteint d'une dyssenterie chronique, contractée aux Antilles « depuis 15 à 18 mois; ne l'ai-je pas vu descendant à terre, après « déjeuner, remontant la rue des *Sept-Saints* à Brest et voir une « *galette-enseigne* cousue sur une serviette grossière, trouée par « l'usure; le tout sale; à cette vue ne pouvant plus résister à son « envie et ayant déjà faim, M. le docteur S*** entre et se fait ser- « vir 12 galettes. Les ingurgiter, ne fût que l'affaire d'un instant; « une autre que lui en serait mort, eh bien ! il fut radicalement et « subitement guéri. Souvent, il me racontait ce fait, mais il se « gardait bien de le conseiller... »

Dyssenterie chronique et galette-enseigne. (margin note)

La peau est sèche, rugueuse et terreuse, brûlante à la région du ventre et froide aux extrémités. Les yeux sont caves, cernés, ternes; feu Monsieur le docteur D***, premier médecin de la marine à Brest, praticien habile et regretté; en fait de hoquets dys-senteriques, ne s'est, je crois, jamais trompé, dans son pronostic. *Mort certaine et proche.*

Hoquet dyssentérique. (margin note)

Nous avons rarement observé la dyssenterie dans les pays froids, glacés malgré l'intempérance alcoolique de leurs habitants; mais elle m'a semblé plus commune et plus intense dans les climats chauds.

Quand elle règne épidémiquement, portons une flanelle sur la peau du ventre, (ceinture anti-dyssentérique des charlatans). Bonne hygiène, renouvelons l'air de nos appartements; entretenons une grande propreté matérielle et personnelle, recourons aux fumigations et arrosages de chlore, évitons tout écart de régime. Soignons une diarrhée, même légère, comme si c'était une dyssenterie et si déjà, dans la maison, il y avait quelques personnes atteintes, il serait imprudent de laisser les bien portantes fréquenter leurs lieux communs; mettons du chlore dans nos vases de nuit, dans les lieux et partout où il y aura des excréments suspects. Ce qu'il y aurait de mieux à faire, serait de changer de lieu et d'habiter hors la zone malsaine.

Il n'y a jamais contagion mais il peut y avoir infection. Autant que cela dépendra de nous, arrêtons la dyssenterie dès son début car, plus on la laissera durer, plus grave elle sera !

Les conseils d'un bon médecin sont indispensables. Dès le début, prescrivons entr'autres, la potion suivante :

Extrait de cachou, ratanhia, laudanum de Sydenham, de chaque, un gramme.

Blancs d'œufs (de poule). Nombre 1-2.

Sucre, quantité suffisante,(30-35 gram.) ou eau sucrée ou miellée, 150 ou 160 grammes. Prenons en toutes les heures, deux ou trois cuillerées à bouche. — Donnons moitié dose aux femmes et aux enfants. Tisanes de racine de ratanhia, d'écorse de chêne etc., buvons à petits coups et tiède en hiver ; ajoutons un blanc d'œuf par litre de cette tisane et prenons des lavements et des demi lavements émolliens. La dyssenterie est-elle légère ? Prenons, dès le début, comme pour la cholérine ; 3 à 6 gouttes de laudanum de Sydenham, sur un morceau de sucre, etc. etc.

Les coliques sont-elles violentes ? idem avec lavements émolliens et anodins ou de têtes de pavot (nombre 1-2) écrasées et bouillies ; médecines douces, legèrement excitantes, huileuses etc. telles ipéca. Y a-t-il flux de sang ? repos idem.

Diète, toujours ; souvent, frictions sèches *loco dolenti*.

« L'*Averne*, commandant G. de M***. partant de Toulon, relâcha à Malaga où de nos hommes dinèrent copieusement et mangèrent beaucoup de raisins mûrs ! Il y eut à la suite de cet excès, un flux de sang énorme, « nous crûmes à une colite crapuleuse.» Les hommes, tous pêcheurs très vigoureux, devinrent si faibles tout d'un coup, qu'en montant sur le pont du navire, ils éprouvaient des syncopes effrayantes.

Repos, diète, eau de riz, lavements émolliens et froids, juleps anodins, nous suffirent, en 48 ou 72 heures, tout fut terminé : partant, nous n'eûmes recours ni aux astryngents, ni aux purgatifs salins, etc.

Toute diarrhée intense, est accompagnée d'inappétence, d'envies de vomir, de tension, de chaleur et de douleurs plus ou moins vives de l'abdomen, de flactuosités, de coliques, de douleurs cuisantes à l'anus, de faiblesses et quelquefois de syncopes.

Elles réclament la prescription suivante :

Diète, repos, air sec et pur ; température douce, vêtements de laine immédiatement sur la peau. Bains émolliens, lavements frictions sèches, etc.

Vers ou helmintes. *Vers.* Les nôtres par conformation, sont analogues aux lombrics de terre : ces annélides ou entozoaires ont un corps allongé et divisé par des plis circulaires. Non-seulement il y a des vers intestinaux mais tous peuvent vivre, dans l'intestin : on les trouve souvent dans notre agrégat et dans celui des bêtes. De l'helminthologie ; pour être moins incomplet, nous en dirons un mot et de tous les heminthes, nous citerons seulement le *tenia*, le *botrichocéphale*, *l'oxiure* ou *ascaride vermiculaire* et le *l'ombricoïde*.

Taenia ou ténia, genre d'entozoaires cestoïdes, habite ordinairement l'intestin grêle ; a été trouvé dans toutes les classes de vertébrés. Articulé, ayant alors un ou plusieurs mètres de long sur une largeur variable de 1|2 à 7 ou 8 millimètres et plus. Il parraîtrait que ce sont les derniers anneaux fécondés et chargés d'œufs qui se détachent des restes du ver et qui sont rendus isolément, qui le reforment.

Une foule de médicaments et de remèdes contre, ont été préconisés ; les plus en vogue sont : l'écorce de grenadier. Les remèdes de mesdames Nouffer, Bourdier.

Voici ce qu'il y a de mieux suivant moi :

Ecorce de grenadier, 64 grammes.

Bouillir dans eau, réduite à 1 litre ;

Que l'écorce soit fraîche ou non, on en peut donner à un adulte 100 grammes, mais pas plus, car ça ne serait pas sans inconvénients. Il faut agir immédiatement après une expulsion (huile de ricin), puis donner lavements émolliens Nous devons savoir que le charlatanisme médical, a mis en vente une foule de moyens qui tous ont pour radical, des purgatifs.

Le bothriocéphale n'étant que la 2e tribu des ténias cestoïdes avec crochets et fossettes au lieu de ventouses, et annelés comme le précédent, grisâtre ; donnons : cousso, fougère mâle, grenadier, vermifuges comme pour le ténia ordinaire.

Auxiure, c'est un petit ver aigu, arrondi, fusiforme ; la femelle est plus grosse que le mâle qui n'a que 3 ou 4 millimètres.

On le rencontre chez les enfants, il est rare chez les adultes. Il peut gagner la vulve en partant de l'anus.

Bains de siége d'eau de mer ou salée ou accidulée, lavements du même, d'infusion d'absinthe, de semen-contra ; calomel, bains sulfureux. Cette maladie plus dégoûtante que grave, n'occasionne que d'insuportables démangeaisons,

L'ascaride au corps cylindrique, a une longueur de 10 à 30 centimètres sur un diamètre de 3 ou 4 millimètres ; rouge brun. Habitation ordinaire, intestin grêle.

La pathologie des vers intestinaux est encore dans l'enfance de l'art, malgré ses progrès. Nous n'avons vu en cela, qu'erreurs, fables, absurdités et très peu de notions précises. Les parents, mères surtout ! reconnaissant les affections vermineuses chez leurs enfants et savent bien les traiter ; d'ailleurs, les perforations intestinales, mortelles assurément, sont très-rares.

« J'ai vu à bord du vaisseau le *Santi-Petri*, un matelot très « fort et très-bien portant, tirer de sa bouche, avec son pouce et « son index, un beau lombricoïde remonté assez *vite*, de l'esto- « mac. » Habitat : toute la face interne du canal intestinal. Pour combattre leur présence, il faut des médicaments, tels ; semen contra, cévadille, calomel ; huiles de Chabert, de Dippel, etc., etc. Ces huiles sont-elles insuffisantes ? Donnons quelques pastilles de calomel et des sirops vermifuges à nos enfants.

Coliques, on nomme ainsi, des douleurs aigües affectant et l'intestin colon et même les autres viscères de l'abdomen. On dit, *colique bilieuse* celle que l'on attribue, celles produites par la surabondance de la bile. C. *convulsive* ou *spasmodique*, (empoisonnement) c. *flatulente, venteuse* ou *flatueuse*, c. *hémmoroïdale*,

Auxiure.

Ascaride.

Coliques.

c. menstruelles, c. végétales etc. c. sèches confondues, par erreur, avec la *c. de plomb ou saturnine* (empoisonnement par le plomb) *c. rouge ou entérorrhagie*, colique *vermineuse*, etc. etc.

En attendant le médecin, prescrivons : repos, diète, tisanes émollientes, lavements émolliens et narcotiques etc., etc. Bains tièdes généraux.

Constipation. La constipation, est la difficulté d'aller à la selle, la rétention des matières fécales dans le rectum. Simple, elle constitue une maladie très légère, une indisposition qui cède aux boissons raffraîchissantes, aux lavements simples, aux bains et quelquefois aux purgatifs légers, aux lavements émolliens, rarement on est obligé d'en venir aux suppositoires, aux divisions et extractions avec les doigts ou un instrument approprié, des matières endurcies.

Miserere. *Miserere, ayez pitié;* iléus, passion iliaque, volvulus, occlusion intestinale, tous noms ainsi donnés parce que la maladie a son siége dans la portion d'intestin grêle, appelé Iléon... Bain tiède et chaud (36°-38° centig.), que l'on prolonge et que l'on maintient ; de 32 à 35° potions opiacées, lavements émolliens, laudanisés, cataplasmes idem. Ventouses et sang-sues, etc., ayons recours au médecin.

Mais les coliques, le *miserere* peuvent-être dues à des invaginations, à des étranglements intestinaux pour lesquels quelques uns de nous ont osé user d'une grave opération qui, malgré ses incertitudes, ne fut pas toujours infructueuse, néanmoins, faisons tout notre possible pour l'éviter.

Hernie étranglée. La hernie étranglée a lieu quand on ne l'a pas réduite *illico*, quand réduite, elle n'est pas maintenue ; quand on se sert, pour obtenir cet effet, de mauvais bandages ou qu'on les applique mal.

Nota. Les charlatanesques et archimenteuses annonces de remèdes sanitaires ou médico-pharmaceutiques « Pousse des cheveux, dents, stérélité, somnambulisme dit lucide etc, » constituent un grand mal car elles permettent et entretiennent l'affreux mensonge, la friponnerie et la duperie. Elles empêchent la lumière d'éclairer dans l'obscurité... extirpons donc cette lèpre sociale et le plus tôt sera le mieux.

Elle peut alors déterminer une inflammation de la muqueuse intestinale, pincer et déterminer l'inflammation du péritoine, d'abord, puis une maladie *totius substantiœ*, et alors, la mort survient vite, « étant à St-Pierre et Miquelon, un pêcheur armateur,
« avait une considérable et vieille hernie inguinale que rien ne
« pouvait maintenir ; survint un infirmier, matelot pêcheur qui
« se vanta d'en savoir, à cet effet, bien plus que mes collègues
« dont il avait suivi les visites; cet homme se rend chez le forge-
« ron, fait construire un cercle en forme de bandage, veut réduire
« et maintenir la hernie ; il pince le péritoine, *péritonite* et mort
« dans 48 heures.

Les descentes ou hernies sont des accidents très communs, à
bord, surtout ! dans la marine à voiles, puisqu'on estime que 1
sur 25 matelots en sont atteint ; hernie *inguinale, clurale; h. latente*,
grave; *apparente*, moins grave.

Descentes-hernies.

Dès que nous nous apercevons d'une hernie, arrêtons-nous et
cherchons à la faire rentrer ; pour cela, étendons nous de façon
que le bassin soit légèrement élevé, les jambes fléchies sur les
cuisses écartées, et un peu fléchies sur le bassin. Silence absolu,
ni secousses, ni efforts. Saisissons la tumeur en la soulevant légèrement, comme pour l'écarter du ventre, puis en la pressant avec
nos doigts, lui faisant faire *la pointe*, refoulons la d'avant en arrière; cherchons à faire rentrer les premières, les parties sorties
les dernières.

La direction des canaux de l'organisme varie, celle du canal
inguinal par ex : dévie avec l'ancienneté et le volume de la hernie ; les parties constituantes de leurs canaux, sont d'une haute
importance à connaître et dans le but de réduction, et dans celui
du maintien, mais principalement pour l'opération. Un médecin
les doit bien apprécier, mais nous n'écrivons pas pour lui. La
hernie rentrée souvent après long, intelligent, savant quelquefois et minutieux travail ; appliquons la main dessus pour
l'empêcher de ressortir ; appliquons un bon bandage herniaire,
et gardons le, jour et nuit, dans les premiers temps surtout.

La hernie est-elle irréductible pour nous, ce qui est fort rare !
évitons d'irriter l'intestin hernié, par des tentatives trop fréquentes et trop soutenues ; appliquons des sangsues, faisons des onctions mercurielles, appliquons sur la tumeur des cataplasmes
chauds, *omelette sans beurre*; donnons bains et bains de siége ;
faisons des tentatives de réduction jusque dans le bain même.
Appliquons, réfrigérans sur la tumeur (glace, neige, eau fraîche,
eau de cologne, eau-de-vie, alcool, éther sulfurique), puis encore
tentatives de réduction. La peau locale blanchit et froidit-elle?
on réussit souvent alors. La position est celle que nous venons
d'indiquer. Faisons tout notre possible pour éviter l'opération
(herniotomie). N'oublions pas que l'intestin hernié, peut se gan-
gréner en 15 ou 20 heures et qu'alors la mort est inévitable. Donnons des tisanes émollientes, des boissons narcotiques. « Le café
« conseillé, ne m'a pas réussi ; cependant faute de mieux, nous en
« pouvons user, car nous le croyons ici, bien innocent. On peut
« en user ainsi que de l'*anesthésie*.

« J'eus souvent occasion de stigmatiser l'ivresse alcoolique, vice
« trop commun parmi les matelots ; j'ai remarqué aussi, qne tou-
« jours elle n'était pas le triste résultat d'une coupable habitude,
« mais bien d'un accident, d'un tirage. J'ai vu mourir d'ivresse
« alcoolique, soldats et matelots (1834-1835, ou d'un *transva-*
« *sement* de liqueurs alcooliques. Sénégambie, 1ʳᵉˢ expéditions
« militaires, contre les Trarsas) ; nous avons pu constater que des
« calliers d'un vaisseau transvasant des alcools étaient devenus
« *ivres*, sans avoir avalé une seule goutte des liquides transvasés
« (vapeur alcoolique absorbée). A Terre-Neuve, jai soigné des
ivrognes anglais et français, enneigés, glacés et noyés dans l'eau de
mer, dans l'eau douce; et à terre. Ailleurs, j'ai décrit, comme j'ai pu,
les phénomènes de ces états *antè et post mortem*. Il n'est ni facile,
ni toujours très prudent d'essayer avons nous dit de dessaoûler
les hommes ; on les peut dégriser quelquefois : 1° en faisant vomir au moyen des doigts ou des chatouillements de gosier produits à l'aide des barbes d'une plume, de l'eau tiède. On peut faire

vomir aussi au moyen de l'ipéca ou de l'émétique (tartre stibié). Après cela, on mettra : deux grammes d'acétate d'ammoniaque ou 15 à 16 gouttes d'ammoniaque dans un verre d'eau, (200 grammes environ). Des lavements salés ou des lavements de savon, devront les suivre.

Les malades sont-ils glacés ? réchauffons-les graduellement. Les paysans, pour dessaoûler leurs parents ou leurs amis, les *inhument* dans du fumier chaud, jusqu'au cou ; bon moyen et bien digne d'un ivrogne ! comme cause de mort alcoolique, nous devons tenir compte de la chaleur et du froid, ici, nous sommes en présence d'un empoisonnement par l'alcool et nous agissons en conséquence.

Dans tout empoisonnement par l'estomac, règle générale ; faisons vomir d'abord....

La gastro-entéralgie ou douleur (dite nerveuse), toujours intermittente de l'estomac et de l'intestin grêle, est une affection très-commune, parmi les officiers de marine surtout! sa cause est inconnue ou x; peu dangereuse, aigue ou chronique, elle a pour caractères, des besoins qui simulent la faim, il y a une grande débilité générale, souffrances empreintes sur la physionomie, caractère inquiet, difficile, etc. *Gastro-entéralgie.*

« Un de mes amis, enseigne de vaisseau alors, M. B*** de la R*** « homme vigoureux et beau s'il en fut jamais ! ne se remettait de « ses souffrances qu'en ingurgitant un verre d'absinthe, ce qui « lui advenait plusieurs fois dans le jour. Un soir, pour calmer « ses douleurs, je lui prescrivis quelques gouttes (8 ou 10) d'éther « sulfurique sur un morceau de sucre. Le pharmacien du bord « se trompa et usa d'ammoniaque liquide; l'enseigne de vaisseau en fut quitte pour pester, souffrir, grimacer, se plaindre, il eut un peu d'escoriations à la langue seulement. »

Prescription { Gargarismes émoliens et narcotiques. tisanes vineuses, etc., etc., régime convenable.

La cystite, ou inflammation de la muqueuse de la vessie, nous *Catarrhe vesical aigu ou cystite.*

montre le bas ventre enflé, il y a douleur continuelle, elle est augmentée par la pression, besoins fréquents d'uriner, urines rouges, petites, fréquentes douloureuses et très-diffieiles. Fièvre, insomnies, constipation si la maladie est violente.

Généralement la cystite aigue est moins grave que celle qui tient à une exaspération du catarrhe chronique.

Quelques puissent être les causes nombreuses de cet état morbide; comme toujours, recherchons-les et agissons en conséquence. Elle réclame : diète, boissons émollientes, bains généraux et de siége, tièdes, prolongés s'ils sont du goût du malade. Cataplasmes émolliens et narcotiques au périnée et sur le bas-ventre. Sangsues quelquefois, injections vésicales s'il y a hémorrhagie.

La rétention d'urine, est-elle due à un rétrécissement dit spasmodique du canal, voire même de la prostate qui en forme le commencement, à un rétrécissement matériel de ce canal, à un obturateur quelconque, plein ou non? Sonde ou algalie, *bougie en queue de rat*; instrument pressant de dedans en dehors tous corps étrangers creux dans le canal de l'uréthre (instrument de Jh. F., d.-m.) pouvant être extraits promptement, peu douloureusement, infailliblement, et par n'importe qui. Bains. Plus de *boutonnière !*

Uréthrite non vénérienne ou blennorrhagie.

L'uréthrite non vénérienne, est dans le même cas que la cystite, eu égard aux moyens thérapeutiques propres à la combattre. Il en est même qui lui sont seulement applicables.

Vents ou gaz.

Les vents ou gaz, qui se produisent ordinairement dans le tube intestinal, constituent une maladie peu importante mais fort gênante, quand elle est principalement un des symptômes d'une maladie grave.

Les intestins sont distendus, ils s'affaiblissent à un haut degré, il y a malaise. Les digestions sont lentes, difficiles, imparfaites, douloureuses; les vents coulent d'une anse intestinale à l'autre,

Borborigmes.

ce qu'ils font souvent avec bruit (borborigmes.) Et quand ils sont bas ou dans le gros intestin, ils peuvent s'échapper avec bruits aussi variés qu'ils le sont en puanteur, (peter, soulage le patient.) Quand ces gaz, sont rendus par le haut, il y a rots, (éructations.) Le ventre augmente de volume, devient double ou triple de son état normal (balonnement, tympanite,) il y a essoufflement, etc., nous sommes forcés de nous desserrer le corps, de nous faire vomir : 1o à l'aide du doigt, ce que le malade peut faire seul. Usons des barbes de plumes (chatouillement du gosier); 2o d'eau tiède ; 3o d'un vomitif, je préfère l'*ipéca* alors.

Cherchons la cause pour l'anéantir, en médecine, l'effet ne peut longtemps survivre à sa cause. Elle est sans doute ordinairement dans une infraction *habituelle* aux règles de l'hygiène. *Sublata causa tollitur effectus* ; aphorisme qu'on pourrait *redire* sinon pour le traitement de toutes les maladies et affections, au moins pour la grande majorité.

Diète, ne pas boire beaucoup, ni pendant ni entre les repas, sinon à moins que forcé par le besoin; prendre alors même une ou deux cuillerées d'eau fraîche, ou mieux d'infusion d'anis, de mélisse, de fenouil, de thé suisse et surtout de la potion suivante :

Noix de Gale pulvérisée, 4 grammes.
Sirop d'écorce d'oranges, 90 id.
Eau de Fenouil, 180 id.

à prendre par cuillerées à bouche; une, d'heure en heure. Logement sec et chaud, bons vêtements de laine sur la peau, exercices soutenus, massage, bains, 1|2 lavements émoliens.

Le foie est souvent malade, il augmente de volume chez les phtisiques (foies gras;) dans les intoxications intermittentes palustres, dans les empoisonnements lents, dits *anémies*. Ici, les avis d'un médecin sont indispensables.

Extrêmement rare à bord des navires de l'état, elle est plus commune à bord des pêcheurs; cette maladie est fort douloureuse et se rencontre particulièrement aux champs, non chez les laboureurs et gens de peine; mais bien chez les bourgeois fortunés, les employés de bureaux etc. ; enfin chez les personnes atteintes d'un certain âge : les douleurs sont dues à la présence de calculs

Rots.

Maladies du foie, hépatite aigue.

biliaires. Il y a douleur excessive dans les régions du foie, de l'estomac ; nausées, vomissements, souvent jaunisse (ictère.) Prescrivons : bains, cataplasmes émoliens chauds, laudanisés, camphrés, sangsues et des ventouses même scarifiées, *locodolenti*. Huile de ricin, lavements huileux, potions calmantes. Si nous ne guérissons, au moins soulageons nos douleurs autant que possible ; ainsi que dans les coliques néphrétiques, éloignons les accès.

Maladies des reins, sable, graviers, gravelle Chargés de sécréter l'urine, les reins sont quelquefois le théâtre de violentes douleurs, tantôt dues à l'inflammation de ces organes, à du sable (petits graviers ;) des graviers même anguleux quelquefois qui descendent plus ou moins lentement dans la vessie, par les urtères dans le long et étroit canal desquelles ces corps étrangers s'arrêtent quelquefois ; les douleurs peuvent aussi avoir lieu par du sang et du pus, suivants la même voie. Souvent toutes ces douleurs paraissent dues à un état spécial nommé *névralgie*.

Les malades éprouvent dans les lombes une douleur fixe qui reçoit souvent par la pression de la main, un soulagement ; elle est sourde, profonde, fixe. Chaleur locale surtout ! nausées, coliques urtérales, principalement vomissements, urines rares, difficiles, sanglantes, crayeuses, purulentes.

En attendant le médecin, prescrivons : repos spécial, diète, bains chauds (36-38° centig.), sangsues, ventouses en petit nombre et souvent renouvelées, à la région lombaire ; boissons émollientes et lavements simples ; eaux minérales naturelles ou artificielles conviennent suivant l'occurrence morbide. Le traitement local soulage, mais le général prévient la formation des corps étrangers ci-dessus dits :

Abstenons-nous de causer ici, diabète sucré et albuminurie, maux entièrement du domaine médical et hors notre portée actuelle.

Péritonite simple. Péritonite, inflammation du péritoine, cette grande membrane séreuse abdominale, est une sorte de sac sans ouverture qui recouvre tous les intestins abdominaux, qui forme des replis qui les soutiennent dans leur position. La maladie est aigue ou chronique, simple ou compliquée ; totale ou partielle, sporadique et rarement épidémique si ce n'est cependant, chez les femmes en couche.

« J'en ai traité et observé dans deux épidémies à St-Pierre de
« Terre-Neuve ; c'était un empoisonnement passager, variant en
« intensité comme dans toutes les épidémies. Le poison x, en
« serait le génie. C'était, aux symptômes observés; une *gastro-entéro-péritonite puerpérale*; elle avait pour caractères principaux : tension, douleurs vives aigues et superficielles, lancinantes du ventre que les mouvements, pressions, secousses quelconques, augmentaient. Le pouls est petit, fréquent, concentré. La figure est pâle, le front grippé verticalement au milieu et en bas, il y a hoquet, vomissements, quelquefois, etc.

Péritonite puerpérale.

Grave et courte, cette affection morbide, ne peut être bien soignée que par un médecin; aussi n'en dirons nous que peu de choses, prescrivons :

Repos, diète, bonne température, tisanes émollientes, sangsues et ventouses; applications réitérées *loco dolenti*. Onctions d'onguent mercuriel, formentations émollientes légères et fractions de lavement. Bains tièdes et chauds, prolongés, répétés; potions narcotiques.

Nous ne dirons rien des péritonites chroniques qui mènent aux hydropisies du ventre (*ascite*, hydropisie abdominale).

Empoisonnement ou ensemble des effets produits par un poison introduit dans notre économie, (il ne saurait ici être question des épidémies toxiques), à doses supposées suffisantes pour tuer ou altérer gravement notre santé. (Voyez code pénal, *empoisonnement*). Nous serons d'autant plus sûrs de l'empoisonnement, qu'un plus grand nombre de personnes ayant bu ou mangé une matière toxique, en auront éprouvé à peu près, des accidents semblables.

Empoisonnements.

« J'ai vu et soigné une famille Basquaise, composée de cinq
« personnes, toutes empoisonnées par des champignons frais cueil-
« lis à St-Pierre-et-Miquelon. (St-P.***). Je fus très heureux dans
« mes soins médicinaux.

Quelque soit l'empoisonnement, le temps écoulé depuis et les symptômes éprouvés... faisons vomir : (doigts au fond de la bouche, barbe de plume) vomitif eau tiède, *ipéca*, *tartre d'antimoine et de potasse* ; *sulfate de cuivre*). Ne perdons pas de temps, faisons évacuer au plus vite, la substance ou les restes de la substance délétère. Souvent quand le médecin arrive, le naturisme s'est chargé de ce soin, ce qui permet au médecin de recourir *illico* aux contrepoisons; après vomissements, administrons un purgatif salin ou huileux ; puis donnons les contrepoisons qui varient naturellement comme la nature du poison elle-même; bien que le récipient (estomac) ne puisse être comparé à une cornue de laboratoire, l'absorption n'est jamais instantanée et malgré que toute substance insoluble par nos moyens chimiques, soit quelquefois soluble dans les liquides gastriques; soyons prudents et circonspects, ainsi :

Empoisonnements par le cuivre. 1° Les empoisonnements par le cuivre demandent vomissements, évacuations alvines ; donnons blancs d'œufs, au nombre de deux ou trois, dans un litre d'eau simple ou sucrée; potion avec têtes de pavot. (Albumine = blanc d'œuf.)

Empoisonnements par le plomb. 2° Les empoisonnements par le plomb , demandent vomissements, évacuations intestinales ; prescrivons : vomitif, sulfate de soude ou de magnésie, 15 grammes par litre, eau sucrée et lavements.

Empoisonnements par l'arsenic. 3° Les empoisonnements par l'arsenic. Ce corps est encore beaucoup trop commun; l'empoisonnement est cependant bien plus rare, depuis que la loi interdit la vente de ce poison (acide arsénieux); provoquons alors vomissements, évacuations alvines, lait et magnésie, à hautes doses.

Empoisonnements par le phosphore. 4° Les allumettes phosphorique sont, le plus souvent la cause d'empoisonnements par le phosphore; n'usons donc que des allumettes *hygiéniques* et nous préviendrons alors beaucoup d'accidents mortels et aussi des incendies; produisons vomissements, évacuations alvines, puis donnons eau de savon et faisons aussi des injections; donnons lavements de savon.

Sur cent cadavres d'empoisonnés, la science démontre cent fois le poison spécial, cause du crime.

Dans l'empoisonnement par les champignons, il y a nausées, vomissements, tension du ventre, coliques, froid aux extrémités, stupeur, somnolence bien marquée, fièvre, sueurs, état physique spécial du malade.

Prescrivons : vomissements, évacuations alvines, tisane aux blancs d'œufs, sulfate de soude, émulsions, bouillons et administrons quelques gouttes d'éther sulfurique. Tels sont les moyens thérapeutiques à employer alors.

Les acides concentrés, le *sulfurique* ou, huilé de vitriol, le *chlorhydrique,* les acides *azotique* ou nitrique, ou eau forte. Les alcalis concentrés ; *potasse, soude, chaux, ammoniaque...* détruisent les tissus ; l'acide sulfurique, en les charbonnant, les teint en noir... Le chlorhydrique les teint en jaune. Agissons promptement ; faisons vomir, évacuer l'intestin ; donnons eau de savon abondante (15 grammes de savon par litre d'eau) ; la craie qui, nous le savons bien, n'est elle même qu'une variété du carbonate de chaux ; eau sucrée pour boisson. Voilà ce qu'on doit faire pour les acides, en attendant le médecin. *[Acides concentrés.]*

Les alcalis demandent vomissements, évacuations alvines, eau vinaigrée ou limonades copieuses. *[Alcalis.]*

Bien que les alcalis et les acides concentrés ne soient que destructeurs, nous avons cru devoir les dire en causant *empoisonnements.*

La goutte, qu'il ne faut pas confondre avec l'arthrite : bien que souvent elles aient même siége et souvent des causes analogues, leur nature est différente ; presque toujours la goutte est héréditaire ; y mènent diverses causes, telles : vie molle, plantureuse, oisive, déclin de la vie matérielle (15 à 50 ans) époque *critique.* Les femmes alors n'ont rien à envier aux hommes : des maux de reins ou de vessie, graviers, gravelle, pierres vésicales ; maux des organes génitaux qui, à cet âge, attaquent l'homme, constituent des affections de nature x, mais qui, assurément, me paraissent tenir de *[Goutte.]*

la goutte ; la période critique féminine m'a semblé moins grave que celle de l'homme.

Période critique de l'homme et de la femme, comparée.

Chez les goutteux la peau, pensons-nous, ne fonctionne pas avec assez d'énergie pour maintenir le sang dans ses conditions normales ; ou il est acide, alcalin et toujours trop épais, d'où des indications thérapeutiques variées, comme nous le dirons bientôt en causant des eaux minérales.

La goutte attaque les articulations en débutant par les petites ; les douleurs marchant de dedans en dehors, tandis que dans le rhumatisme articulaire, elles procèdent à l'inverse, c'est-à-dire de dehors en dedans. Le gonflement inflammatoire marche dans le même sens et les douleurs sont plus profondes. La goutte est accompagnée d'inappétence, de constipation, d'insomnies. Elle peut attaquer l'estomac, les poumons, le cerveau ; c'est, *vulgò*, la *goutte remontée*.

Régulière ou irrégulière, simple ou compliquée, aiguë ou chronique, héréditaire ou acquise, intermittente ou continue ; il y a dans la goutte des exacerbations nocturnes ; sa durée est plus ou moins longue, ses accès sont plus ou moins fréquents.

Moyens préservatifs.

Vie sobre, laine toujours sur la peau, et de pied en cap (même durant les nuits). Dans nos accès, prescrivons : repos et moyens de soulagement de tout genre ; diète, position horizontale, onctions huileuses, graisseuses, grasses, opiacées et narcotico-âcres ou succédanées. Liniments anti-goutteux de Turck, appliqués au moyen d'un pinceau *loco dolenti*, du docteur Dellioux de Savignac (eau froide, ammoniaque, coton et toiles cirées). Bains alcalins (2-3 par jour). Tisanes diurétiques et sudorifiques, eaux de Condillac ou analogues. Soyons sobres de colchique ; elle est très mauvaise à l'estomac et aux intestins ; rejettons loin de nous toutes les pilules *anti-goutteuses;* on les vend très cher et ce n'est qu'un affreux charlatanisme. N'usons ni de l'urtication, ni de purgatifs violents ; « l'un de nos amis s'entête à se tuer en se donnant une « d'abord, puis plusieurs graves maladies, par ces moyens ab-« surdes, c'est-à-dire pilules anti-goutteuses, liqueur de La Ville,

« etc., etc. (C. de L***) se tue ; n'est-il pas déplorable de voir agir « ainsi un ami qui cependant tient tant à la vie ! »

Amoindrissons nos souffrances, éloignons les accès, mais ne nous tuons pas en cherchant en vain, le moyen de nous guérir radicalement de cette cruelle affection qui n'a point de remède sûr ; c'est pour cela sans doute que tout le monde en donne, au patient. Quoi ! pour guérir une affection, en causera-t-on une autre bien plus grave ?

Le rhumatisme articulaire, avons-nous dit déjà, marche de dehors en dedans... C'est une affection très morbide et portant souvent au cœur, au péricarde, au diaphragme, accidents très douloureux, fort inquiétants et graves. Il peut aussi se porter au cerveau ou à ses membranes. *Rhumatisme articulaire.*

Repos, frictions, *loco dolenti* avec des pommades stibiées. Raser la tête si elle en est le siége : pédiluves, bains, purgatifs, aconit, réfrigérants locaux, accupuncture ventousée. Ces deux derniers moyens sont très importants.

Le mot rhumatisme est une expression si banale, si vague, qu'on l'applique à une foule de douleurs essentiellement différentes, dans leur nature, leur siége, ainsi on dit : Rh. articulaire, délirant, ményngien, apoplectique, gastrique, etc., etc.

Les douleurs rhumatismales se développent subitement dans la continuité des membres ou de diverses autres parties du corps, fixes ou errantes et souvent soumises aux vicissitudes atmosphériques ; aussi, presque toutes les personnes rhumatisantes se croient-elles *des baromètres ambulants !* Point de fièvre.

Evitons les refroidissements. Chemises de flanelle, repos frictions avec liniments camphrés, opiacés, repassages au fer chaud, points douloureux bien entendu ! cautérisations superficielles et *ponctuées*, ventouses et ventouses-acupuncturées. Sangsues disséminées : vésicatoires volants, pansés avec un sel soluble de morphine : bains simples et sulfureux contre.

Eaux minérales, dit-on, d'Aix ou des Pyrénées. Juleps opiacés si, insomnies trop malfaisantes...

Névralgies ; c'est le nom générique d'un certain nombre de
maladies dont le principal symptôme est une douleur subite,
vive et aiguë, exacerbante, souvent intermittente, à accès irréguliers ; elle suit ordinairement le trajet d'un nerf. On ne voit
ni gonflement, ni rougeur dans la partie souffrante, ni chaleur,
ni *même* tension : migraine, tic douloureux, sciatique, lombalgie
ou lombago, *tour de reins,* etc., sont autant de névralgies ; ne les
confondons pas avec les névroses, dont nous allons encore causer
ci-après :

Causes : refroidissements, vieilles blessures, anémie, cha-
grins, existence ennuyeuse et molle, nourriture trop abondante,
diète mal choisie, abus sexuel, abus enfin *de n'importe quoi!*

Traitement : rechercher les causes pour les combattre et les
faire disparaître. La névralgie est-elle intermittente ? sulfate de
quinine, sangsues, ventouses sèches, ventouses accupuncturées,
frictions avec liniments ; huiles, camphre, opium, térébenthine,
en font la base : bains tièdes, massages et repassages au fer
chaud. Plaçons par-dessus le tout, pour le maintenir, une couche
de coton-rame ; une ceinture en flanelle pour le lombago ; pour
la sciatique ou goutte sciatique, usons du vésicatoire souvent
appliqué à l'origine du nerf et quelquefois à sa terminaison ;
pansons ce vésicatoire avec un sel soluble de morphine Prescrivons tisanes amères et sudorifiques, des jets de vapeur très
chauds, mais supportables : repos, chauffage des lombes par
ex : devant un bon feu de poêle ou de cheminée, révulsifs, huile
de foie de morue à l'intérieur et pour liniment.

« Si je préfère, pour l'usage intérieur, l'huile de foies frais,
« ce n'est point par amour-propre d'auteur, mais bien parce que
« je la crois meilleure et plus pure que l'huile brune ou obtenue
« par fermentation ; je me souviens ne l'avoir (la brune) em-
« ployée qu'à l'extérieur. On conçoit que l'huile obtenue des
« foies frais, soit moins dégoûtante que l'autre moins pure. Je me

« rappellerai toujours, au sujet huile de foies de morue, qu'alors
« que je faisais mes expériences à Saint-Pierre et Miquelon,

« dix ou onze capitaines au long cours assaisonnaient leur salade
« avec mon huile ; bue à la cuillère, elle a un goût de poisson
« inextricable (sauf décomposition), mais très supportable : ça
« n'est point, suivant moi, un médicament, mais bien un des
« plus puissants récorporatifs, que j'ai comparés au jus de
« bonnes cotelettes, eu égard à l'effet produit sur nous. »

Névroses est le nom générique des maux que l'on suppose
avoir leur siége dans le système nerveux et qui occasionnent un
trouble fonctionnel dans les parties. L'agent matériel qui produit
cet état morbide, n'est point accessible à nos sens. La durée de
la maladie est longue... Accès intermittents, irréguliers ; point
de fièvre ; mal difficile à extirper ; (coqueluche, hystérie, etc.,
etc., sont des névroses). C'est un mal peu dangereux et qui
réclame plutôt des soins hygiéniques que médicaux proprement
dits.

Les maux de nerfs sont des états nerveux, vapeurs (névro-
pathies). Par ces expressions synonimiques, on désigne des douleurs avec troubles sans fièvre ou *apyrétiques*, d'un ou de
plusieurs viscères ou appareils, tels : céphalique, pulmonaire,
digestif, reproducteur, etc. Les malades sont prévenus souvent,
mais pas toujours de leurs attaques ; qui ont lieu, plus chez les
jeunes filles et chez les femmes, que chez les jeunes garçons et
les hommes. C'est un malaise général et physique, une douleur
subite et prodigieusement bizarre, aiguë, intense, qui semble se
fixer temporairement sur une ou plusieurs parties de noms
divers ; leur appellation médicale varie suivant les lieux atteints.
Les douleurs deviennent intolérables, la moindre impression fait
reproduire le spasme. Les larmes coulent-elles ? l'accès se résout
et disparaît pour un temps.

Prescrivons : diète bien soignée, mais n'allons jamais jusqu'à
l'abstinence alimentaire. Plus le patient sera maigre, moins il aura
de sang, plus puissant sera l'accès et plus grande sera sa fréquence.
Soins hygiéniques : distractions, spectacles, musique, promenades, voyages aux eaux thermales par ex : habitation choisie aux

Névroses.

champs. Bonne nourriture, bains tièdes de temps à autre; tisanes et limonades variées au goût du malade et à sa volonté; donnons peu de médicaments; fuyons surtout ceux très nombreux et si prônés par le très malfaisant et affreux charlatanisme. « En « guise de thé, prenons, le soir, une petite tasse d'infusion de « tilleul ou de fleurs d'oranger, tiède et sucrée ou miellée; « durant les accès, toujours plus effrayants que dangereux, « donnons un peu d'éther sulfurique; faisons-en respirer de « temps en temps; ou même, du vinaigre, faute de mieux; « lavons, frottons-en le front, les tempes et la face du malade; « empêchons-le de s'arracher les cheveux, de se faire du mal, « sans toutefois le violenter. Consultons un médecin pour le reste.

Il y a des eaux minérales qui, convenant à diverses maladies, surtout chroniques et aussi à bien de celles dont nous venons de causer, m'engagent à vous dire ma façon de penser à ce sujet: malades et eaux minérales, en général, permettez-moi l'usage du problème suivant :

A = quantité d'air respirable en 24 heures (moyenne).

— A., mène à langueur, souffrance, asphyxie, mort.

+ A., abondance de bien qui ne nuit qu'à la santé.

P., poumon; par chaque respiration, il absorbe une colonne d'air exprimée par x (quantité).

Cette quantité x est variable, offre un volume représenté par v; ce v est dilaté dans les saisons et pays chauds; les poumons, ne pouvant admettre qu'un volume donné d'air, précipitent leurs mouvements de respiration, pour obtenir la quantité voulue d'oxigène; nous vivons avec un peu de malaise et de souffrances.

Certaines régions du monde et particulièrement de l'Europe, sont toujours tièdes : abritées par des montagnes, des forêts, les vents divers n'y soufflent jamais avec excès. La température y est presque toujours égale, le calme y règne sans cesse; tout y est fort confortable, d'ailleurs; certains malades, s'y trouvant mieux, recherchent ces endroits pour y demeurer, temporairement au moins ; les médicaments employés semblent faire merveille. D'autres malades aiment les voyages, les changements de lieux ; des personnes allant, par terre et par mer (air marin), dans le Sud, chercher la chaleur qui semble leur être nécessaire, se trouvent mieux *et vice versâ ;* partant, elles sont conséquentes.

Les eaux minérales sont *froides* au-dessous de 25° et *thermales,* quand leur température excède 25° centigr.; elles sont généralement situées dans des lieux analogues à ceux ci-dessus indiqués. Lieux vastes et peu habités ; aux champs, les sources sont sises dans les creux de plusieurs montagnes ou dans leurs excavations où l'air atmosphérique, toujours renouvelé, est plus pur, plus frais que dans nos villes empestées. Aux eaux, où la température est plus belle, plus stable ; où l'air est plus frais, disons-nous ; où la nourriture, les logements, les exercices, les occupations physiques et morales, les habitudes, etc., sont, sinon interrompues, au moins très modifiées ou changées totalement, pendant vingt, trente, quarante jours consécutifs où enfin avec un repos de quelques vingt-quatre heures, le malade boit, se baigne, se divertit le mieux qu'il peut, suit un bon régime tracé et, de main de maître ; de ces moyens unis, disons-nous, il obtient, généralement, du bien-être, et se trouvant mieux, il vante, *à tout rompre,* la puissance curative des eaux employées. Disons bien haut, car la justice avant tout ! que les circonstances dont nous avons cité les principales, revendiquent leur grande part au bien-être sus-mentionné. Disons enfin ! que, tout égal d'ailleurs, si, en usant des eaux composées artificiellement, ou bien des eaux naturelles transportées avec les soins et précautions voulus, n'importe où, n'éprouverions-nous pas, de leur usage, la même cure, le même allégement à nos maux qu'aux sources? Ceci me semble aussi vrai que rationnel.

Les pays froids, les saisons glacées et froides, les sites élevés, produisent des effets contraires aux saisons et aux climats chauds. Les pays froids, par ex : conviennent aux personnes

Eaux minerales

qui n'ont plus qu'un poumon qui fonctionne; les uns s'y trouvent mieux, d'autres moins bien et d'autres plus mal. Phénomènes qu'un médecin doit savoir expliquer. En général, cependant, disons que les malades y sont mieux et y vivent plus longtemps que dans les pays chauds.

Eaux minérales artificielles comparées dans leur usage aux naturelles.

Les eaux minéralisées artificiellement et parfaitement imitées, valent-elles, par elles-mêmes, les eaux prises à la source? Oui, mais dans des villes, bourgs, villages, etc., on ne trouve pas toujours un air atmosphérique ambiant aussi bon, aussi pur, qu'aux sources. Les propriétés thérapeutiques des eaux sont incontestables et, pour en être convaincu, il suffit de voir leurs principes minéralisateurs et les effets qu'ils doivent produire sur notre organisme ; à part les récits plus ou moins véridiques et les conseils que nous donnent les heureux des eaux, etc. L'usage aux sources devient de plus en plus *mode* fort dispendieuse. Ne soyons donc ni *hydrophobes* ni *hydrophyles*, quand même. Ci-après, voici les noms des eaux artificielles, naturelles, transportées et vendues; conseillons les champs à nos malades et convalescents, autant que possible; ces demeures temporaires sont bonnes; prescrivons une saine et excellente hygiène, une diététique convenable et n'envoyons que plus rarement aux sources. La santé et la bourse de nos patients sont à considérer.

Eaux sulfureuses.

Les eaux minérales sont froides ou thermales, avons-nous dit; 1o Sulfureuses; 2o alcalines; 3o ferrugineuses. (Vr leurs principes minéralisateurs.) Les premières sont très irritantes et vont aux personnes lymphatiques, à celles atteintes d'affections organiques sans accompagnement d'irritation trop vive; aux scrophuleuses, rhumatisantes, goutteuses, pour peu cependant qu'il n'y ait nulle inflammation ni fièvre. Aux maladies chroniques de la poitrine « Barèges, Cauterets, Luchon, Amélie-les-Bains, La Preste, Gréoulx, etc., conviennent.

Eaux alcalines.

Les deuxièmes (alcalines), jouissent de la propriété de dissoudre les calculs d'acide urique et ceux de phosphate d'ammoniaque et de magnésie (phosphate ammoniaco-magnésien). Elles conviennent principalement dans les affections goutteuses. Les eaux alcalines gazeuses déterminent en nous une ivresse passagère, analogue à celle produite par nos vins mousseux de la gaîté ou hilarité, puis propension au sommeil. Elles conviennent dans les gastro-entéralgies, les diarrhées bilieuses et toutes les affections nerveuses.

« Seltz, Pougues, Condillac, Orozza (Corse), etc. »

Les troisièmes (ferrugineuses ou martiales); on les prescrit comme le spécifique de la chlorose, ce qui m'a semblé une erreur; car cet effet est commun à toutes les préparations ferrugineuses; la prescription est très vraie, mais cependant à condition qu'elles soient aidées dans leur action, d'un bon régime et d'une hygiène convenable. Ces eaux conviennent aux *disménorrhéiques* et *aménorrhéiques*, que leurs affections soient ou non anciennes et rebelles.

« Spa, Rennes (de l'Aude), Forges, Contrexeville, Balaruc, etc., conviennent. ».

Eaux ferrugineuses ou martiales.

§ SECTION VII.

La chirurgie est cette partie de l'art qui s'occupe des maladies externes; c'est la sœur aînée de la médecine. Asclepiade et sa famille se bornèrent à faire de la médecine externe qu'ils nommèrent *chirurgie*; puis, au beau siècle de Périclès, vint le grand Hippocrate qui, réunissant, ramassant, ordonnant et classant une foule d'observations médicales, et qui, les ayant jugées, en déduisit des propositions générales qu'il publia, d'où vient l'origine de la médecine, comme science. La chirurgie ne demande pas moins de connaissances que les maladies internes, bien qu'elle frappe, la plupart du temps, nos sens physiques et notre intelligence, tandis que sa sœur puînée ne nous frappe que par l'intellect. Un furoncle, un érysipelle vrais, etc., etc., que nous palpons et voyons, ne sont-ils pas très souvent dus à une cause que nous ne voyons pas et dont ils ne sont réellement que le plus saillant symptôme? Nous ne pourrons jamais imiter

Chirurgie.

Médecine, chirurgie, différence.

aucunes maladies et affections, sauf les contagions, et cela, au moyen d'un virus spécial inoculé d'une façon quelconque : vérole, variole, rage; gazeux et involontairement inspiré et absorbé. Quoi qu'on en dise, nous faisons et ferons la médecine du symptôme, médecine moins détestable que ne le prétendait feu l'illustre Broussais; en effet, la médecine s'efforce, par ses recherches physiques, intellectuelles et scientifiques, de deviner : elle traite aussi l'affection, d'où vient le traitement local et général. Maintenant, enfin! on s'est décidé, je crois, à nommer la chirurgie *médecine opérante*, et le chirurgien, *médecin opérant*, ce qui vaut mieux en fait de dénomination.

Chirurgie plus ancienne que la médecine interne. La chirurgie, frappant en tout temps et partout, les sens du vulgaire, devait nécessairement précéder la médecine qui, suivant lui, n'a aucune valeur, ni importance. Erreur ancienne et encore de nos jours, trop répandue même dans la société, erreur enfin, dont le progrès tend à faire justice.

D'ailleurs fallait-il beaucoup d'intelligence, d'adresse, de raisonnement médical pour réunir les bords d'une plaie, mettre des fragments d'os bout à bout, remettre en place, une partie déplacée; extraire un corps étranger de nos tissus, panser un bubon, etc. ? Nous faisons observer qu'en tout cela, il n'y a en jeu que la partie matérielle de la science. Les suites d'une opération sanglante par ex : doivent être prévues, calculées, pesées, ce qui ne peut-être que l'œuvre de l'intelligence, de la science, de l'observation et le médecin opérant (chirurgien), doit toujours agir en conséquence. Il est bien des opérations chirurgicales dont nous n'avons pu comprendre la mise en pratique; la médecine ne saurait exister pour tuer les malades, ni même pour annexer inutilement un mal curable, à un mal incurable. Elle eût, et aura des ennemis en dehors d'elle, et même dans son sein; aussi a-t-elle des sectes analogues à celles de la religion ? Que de fois n'avons nous pas entendu : (malveillance et bêtise), Hippocrate dit *oui*, mais Galien dit *non*. « Il n'y a pas *deux* médecins qui se ressemblent dans leurs « déterminations médicales. M. le docteur N***, a mal traité et

« *tué* ma femme, ou l'un de nos parents ou amis ; M. le docteur
« N*** est un *âne*. Tous les médecins sont des charlatans, etc. etc,
« ces accusations sont fausses, en grande partie, en effet, bien
« des médecins jaloux des talents les uns des autres, de leurs
« clientèles, d'une position ; désireux de la fortune, des faveurs,
« ils se déchirent à belles dents et se battent quelque fois mê-
« me. La médecine est par trop problématique, disent- « ils.....!
« que faire alors ? il faut entendre, prendre son parti, se taire
« et rire ou s'en aller, quand c'est possible. « Je suppose que nos en-
« nemis *médecins* ont une idée fixe ; nous supposons que *prédo-
« miner et sortir* de la foule, sont leur but ; point de contradic-
« teurs, ils peuvent parler haut et voir leur médisance marcher
en avant ; ils calomnient sans songer qu'ils se nuisent à eux-mêmes d'abord, et aussi dans l'esprit de ceux qui les entendent, puis
encore dans celui de bien d'autres. Le vulgaire n'étant point apte
à juger d'une science dont il ignore *même* le 1er mot, juge et
tranche toute question, même la plus ardue ; à l'entendre, il ne
serait pas de meilleur, de plus grand médecin que lui, qui ne l'est
pas du tout !

« N'ai-je pas vu des personnages paraissant très sensés, courir
« après des nègres, des sauvages stupides pour implorer leurs
« talents et remèdes ? n'ai-je pas entendu de belles dames et
« beaucoup de Messieurs, dire : ces gens là ont des remèdes pour
« tous les maux ; leur donner, pour leurs bons offices *médicaux*, des
« guénilles. Ces mendiants étaient sales et en lambeaux, à faire pitié;
« or et argent, à manger et à boire, car ils étaient misérables à tout
« point de vue ; du tabac, car tous, hommes et femmes, accrou-
« pis, fumaient beaucoup, etc., ça fait compassion ! Défions-nous
« des médicastres et des charlatans effrontés, qui s'abattent comme
« des corbeaux et vivent dans les villes, bourgs, etc., partout en-
« fin où il y a des dupes à faire. Défions-nous des réputations
« de bon médecin, faites principalement par le vulgaire qui de
« toute la médecine, ne sait apprécier que le *métier* ; n'ayons
« pas plus de confiance dans ce qu'il dit du médecin, que dans

« la vertu des eaux minérales ou de la prise de tel ou tel mé-
« dicament qui l'a guérit, dit-il ; la nature médicatrice, suivant
« lui, n'entre pour rien dans la cure entièrement due à la mé-
« decine. Ne demandons jamais l'impossible au médecin, mais seu-
« lement qu'il soigne bien notre maladie. Quiconque n'est pas
« éclairé, ne doit pas prétendre que la médecine est un art en-
« tièrement conjectural ; il ne le dirait pas, s'il connaissait les
« dogmes fondamentaux de la science et ses règles thérapeuti-
« ques. Il saurait alors qu'elle n'est ni plus ni moins susceptible
« d'erreurs que la politique, la jurisprudence, les stratégies, etc.

« Est-il juste d'imputer à la médecine l'inscience, la faiblesse
« d'esprit, les défauts, les vices et même la perversité de quel-
« ques médecins ? Ne voyons-nous pas tous les jours parmi
« nous des hommes graves mais peut-être très crédules, défen-
« dre le charlatanisme médical et toutes ses malfaisantes imper-
« fections ? Assurément ces personnages, probablement sans s'en
« douter, sont les ennemis de l'humanité et du progrès. Je con-
« çois Voltaire, disant : je ne croirai à tel fait, qu'alors qu'il y aura
« dans le monde plus d'honnêtes gens et moins de frippons, plus
« de gens instruits et moins de brutes, plus de vérité et moins de
« mensonge, etc. etc.

Ecorchure. L'écorchure, est une petite plaie de la peau ou des muqueuses; elle est la suite ordinaire d'un abordage, d'un coup, d'une
chute, d'une égratignure d'ongle, d'épine, etc. En quelques jours
elle peut guérir seule et sans suppurer, mais garantissons bien
la plaie de toute malpropreté, du frottement et du contact de l'air
atmosphérique ; nous agirons prudemment en aidant la nature dans
son œuvre de réparation : les médecins ne peuvent pas guérir tous
les maux, mais ils savent très bien les soigner : nettoyons parfaitement la plaie au moyen de lotions amples d'eau froide, tiède ;
simple ou composée ; autant que possible, enlevons avec soin,
tout corps étranger, *poudre à canon*; *poussière, graines de plomb*.
Pour l'extraction, usons de la pointe d'une aiguille, d'une épin-
gle, d'une pince fine, de la pointe d'un canif, de tout instrument

ou outil bien pointu : avec des ciseaux et un rasoir, coupons et rasons les productions pileuses, rasons sur les bords jusqu'à un centimètre en dehors ; puis la plaie bien propre et dans la plus belles conditions de guérison, faisons un pansement léger, le plus simple, est le meilleur ; qu'il soit toujours émollient et aussi rare que possible. Le morceau de papier fin, humecté de salive que l'on colle ordinairement sur une petite blessure, est bon. N'oublions pas un instant, qu'ici et partout auprès de son malade, un médecin ne peut et ne doit être que l'aide et le ministre de la nature. N'allons pas, comme le font avec *guignon* bien des gens, nous ingénier de façon à empêcher la cicatrice des plaies. Le grand A. Paré s'y entendait, et il nous dit avec autant de raison que de naïveté : je *le pansay, dieu le guarit.*

Morceau de papier.

Je crus, durant longues années, que le liquide si malfaisant des serpents, vénimeux, crotales et autres, venait de leur salive ; je me disais : « qu'elle énorme différence il y a pourtant entre « la notre si innocente et la leur si funeste ; bien souvent je sais « et dis maintenant, qu'elle provient, chez eux, d'une glande spéciale. Repos du membre.

Venin et salive.

Plaie, *vulnus, plaga.* Nous savons tous ce que c'est qu'une plaie coupure, piqûre ensanglantées ; ne perdons pas la tête à cette vue ; le sang coule-t-il en nappe ? (1) agissons comme ci-dessus. Usons, pour faire cesser l'écoulement, d'eau fraîche, de neige, glace ou réfrégérans : une fois la plaie bien propre, récente, rapprochons-en les bords jusqu'à doux contact, maintenons les ainsi; au moyen de bandelettes, que ces bandelettes aglutinatives soient d'une longueur, en moyenne de 5 à 6 centimètres, diachylon ou diachylum, taffetas gommé, timbres-poste collés, sinongommé, mouillé, etc., etc. Sur une largeur de un ou deux cent timètres ; chauffées, mouillées et séparées l'une de l'autre dans leur application ; aidons-nous encore pour cela ; simultanément

Plaie.

(1) Le sang coule en *nappe* alors qu'il s'étend naturellement à la surface de nos tissus ; cette façon de coulage indique très généralement, qu'il n'y a nulle lésion d'une artère.

de la position étendue ou fléchie du membre, ou de la partie, et maintenons cette partie blessée, en repos et en position propices ; « Quand les plaies étaient très superficielles, je me suis « souvent servi, pour maintenir leurs bords en contact d'un « morceau de gaz clair, *lin* ou *coton*, bien gommé et humecté avec « eau, salive, eau médicamenteuse. Mettons par-dessus les ban-« delettes agglutinatives, un peu de charpie cératée ou graissée « avec du saindoux, de la crème, du beurre frais, ou de l'huile ; « et cela, dans le but d'empêcher des souffrances de décollement, « etc., toujours douloureuses et fâcheuses ; ajoutons une com-« presse d'enveloppe et le tout sera maintenu par une bande où « un moyen quelconque, convenablement serré.

Y a t-il hémorrhagie ! le sang coule t-il en jet ? comprimons en haut, ou au-dessus, et appelons un médecin.

Y a-t-il un corps étranger dans la plaie ? enlevons le, et si cette extraction est suivie d'effets alarmans, appelons un médecin ; le corps étranger pouvant être utile, il ne convient donc pas de l'enlever toujours et quand même ! Pouvons nous saisir les bouts du vaisseau lésé avec une pince ? Saisissons les, tirons légèrement dessus en mettant la pince horizontale, et lions les au moyen d'un fil ciré, simple ou double ; un fil ciré double, vaut mieux qu'un simple, mais ce dernier peut être employé à défaut du premier même non *ciré*. Faisons deux nœuds marins et coupons l'un des chefs de chaque ligature. Ne pouvons nous atteindre le vaisseau qui donne du sang ? comprimons au-dessus de la plaie. Avec un lien solide rond ou plat, n'agissons que sur deux points opposés du membre ; la circulation sera assez ample encore, elle peut éviter alors, gonflement, inflammation, gangrène, accidents locaux et généraux terribles. Plaçons les chefs des ligatures réunies, dans l'angle le plus inférieur de la plaie ; faisons un petit pansement et appelons un médecin auquel nous relaterons ce qui a eu lieu, ce que nous avons fait, ce dont il pourra juger lui-même, ayant vu et entendu.

Tout écoulement de sang par les petits vaisseaux, dits lympha-

Hémorrhagie, corps étranger dans la plaie. Lier les bouts d'une artère coupée en travers.

tiques, peut s'arrêter de lui seul ou par la moindre compression et mieux encore si celle-ci est aidée de neige, glace, d'eau fraîche simple ou acidulée ; de corps spongieux ou absorbans : tels, amadou dont on a eu soin d'enlever la peau lisse et dure, cendres de linge, de linge charbonné, de caustiques liquides ou solides ; disons qu'on est rarement obligé d'en venir à ces derniers moyens : bien que la circulation puisse avoir lieu en tout sens, élevons la partie blessée et la tenons aux frais. « ce moyen auxi-« liaire m'a bien aidé dans une hémorrhagie, après l'amputation « d'un pouce de la main gauche, entr'autres. »

La piqûre simple ou compliquée ; piqûre des tailleurs et couturières ; piqûres analogues produites par un outil ou un instrument pointu , et coupant quelconque , propre et non imprégné d'un corps malfaisant « inoculation, panaris des pêcheurs, des amphithéâtres ou anatomique ; plaies envenimées et vénéneuses » nous en avons déjà parlé ailleurs.

Piqûre.

Pression intermittente, exercée au moyen des doigts et succion pour bien faire saigner. Lavons, puis appliquons un morceau de taffetas gommé très gluant, taillé convenablement, une petite compresse fine et le tout sera maintenu par un moyen quelconque voilà notre *modus faciendi*. La piqûre est-elle due à une guêpe, frêlon, moustique, maringouin ou autre mouche? lotionnons avec eau fraîche acidulée puis oignons avec huile d'olive ou autre douce et fraîche, usons au besoin, de cataplasmes de cerfeuil frais. Les pommades inventées pour se garantir des piqûres de moustiques, à Terre-Neuve et ailleurs, ne valent pas le voile dont on use, le *vert* tient le premier rang. La plaie, piqûre, est elle l'effet d'un scorpion, d'une vipère, d'un affreux serpent? faisons saigner la partie blessée, appliquons sur cette plaie, une ventouse, et dans la plaie même une sangsue puis cette sangsue tombée, une ventouse par-dessus la morsure ensanglantée. Lavons cette plaie avec eau de Luce (12 ou 15 gouttes dans une verrée d'eau.) Commençons par le plus pressé, lions le membre au dessus du mal, cautérisons ensuite avec un fer approprié; rougi à blanc à défaut d'autre moyen de cautérisation, *minons* légèrement la plaie dans le même but....

La morsure est simple, si l'animal qui a mordu n'a laissé aucun virus dans la plaie ; compliquée dans le cas contraire nous avons affaire à un empoisonnement d'une nature *x*, empoisonnement dont le médecin ne peut combattre que les symptômes les plus alarmants ou les empêcher quelquefois, de le devenir; tout doit tendre en effet, à les prévenir; aussi, a-t-on justement pratiqué la ligature au dessus de la morsure ; ayons soin de la faire avec un lien quelconque et de la serrer de façon que la circulation demeure *presque* libre. Le cas échéant, faisons donc *illicò*, une ligature au dessus de la plaie, c'est une pratique très importante ; faisons la saigner en la pressant doucement, la suçant, appliquant sur, nous le redisons : une ventouse, une sangsue dedans même; cautérisons avec caustique, liquide, solide comme déjà nous l'avons conseillé ; qu'un fer approprié rougi à blanc, soit poussé, sans crainte, jusqu'au fin fond de la ou des plaies ; n'y a-t-il point moyen de cautériser avec le fer rougi, introduisons quelques grains de poudre à canon et *minons* la ; car par hypothèse, nous sommes à la chasse. Enfin, lions et cautérisons n'importe où, dans quel lieu et comment? puis prescrivons : émoliens, repos, diète, tisanes sudorifiques, appelons un médecin.

Rage ou hydrophobie. La rage n'est pas toujours mortelle, ni la morsure des serpents vénimeux non plus, le cas échéant, agissons comme pour la piqûre et la morsure compliquées, *hydrophobie* suivant nous est une malheureuse dénomination, aussi dit-on maintenant, *Rage hydrophobique* ou *hydrophobie rabique*.

Brûlures. Les brûlures ou adustions, sont des lésions plus ou moins graves, profondes et étendues sur une partie quelconque de notre corps. Il ne saurait être question ici que des brûlures légères ou cutanées et atteignant nos tissus vivants. Toutes, sont d'ailleurs le résultat d'un corps solide, liquide ou gazeux, plus ou moins chauffé ; profondes et générales : un homme, un enfant tombés dans un liquide bouillant, comme nous l'avons vu, la brûlure

douloureusement et bientôt mortelle, doit cependant être pansée!
« Point d'onguent pour la brûlure » autant vouloir ressusciter un
mort que de vouloir faire renaître à la vie des tissus brûlés, détruits ;
livrés désormais aux décompositions chimiques, ces tissus ne sont
plus que des corps étrangers nuisibles et dont le médecin doit
favoriser le départ.

Légères, les brûlures guérissent seules, la partie touchée
avec le corps brûlant, est-elle rouge, tuméfiée, douloureuse ?
usons d'eau fraîche, de bains locaux entretenus frais, de
la neige, de la glace ; usons de liqueurs styptiques ou
astringentes, fraîches aussi, telles que : eau acidulée, sels....
d'alumine par ex : décoction froide de noix de Galle, de
tannin, d'écorce de grenadier, de coings, d'encre à écrire,
de cataplasmes de pulpes froides, de pommes de terre principalement, faisons des irrigations froides et continues etc....
Y a-t-il des ampoules ? perçons-les à leur base au point le plus
déclive et de façon que le liquide contenu s'en aille, mais n'enlevons pas la *peau-bourse*. Recouvrons toute la brûlure avec du coton rame, enduisons le avec un corps gras, doux et mieux encore
avec du liniment oléo-calcaire ; achevons le pansement au moyen
d'une compresse et d'un lien plat ; repos, position du membre un
peu inclinée, diète, tisane commune ou limonade, conforme au
goût et à la volonté du blessé ; julep, looch, émulsion simple ou
opiacée, suivant la gravité du cas. Pansons rarement et usons
quelquefois pour ce, de l'*odoration*. Les brûlures sont-elles compliquées étendues et profondes ? appelons le médecin.

Les plaies des os demandent le même traitement que les plaies   Plaies des os.
simples des parties molles compliquées ou non. Dans tous les cas,
faisons disparaître la complication. Y a-t-il un corps étranger ?
enlevons-le et pansons suivant la circonstance ; y a-t-il hémorrhagie ? arrêtons-la ; nous savons comment il faut agir dans ce but,
l'ayant déjà indiqué.

Dans les luxations ou déboîtements, il y a déplacement d'une ou de   Luxation.
plusieurs pièces osseuses, elles ont perdu leurs rapports naturels
et déformé le membre ou la partie ; toujours ces lésions sont l'effet

d'une violence extérieure ou d'une altération articulaire entière ou de l'une de ses parties constituantes. Nous ne parlerons point ici de celles produites par une affection pathologique. Les luxations sont ou spontanées, complètes, incomplètes, musculaires, ou simples.

Rendons au membre ses forme et longueur naturelles; nous le pouvons ayant l'autre membre pour modèle, alors qu'il n'est ni coupé, ni lésé, bien entendu! Le mal a-t-il lieu ailleurs qu'aux membres? faisons tout notre possible pour replacer la partie dans son état normal. Après la réduction, appliquons un bandage, afin de maintenir les parties dans un repos absolu, et cela pour donner aux ligaments ou aux capsules articulaires lésées le temps de se consolider.

Les luxations, humérales surtout, sont communes à bord, parmi les matelots, ceux du commerce principalement. La réduction de cette luxation est souvent d'une facilité et d'une promptitude remarquables, mais quelquefois aussi le contraire a lieu; il y en a même fréquemment d'irréductibles : celles de la cuisse par ex : jamais elles ne compromettent la vie. En attendant le médecin, prescrivons un repos complet, couvrons l'articulation de compresses pliées et trempées dans une solution résolutive froide, ou simplement dans l'eau fraîche, et que celles-ci soient souvent renouvelées! Voici, un moyen qui m'a réussi et qui concerne la luxation du fémur *en dedans*.

« Le malade étendu sur un lit, je place le membre blessé sur
« mon épaule, je le fléchis fortement sur l'abdomen ou ventre;
« avec les deux mains sur la tête du fémur, je fais ou mieux j'ai
« de la réduction dans la cavité qui est destinée à la tête de l'os :
« par le mouvement forcé imprimé au fémur, à sa tête et au col
« qui la supporte, il fait décrire à cet os, dans les épais tissus
« qui le recouvrent, une courbe très favorable au but que nous
« voulons obtenir. La tête de l'os fémur, en se luxant, était-elle
« demeurée sur les bords de sa cavité articulaire? Elle rentre
« avec bruit et au moindre mouvement favorable; alors, un peu

« de repos horizontal de quelques jours de durée, des appli-
« cations froides froides-acidulées, aromatiques, et tout est
« fini! »

L'entorse (*distorsio* tordu) consiste dans un tiraillement violent et inégal des parties molles, des ligaments qu'environnent une des articulations à charnière (ginglymoïdales) et, quelquefois, dans un déchirement des capsules articulaires. Il s'agit ici des entorses en général; mais, plus particulièrement, de celles des pieds. Rues mal pavées, travaux de bord de navire, marche en sabots à talon, glissades, chasse, etc., etc., sont les causes les plus ordinaires de ce mal, qui réclame : eau froide en bains locaux longs et renouvelés; à la mer, usons comme réfrigérant et réso-lutif, de l'eau puisée le long du bord; ajoutons, si faire se peut, à notre bain local, huit ou dix grammes d'acétate de plomb par litre. Faisons de douces, longues pressions et malaxations, dans le bain même et toujours dirigées vers la partie externe de la cheville (malléole externe) : nous avons pour but de rendre à la partie ses forme, longueur et grosseur naturelles. Renouvelons quotidiennement nos pressions manuelles à part les moyens résolutifs. Si l'entorse est simple, c'est-à-dire s'il n'y a ni gonflement, ni ankilose, ni épanchement, ni déchirures liga-menteuses ou capsulaires, elle demande cinq ou six semaines, en moyenne, de repos et en admettant le traitement ordinaire chez les adultes. Sans traitement, le temps sera plus long, il y aura plus de douleurs, et des accidents graves même sont à redouter; évitons une amputation! Si la réduction n'a pas été faite, le mal persiste et, avec le temps, il se forme une fausse articulation, ce qui est pénible, on est *estropié*. Dès que le marcher est possible, une légère ambulation momentanée et cir-conspecte ne saurait faire mal, surtout après une bonne réduc-tion. Il reste souvent un peu de tuméfaction ou d'enflure, qu'on remarque le soir; elle disparaît par le repos horizontal; on la cherche en vain le matin en se levant. C'est un léger accident de nulle valeur et qui cesse en quelques jours.

— 234 —

Néanmoins, frottons la partie avec un peu d'eau-de-vie, de rhum, d'eau de cologne ou d'eau de savon, camphrées si c'est possible. Prenons quelques bains locaux aromatiques et ayons des chaussures appropriées : brodequins, bottines, guêtres, chaussettes ou chaussons élastiques; notre articulation affaiblie a besoin d'un soutien!

Rupture des os ou fractures.

Fracture, c'est la solution de continuité d'un ou de plusieurs os; quelquefois elle a lieu sous l'empire de la contraction forte et subite des muscles (cordes vitales), auxquels les os donnent attache, des tissus altérés par l'affection scorbutique ou autre. Si non, elles sont toujours le résultat d'une violence extérieure, coups, chutes, etc. Que la cause soit externe ou individuelle, ou interne, le traitement local est le même; ici, il ne saurait être question des fractures compliquées ou accompagnant une affection.

La fracture est *directe,* quand la solution osseuse a lieu au point d'action de la cause déterminante. Elle est *indirecte,* quand elle siége plus ou moins loin de ce point d'action. La fracture est dite en *rave,* lorsque la cassure est nette et sans biais; elle est en *bec de flûte* quand les bouts osseux sont en biseau relatif et qu'il y a raccourcissement du membre; *oblique,* si la cassure est transversale ou à très peu près; elles sont *longitudinales, en admettant leur existence,* si elles sont dans la longueur de l'os; dans tous les cas, elles sont très rares et toujours douteuses.

Les fractures sont dites *complètes,* quand les os sont entièrement brisés. Il y a fracture du membre, alors que les deux os qui le composent (avant-bras ou jambe) sont rompus; autrement, il n'y a fracture que de l'un des os de ces membres et, alors, le cas est bien moins grave, car il ne saurait y avoir de raccourcissement, l'os intègre tenant lieu d'attelle ou d'éclisse à l'os brisé. La fracture est *compliquée,* quand il y a en même temps une maladie, une affection, une hémorrhagie, une lésion des parties molles. La fracture est *comminutive,* quand l'os et les tissus environnants sont écrasés, réduits en lambeaux, mâchés, et qu'il y a des esquilles détachées ou non. Enfin, la fracture est *chevauchée*, quand il y a raccourcissement du membre et que les bouts de l'os fracturé sont tirés en sens opposé par les muscles contractés, dans un sens seulement (de bas en haut par ex :).

Plus les fractures sont rapprochées des articulations, plus elles sont graves et plus elles nécessitent les secours d'un médecin entendu (fracture du col du fémur et de sa tête par ex :). Ces fractures sont graves sans doute et variées; mais, simples, elles ne compromettent point *ordinairement* la vie. A mesure que nous vieillissons, nos os deviennent d'une fragilité plus grande; c'est la différence du bois vert au sec et vermoulu. Le temps voulu pour leur consolidation doit donc varier en durée, suivant qu'on est jeune ou vieux.

Les fractures de la clavicule (os qui arcboute entre l'épaule et le sternum) sont communes, mais leur réduction nécessitant des manœuvres et un appareil particulier de coaptation et de contention, appelons un médecin. Les fractures de mâchoire inférieure n'ont rien de bien grave et nous laissent tout le temps d'attendre un médecin. Les fractures, en travers ou obliques, *digitées* souvent ou non, n'ont besoin que de la position horizontale maintenue, d'une gouttière où repose le membre immobile, et de pansements résolutifs. Si les fractures semblent plus communes daus les pays froids et glacés, c'est que les chutes y sont plus fréquentes et qu'on y est moins adroit dans les travaux manuels de force. Les vieillards surtout se brisent facilement les os en glissant, tombant ou travaillant dehors.

Pour rendre au membre sa longueur et rectitude naturelles, guidons-nous sur le membre opposé, placé à côté; usons de mesures, si notre œil ne suffit pas; si ce membre modèle amputé n'existe plus ou s'il est déformé par causes quelconques, agissons enfin de la façon la meilleure pour atteindre notre but; le pire qu'il en pourrait résulter serait un peu de claudication. I est facile de comprendre que moins il y aura de surface de

biseau en contact dans une fracture, moins la cure ou consolidation, toujours naturelle, sera solide. La réunion des bouts ne
peut se faire qu'aux points en contact. Appelons à notre aide un
bon médecin; il pourra, sans doute, prévoir et prévenir bien
des accidents. Nous nous permettons de recommander la
planche-soutien, trouée et chevillée, dans le genre de nos tables à
roulis (1). Elle convient beaucoup dans les fractures compliquées,
comminatives et même dans certains ulcères et grands pansements.

Recommandons spécialement les liens extensifs supérieurs et
inférieurs. La feuille d'aloës, très répandue dans les régions
chaudes, peut servir de gouttière-soutien. Nos honorables collègues, en Algérie, ont su en tirer un grand parti pour le transport
de leurs blessés. Imitons-les donc.

Pour transporter un fracturé des extrémités abdominales à son
domicile, suivons le trajet le plus court, en soutenant convenablement la partie blessée, nous éviterons au malade au moins
d'atroces souffrances; usons, pour ce, d'un siége; un fauteuil
est ce qu'il y a de mieux, il sera renversé de façon que le tronc
soit un peu plus élevé que les extrémités inférieures. Sous le
membre blessé, plaçons une planche étendue depuis le siége et
dépassant, en bas, de quelques centimètres, les pieds. Soutenons
autant que possible le membre blessé étendu dans une position
horizontale et immobile. Il faut, dans tous les cas, que le membre blessé soit accoré en tout sens, en dedans et en dehors *principalement;* à cet effet, servons-nous de tout objet approprié étant
sous notre main (étoupe, charpie, oreiller, linges et autres);
prescrivons un peu d'eau simple, fraîche et rougie de vin ordinaire, sucrée, éthérée au besoin. Guidons bien le blessé, soutenons le membre et... en route...

Les symptômes sont rationnels et équivoques *très souvent;*

(1) La planche *polydigitale* est du savant et très ingénieux M. le docteur
Roux, directeur du service de santé de la marine, à Toulon; c'est un
clinicien distingué, un opérateur habile, entreprenant et hardi.

voire même la douleur et l'impuissance où est le patient de pouvoir remuer ou s'aider de la partie devenue malade. Passons donc aux symptômes *sensibles*. La mauvaise conformation du membre et son raccourcissement ne sauraient passer inaperçus; l'empâtement, la rougeur et le gonflement inflammatoire de ce membre, non plus : touchons hardiment, mais avec précaution, la partie lésée; faisant crépiter les bouts trop souvent inégaux. La crépitation, dont on peut avoir besoin, s'obtient en imprimant avec les mains un mouvement de rotation gradué et lent, en sens contraire aux deux bouts de la fracture. Le bruit de crépitation est entendu par le médecin dont l'oreille est rapprochée du mal; elle est perçue par ses doigts aussi; toujours elle est sensible au malade, et ses propres sensations doivent aider notre rediagnostic quelquefois embarrassé.

N'y a-t-il ni gonflement, ni inflammation, ni plaie, ni autres complications? rendons à l'instant au membre sa forme et rectitudes naturelles; maintenons sa fracture réunie; c'est très important. Le traitement d'une fracture consiste donc à réduire les pièces osseuses, à les maintenir réduites, à panser les plaies, à remédier aux complications pouvant exister, à les combattre si elles surviennent, à les prévoir et à les prévenir autant que possible.

Dans tous les cas, aidons la nature médicatrice, accomplissons ce qu'elle ne peut faire; là est la science; prévenons toujours secousses et mouvements durant les premiers dix ou douze jours, spécialement. L'accident ci-dessus advient-il en route et plus ou moins loin du domicile du patient? transportons-le comme ci-dessus; agissons pour le mieux dans l'occurence. Faut-il transporter le blessé d'un wagon, d'une gare; avant, pendant ou immédiatement après la réunion, la consolidation? la réponse est un problème qu'un médecin ne peut et ne saurait bien sérieusement résoudre qu'après examen raisonné de l'état du blessé. En faisant transporter ce blessé, assis ou couché, nous avons oublié de placer deux corps solides (attelles ou éclisses, en dedans et en dehors du membre); l'attelle intérieure est toujours préférable au membre sain lui-même, qui n'en peut servir que momentanément. Un bàton ordinaire fendu longitudinalement, un cerceau de bois, de vieux cercles métalliques ou non, coupés d'une longueur convenable et redressés (membre inférieur), en général, peuvent servir très utilement.

Que la chambre du blessé soit à deux fenêtres ou à une; à une cheminée ou poêle, à plancher non tremblant sous nos pas; plaçons-y alors le lit ou la couchette et sis de façon que nous puissions en faire le tour sans encombre, sis enfin de façon que ses pieds ne soient point élevés au-dessus du plan du lit, car il faut examiner et panser le malade. Le matelas devra être troué au lieu répondant au siége, et cela pour laisser passer les matières fécales; elles seront reçues dans un vase *ad hoc,* placé dessous. Après les selles, la partie enlevée, devenue bouchon, sera remise en place. Le matelas sera en balle d'avoine, coton, mi-coton et crin animal ou végétal, et ce qu'il y aurait de mieux serait un petit matelas en plantes aromatiques fines et un oreiller *idem.* Au plancher et perpendiculairement au-dessus de la poitrine du blessé, il y aura une corde suffisamment solide, munie d'une poignée en bois, d'un nœud ou d'une anse, et cela afin que le malade puisse s'aider un peu de lui-même. Les moyens extensifs permanents pouvant devenir nécessaires, sont de la compétence d'un médecin; leur mécanisme est scientifique et toujours subordonné au génie médical du praticien médecin, ce médecin peut, au besoin, recevoir de fort bons avis des personnes qui entourent le malade et de ce dernier lui-même!

Nous sommes rendus à domicile; déposons notre précieux fardeau; soignons bien le patient et donnons lui un peu de repos... Le lit est découvert! Plaçons-y notre blessé, en le portant, comme on dit, *carrément*; le membre soutenu dans sa position et bien dirigé. Le malade allongé et convenablement placé, le membre lésé à côté du membre sain; qui devra nous servir d'étalon-modèle; procédons à la réunion des bouts de l'os fracturé : nous savons comment nous y prendre pour obtenir la contention... Plaçons sous le membre malade une planche garnie; garnissons ce membre blessé avec des corps mollets (jarrets et bas de jambe); rendons au membre sa rectitude naturelle; plaçons au-dessus du lieu fracturé une courte attelle et, de chaque côté, un coussin long et étroit *(fanon, bois, métal, carton, etc.)* coupé de longueur convenable, convexité externe, s'il y en a une : usons au besoin, pour cela, de paille tressée. Mettons sous le pied, une planchette *dite semelle,* liée à ce pied de façon que celui-ci, faisant corps avec elle, soit tenu presque verticalement sur son talon placé dans sa *talonnière,* en admettant qu'on en ait une ; un peu incliné cependant vers les pieds du lit, le gros orteil placé en ligne directe du milieu du genou ou plus exactement de sa rôtule. Fixons légèrement et bien le tout; arrosons le membre pansé, au lieu de la lésion surtout! avec eau fraîche ou un peu alcoolisée ou camphrée; l'eau salée ayant un petit inconvénient, nous la laisserons de côté : (eau-de-vie, rhum, eau de cologne très étendus d'eau, conviennent aussi et mieux que l'eau salée); plaçons un cerceau quelconque par-dessus le tout, dans le but d'éviter la douleur produite par le poids et le contact des couvertures; obvier aux causes accidentelles, faciliter l'inspection du membre malade et autour la circulation de l'air atmosphérique ambiant, voilà ce qu'il faut! faisons garnir et placer la table de *nuit*; prescrivons une boisson raffraîchissante, c'est-à-dire propre à étancher la soif et à faire baisser la brûlante température du corps (eaux simples, fraîches, anti-spasmodiques seront administrées, si les douleurs ou l'irritation trop vives les réclament). Prescrivons dans tous les cas une diète sévère.

Avons-nous affaire à une fracture de la continuité d'un bras? Réunissons les bouts de l'os (coaptation); plaçons coussins et attelles en dedans et en dehors, ou mieux encore, entourons ce bras, après belle réduction, avec une attelle *brisée,* mais seulement alors qu'il n'y a ni inflammation, ni plaie, ni autre complication ; lions le tout; faisons fléchir l'avant-bras à angle obtus un peu ouvert ; la main étant en demi-supination, et ses doigts presqu'étendus sur une grosse pelotte molle ; plaçons le tout dans une écharpe, et comportons-nous relativement, comme nous l'avons fait pour l'extrémité inférieure (cuisse, jambe). Y a-t-il une luxation de l'épaule, une plaie, un corps étranger, une complication quelconque ? Appelons un médecin... rien de bien grave pour l'attendre quelques instants !

Un seul os de l'avant-bras ou de la jambe est-il fracturé ? Agissons relativement, comme pour les fractures de la cuisse et du bras. L'avant-bras étant aplati d'avant en arrière, et la jambe de dedans en dehors, ménageons l'espace interosseux, arrondissons les membres au moyen de compresses *dites graduées ;* appliquons ensuite : attelles devant, derrière, et mieux encore, et sauf complications, entourons le membre ainsi arrondi avec une attelle brisée ; pour cette application, il faut attendre qu'il n'y ait plus aucun gonflement. Lions le tout ; s'il n'y a qu'un des os fracturé, l'autre intègre sert d'attelle en dehors ou en dedans ; le raccourcissement est alors impossible et le cas peu grave. Fléchissons l'avant-bras, comme ci-dessus, et mettons une écharpe, si le blessé reste debout ou levé ; un oreiller-coussin sert à reposer le bras malade, si le patient est au lit : fixons l'avant-bras au coussin, ce qui est chose très importante. (Cerceau.)

Que va-t-il se passer à l'endroit fracturé, maintenant que le blessé est entièrement pansé ? De quelle nature est le cal formant la *rousture* osseuse naturelle, etc. ? On ne sait au juste ! Il y a un second cal ou deuxième moyen d'union qui est plus ou moins prompt suivant l'âge et une foule de circonstances *extra* ou *intra-*individuelles.

« Dans des cas semblables, après pansement et prescriptions
« convenables, je m'éloignais en disant au malade : Priez Dieu
« Pour qu'il gèle fort. (C'était aux îles Saint-Pierre et Miquelon.)
« Officiers de santé, sœurs et infirmiers, qui m'entendaient,
« riaient sous cape, et le malade disait aussi, en souriant aux
« autres : *Ce monsieur est-il drôle....* »

Avons-nous affaire à une fracture de la rôtule ou du genou?
Quelle qu'en soit la cause, chute, blessure ou effort des jambes,
etc.? Plaçons le membre dans une gouttière convenablement
garnie. Le blessé pourra aider à accomplir une courte progression, si on le fait aller *à reculons*, soutenu par les aisselles.
Prescrivons : lotions résolutives, immobilité du membre, régime alimentaire varié et non très sévère; compresses pliées,
imbibées d'un liquide résolutif et banissement de tout autre
bandage qui me semble inutile et même nuisible. Venons en aide
à la nature, premier médecin du monde et notre maître à tous;
mais sachons la mettre dans une position qui lui permette d'agir
bien sur les blessés et malades confiés à nos soins.

Pour transporter et soigner les fracturés à bord, j'ai toujours
préféré le cadre au hamac : le cadre suspendu me paraît indispensable pour attendre la consolidation cherchée, pour l'examen
de l'appareil, du pansement; pour pratiquer ce dernier, il faut
attendre le beau temps; alors ce cadre est abaissé à hauteur
voulue, pour la commodité de l'opérateur, supporté solidement
par deux tréteaux, qu'un bon charpentier de bord ne saurait faire
attendre longtemps; le médecin peut agir, pour ce malade, comme
s'il était à terre. La mer est-elle houleuse ou grosse; le pansement
est-il urgent? Jamais commandant, je crois, n'a refusé au médecin,
sur sa demande motivée, de faire mettre le navire un instant au
plus près du vent, manœuvre qui lui permet d'agir plus sûrement. « C'est ce qui m'arriva sur le banc des Aiguilles, où je fis
une amputation forcée. » Le pansement sera fait alors, dans les
meilleures conditions à la mer.

Ici finit la tâche que je me suis si volontairement imposée; je
me sens cependant contrarié du peu de valeur intrinsèque de l'o-
puscule que je vous offre; mais j'espère que parmi nous, méde-
cins-navigateurs, un plus capable que moi accomplira ce que je
n'ai fait qu'ébaucher. Comprenant mon but unique, en vous faisant
lire ces quelques-unes de nos conversations médicales, soyez,
je vous prie, indulgents sur le fond surtout! n'accueillez pas

16

trop mal mon odyssée et croyez bien à mon dévouement. *Nihil novo sub sole,* n'est pas complet ; ajoutons *radicitùs,* adverbe qui m'a semblé rajeunir et rectifier, pour notre temps, la vieille sentence ci-dessus du roi Salomon, et n'oublions pas que : *Sol lucet omnibus.*

Cet écrit, vous le voyez, n'est ni livre ni brochure, mais bien le récit un peu arrangé et condensé de nos convictions médicales. Pour le faire, je n'ai consulté que les vieux souvenirs que je vous présente comme un témoignage de reconnaissance et d'affection, en regrettant toutefois de n'avoir pu mieux faire ; mais pour peu qu'il vous soit utile, même légèrement, je serai très satisfait.

Mes nombreuses omissions sont involontaires et un mal où je ne vois de remède sûr, que dans la déclaration suivante :

« Je prends volontiers l'engagement initiatif de répondre, de
« mon moins mal, à tous les problèmes médicaux que vous me
« ferez l'honneur et le plaisir de me poser et de m'adresser ;
« de les résoudre, non pour les docteurs en médecine, mais
« bien pour vous, officiers de marine. »

JOSEPH FLEURY,
Docteur-médecin.

ERRATA

Pages 12 lignes 6   lisez : s'il n'est au lieu de   *s'il est*
     15 — 1er — devra   —   *vra*
     16 — 4 — la   —   *ja*
     23 — 22 — Patagons —   *pétagons*
     23 — 34 — emprisonna   *les emprisonna*
     24 — 16 supprimez *de* à villages et *des* à fermes
     25 — 25 lisez   pectorale —   *pectoral*
     26 — 31 — esturgeon —   *enturgean*
     27 — 12 supprimez *d'Islande*
     27 — 14 ajoutez *d'Islande* après histoire
     29 — 8 lisez   afin au lieu de   *enfin*
     37 — note — Istanchioï —   *Istanchioïo*
     43 — 27 — chevaline —   *chevelines*
     47 — 5 — épidémiée —   *épidémie*
     47 — 8 — après hygiénique, dites: *que manœuvre*
                              [semblable serait
     47 — 10 — faudrait — *fallait*
     47 — 22 — les   —   *ces*
     48 — 16 — quarantainaire *quarantenaire*
     48 — 18 supprimez   *est*
     62 — 3 lisez Deleuze au lieu de *Deleust*
     64 — 28 — Deschamps — *Descamps*
     66 — 4 — anormale — *normal*
     69 — 6 — introduites — *introduits*
     71 — 3 — en nous — *combus*
     74 — 34 — de carbonne — *d'azote*
     77 — 23 — antérieure — *antérieur*
     82 — 29 — au-dessus — *au-dessous*
     1re manchette — assimilable — *anibimale*

95 lignes	2	—	oints	—	*joints*
97	— 5	—	ses	—	*les*
105	— 32	—	au moins	—	*ou moins* [*tifiques*
110	— 17	—	après pauvres, dites: *en moyens scien-*
112	— 27	—	dispense au lieu de *dispensait*
112	— 23	—	s'ils	—	*si elles*
116	— 10	—	kraut	—	*krant*
118	— 21	—	faisions	—	*faisons*
119	— 2	—	se pourrissent	— *ce pourrissent*
120	— 25	—	credimus	—	*credismus*
125	— 15	—	+ et non ×
141	— 4 et 7	—	= au lieu de —
143	— 3	—	toux et bronchite — *toux ou bronchite*
151	— 16-17	et manchette, anthrax; *entrax et antrax*
158	— 19	—	soluta au lieu de *saluta*
158	— 29	—	insoluble	—	*insaluble*
167	— 26	—	tordues	—	*tordus*
178	— 23	—	négligés	—	*négligées*
182	— 19	—	son	—	*ton*
194	— 6 note	—	à d'autres personnages; *à un autre*
215	— 30	—	45 à 50 ans	—	15 *à 50 ans*
227	— 28	—	linon	—	*sinon*
232	— 27	—	un trait d'union après *j'ai*

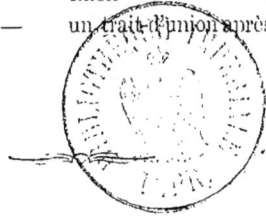

Toulon. — Imp. H. VINCENT, rue Neuve, 20.

www.ingramcontent.com/pod-product-compliance
Lightning Source LLC
Chambersburg PA
CBHW060344200326
41519CB00011BA/2030